悬壶津沽承岐黄
博极医源采众长
青囊积验求古训
春风润物任沧桑
疏利少阳创新法
妙起沉疴名远扬
大医精诚中西汇
笑看青苗成栋梁

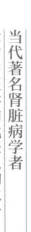

全国首届名中医 ⋮

当代著名肾脏病学者

津沽中医学的代表人物之一

提出『疏利少阳三焦』治疗慢性肾脏病

名老中醫黄文政肾病證治精粹

董寿田 题

王耀光 主编 / 黄建新 何永生 副主编

黄文政 主审

山西出版传媒集团 山西科学技术出版社

图书在版编目（CIP）数据

名老中医黄文政肾病证治精粹／王耀光主编．—太原：山西科学技术出版社，2021.9

ISBN 978 - 7 - 5377 - 5887 - 1

Ⅰ.①名… Ⅱ.①王… Ⅲ.①肾病（中医）—中医临床—经验—中国—现代 Ⅳ.①R256.5

中国版本图书馆 CIP 数据核字（2021）第 104266 号

名老中医黄文政肾病证治精粹
MINGLAOZHONGYI HUANGWENZHENG SHENBING ZHENGZHI JINGCUI

出 版 人	阎文凯
主 编	王耀光
主 审	黄文政
责 任 编 辑	杨兴华
封 面 设 计	吕雁军

出 版 发 行　山西出版传媒集团·山西科学技术出版社
　　　　　　　地址　太原市建设南路 21 号　邮编　030012
编辑部电话　0351 - 4922078
发 行 电 话　0351 - 4922121
经　　　销　各地新华书店
印　　　刷　山西基因包装印刷科技股份有限公司

开　　　本　787mm×1092mm　　1/16
印　　　张　23.25
字　　　数　344 千字
版　　　次　2021 年 9 月第 1 版
印　　　次　2021 年 9 月山西第 1 次印刷

书　　　号　ISBN 978 - 7 - 5377 - 5887 - 1
定　　　价　78.00 元

编委会

序　一

肾病是各种肾脏病的总称，更多的情况下是指呈现慢性过程的肾脏疾病（近年来又称慢性肾脏病，CKD），例如我们临床的肾病综合征、慢性肾小球肾炎、慢性肾衰竭等。根据统计，慢性肾脏病的发病率在我国近年来已经达到 10.8%，严重威胁着人们的健康，也影响着患者的生活质量。中医自古就重视肾脏病的预防和治疗。早在《内经》已有"水""风水""水胀""石水"等名称。《素问水热穴论》对水肿的病理，作了明确的论述，如云："肾者，胃之关也，关门不利，故聚水而从其类也。"关于水肿的治疗，《素问汤液醪醴论》提出了"去菀陈莝开鬼门，洁净府"的治则。当然中医肾病的概念不等同于西医肾脏病的概念，中医肾病的概念要远远大于西医肾脏病的范围。中医肾病的概念还包含了西医生殖疾病和内分泌失调以及部分免疫和心血管疾病等。西医慢性肾脏病散见于中医古代医籍的"水肿""尿浊""溺毒""关格""虚劳"等论述中。研究中医药预防和治疗慢性肾脏病具有很大的现实意义，也符合我国国情，有利于发挥中医药的优势，在减轻国家和患者沉重医疗负担的卫生经济学上也是值得深入开展的治疗方法。

津沽大地是哺育近代中医和中西医结合医学的摇篮，新中国成立后在党的中医政策的引领下，津沽地域的中医学和中西医结合医学有了长足的进步和蓬勃的发展，成为我国中医学和中西医结合的一支不容忽视的力量。津沽地域的中医针灸学、中医骨伤学、中西医结合急腹症、中医疮疡和中医肾病学都是该地域的优势学科。黄文政教授就是津沽中医学的代表人物之一。黄文政教授是当代著名肾脏病学者，全国首届名中医，他临证逾六十载，在中

— 1 —

医药治疗肾脏病、脾胃病、内科杂证等方面都颇有建树，临床经验丰富，有着深厚的中医理论功底，勤求古训，博采众长，曾师从董晓初、哈荔田、柴彭年等多位津沽名医，并有所发扬创新，他用药精当，讲求医理，且配伍严谨，尤其是创造性地提出"疏利少阳三焦"治疗慢性肾脏病地学术思想。他多年来工作在临床一线，医者仁心，大医精诚，悉心救治肾病病患，并坚持临床带教，言传身教，提携后学，培养了众多优秀的弟子，可以说是"桃李芬芳、硕果累累"。他中西并重，我主人随，发扬中医优势；多年来坚持临床与科研相结合，取得了许多科研成果。我与黄教授相识多年，我长期致力于糖尿病和糖尿病肾病的防治研究，因此，在肾脏病治疗方面和黄教授多有交流和切磋。我很钦佩他的为人低调谦和及勤奋好学的治学精神，以及诲人不倦，海纳百川的大医风范，从他身上能看到博学、谦逊、儒雅和浓浓的书卷气。

其弟子王耀光教授是著名的中青年肾脏病学者，名老中医黄文政教授传承工作室负责人，天津市名中医。我和他本人也有师生情谊，耀光教授2003年10月以优异成绩考入首批"国家中医药管理局优秀中医临床人才"研修项目学习三载，研习期间他拜师于我，临床深造，跟我学习一年，给我留下了深刻印象。"优才"研修期间他勤奋努力，无论寒暑，不辞辛苦，奔波往返于津京之间，学习颇有收获。他中西兼容，深得其师黄文政老师肾病治疗精髓。耀光教授及其编者团队籍"名老中医黄文政传承工作室建设项目"和"国家科技部十一五支撑计划"等的支持，比较全面系统和完整地总结了黄文政教授的治肾学术思想和临床经验，历经数载，几易其稿，终使《名老中医黄文政肾病证治精粹》一书付梓出版。在该书即将出版之际，我深表祝贺！并受他们师徒之托，欣然为之作序。我浏览了该书的一些章节，爱不释手，我知道这是耀光教授编著者团队辛勤汗水的结晶，他们为该书的出版面世付出了心血和精力。他们也很用心，如从该书中的一些细节就能看出来，如在下编介绍黄文政介绍治疗水肿的用药经验时还在部分处方下列有"点睛"的用药经验的提示和注释。该书层次清晰，实用性强，里面附有临证备要和验案举例，对中青年中西医肾病学者、研究生、基层中医从业人员都有很好的借鉴和指导作用。随着该书的出版，必将对提高慢性肾脏病的治疗水平很有裨益，值得我们大家认真研读。我们要坚持读经典、跟名师、多临证，有悟性，善思辨，以该书为例为鉴，以之作为学习名老中医黄文政教授治肾学术思想的有益的工具和入门书。

观《名老中医黄文政肾病证治精粹》一书分上、中、下三编，上编介绍黄文政教授的学术思想精髓和临床思辨特点，重点介绍了他的三焦学术思想、温病透邪存津思想、肾主藏精泄浊理论，气机升降理论等。中编分为病证篇和疾病篇论述，病证篇是从中医肾的概念出发，重点介绍了与中医肾病相关的七个病证：尿血、尿浊、水肿、腰痛、癃闭、关格、阳痿，大家可以看出，阳痿是中医肾的病证，属于西医生殖系统疾病的范畴。可以看出中医肾病的范围大于西医肾脏病的概念，本书的体例符合中医内科学的学术体系。同时结合慢性肾脏病的临床，本书在中编还列了疾病篇，介绍了黄教授对肾脏疾病的认识和辨证论治经验。下编介绍了黄教授的用药经验、常用对药和常用方剂，便于同道学习和掌握黄文政老师的临床用药经验和特色。

党的十八大以来，以习近平同志为核心的党中央把"健康中国"建设上升为国家战略，坚持"人民至上、生命至上"的新理念。当前，中医药振兴发展迎来天时、地利、人和的大好时机。慢性肾脏病还存在认知率还比较低，防控难度大的实际情况，发挥中医药慢病防治的优势是当前的迫切需要解决的问题，当前阶段我们要坚持"预防为主，防治结合，中西医并重"，充分发挥中医药在慢性肾脏病防治中的特色优势，因此，总结名老中医治疗肾脏病的临床经验就显得十分重要。王耀光教授团队做出了有益的尝试，作为他们工作结晶的《名老中医黄文政肾病证治精粹》正当其时，希望其付梓面世，将有益于慢性肾脏病的中医药防治工作。

仁心仁术，无私奉献，使后学汲取中医学术的浩瀚知识营养，使基层中医从业人员和青年学子孜孜以求而不辍，使中医蓬勃不衰的事业后继有人，是黄教授和耀光教授团队的毕生追求的事业，也是我们每一位中医人的事业，愿他们的书籍出版惠及同道，愿黄教授的经验总结日臻完善，愿他们的团队继往开来、努力进取，百尺竿头更进一步，为中医药事业的发展、为人民的身体健康，做出更大的贡献！是为之序。

国医大师

2021 年 7 月于北京

序 二

我从医 60 年，在中医肾病的理论探讨，临床实践和科学研究等方面，做了一些我作，取得一些成绩，积累了一些。我的弟子王耀光等，将我分散的资料加以集中、整理、筛选、加工、付出了很多辛劳，终于完成此书。基本反映了我的学术水平和经验体会。希望诸位同道参阅此书予以批评指正，不吝赐教，以期待中医的发展和人民保健事业上取得更大的成绩。

黄文政

2021 年 6 月核天津

出版者的话

　　本书是全国名老中医黄文政教授诊治肾脏病临床经验的荟萃，全书分上、中、下三编。上编介绍黄教授的学术思想精髓和临床思辨特点，重点介绍了他的三焦学术思想、温病透邪存津思想、肾主藏精泄浊理论、气机升降理论等，同时还介绍了他临床诊治时的思辨特点和着眼点。中编分病论述，介绍了黄教授对肾脏疾病的认识和辨证论治经验。下编介绍了黄教授用药的一些经验。

　　本书用药配伍和药物剂量为作者个人的临床经验，读者一定要在专业医生的指导下辨证应用，不可盲目照搬书中的内容。

　　本书中涉及的贵重药或野生动物类药，如犀角、虎骨、穿山甲等，请注意使用替代品。

扫码立领
☆ 常用药对
☆ 医案集粹

目 录

上编　学术思想概览

第一章　黄文政学术思想概览 ……………………………………………… 3

　第一节　学术经验 ………………………………………………………… 3

　第二节　医学感悟 ………………………………………………………… 4

第二章　黄文政学术思想 …………………………………………………… 7

　第一节　三焦学术思想 …………………………………………………… 7

　第二节　肾主藏精泄浊理论 …………………………………………… 12

　第三节　久病入络理论与虫蚁搜剔法 ……………………………… 13

　第四节　气机升降理论 ………………………………………………… 15

　第五节　温病透邪和存津理论 ………………………………………… 16

　第六节　对脉诊的体会 ………………………………………………… 18

　第七节　脉理精微，指下能明 ………………………………………… 19

第三章　黄文政临床思辨特点 …………………………………………… 21

　第一节　辨证特点 ……………………………………………………… 21

　第二节　遣方用药 ……………………………………………………… 29

　第三节　治学方法 ……………………………………………………… 32

中编 各论

第一章 病证篇 …………………………………………………… 41

　第一节 尿血 ……………………………………………………… 41

　第二节 尿浊 ……………………………………………………… 54

　第三节 水肿 ……………………………………………………… 65

　第四节 腰痛 ……………………………………………………… 76

　第五节 癃闭 ……………………………………………………… 86

　第六节 关格 ……………………………………………………… 92

　第七节 阳痿 ……………………………………………………… 100

第二章 疾病篇 …………………………………………………… 105

　第一节 慢性肾小球肾炎 ………………………………………… 105

　第二节 肾病综合征 ……………………………………………… 125

　第三节 微小病变肾病 …………………………………………… 142

　第四节 系膜增生性肾小球肾炎 ………………………………… 157

　第五节 膜性肾病 ………………………………………………… 167

　第六节 IgA 肾病 ………………………………………………… 184

　第七节 局灶节段性肾小球硬化症 ……………………………… 193

　第八节 糖尿病肾病 ……………………………………………… 199

　第九节 高血压性肾损害 ………………………………………… 217

　第十节 尿酸性肾病 ……………………………………………… 225

　第十一节 过敏性紫癜性肾炎 …………………………………… 233

　第十二节 系统性红斑狼疮性肾炎 ……………………………… 241

　第十三节 乙型肝炎病毒相关性肾炎 …………………………… 254

　第十四节 肾淀粉样变性病 ……………………………………… 262

　第十五节 慢性肾衰竭 …………………………………………… 269

　第十六节 肾性贫血 ……………………………………………… 282

　第十七节 尿路感染 ……………………………………………… 290

第十八节　尿道综合征 ·· 302

第十九节　尿路结石 ·· 310

下编　用药经验总结

第一章　黄文政教授用药经验 ···································· 319

第二章　黄文政教授常用对药 ···································· 321

第三章　黄文政教授常用方剂 ···································· 329

参考文献 ·· 353

上 编

学术思想概览

第一节　学术经验

慢性肾炎治疗经验：黄文政总结多年临床经验，提出治疗慢性肾炎十法，即淡渗利水法、健脾益气法、补肾益精法、收涩固精法、清热解毒法、清热利湿法、祛风胜湿法、活血化瘀法、疏利少阳法、虫蚁搜剔法。

肾病综合征的治疗经验：激素治疗阶段，常伴有阴虚火旺之证，宜滋阴降火，方用大补阴丸、二至丸、知柏地黄丸；或可见湿热蕴结或湿毒壅盛之证，又当清利湿热或清热解毒，方用萆薢分清饮、五味消毒饮。激素撤减阶段，容易出现不同程度的复发或反跳，常表现为脾虚气弱或肾阳不足，治宜益气健脾或温阳补肾，方用四君子汤合金匮肾气丸。

慢性肾功能衰竭的治疗经验：黄文政认为，慢性肾衰属中医肾劳、关格、尿毒范畴，脾肾亏虚、浊邪不减为其总病机，扶正祛邪是其总的治法，调理脾胃是其权宜之计，通腑泄浊、活血化瘀为祛邪关键。治疗上擅用扶正祛邪、调理脾胃、通腑泄浊、活血化瘀四法。

慢性肾功能衰竭可逆因素的治疗经验：①感染因素的治疗。痰热壅肺，治以泻肺清热化痰解毒，方以泻白散合葶苈大枣泻肺汤，重用桑白皮、葶苈子各 15～30g。泌尿系统感染，急性多为热淋，治以清热利湿通淋，方用柴苓汤；慢性多属劳淋，气阴不足、湿热下注、脾肾阳虚三者并存，治疗则益气养阴、清热利湿、温补脾肾三法并进，方用清心莲子饮加附子、肉桂、小茴香、狗脊。胃肠道感染，多为慢性胃炎、萎缩性胃炎伴幽门螺杆菌感染，此时脾胃亏虚，寒热失调，治以辛开苦降、甘补并用、寒热共调，方以半夏泻心汤为主。②有效血容量不足的治疗属中医"急性伤阴"，初、中期以甘寒养阴为主，方用益胃汤、增液承气汤；晚期肝肾阴伤，以咸寒育阴为主，方用复脉汤、三甲复脉汤。③高血压早期为肝阳上亢，可用天麻钩藤饮、镇肝息风汤，以平肝潜阳、息风镇痉；晚期为肾气亏虚，阴阳失调，络脉瘀阻，方用二仙汤合大黄䗪虫丸。④心力衰竭多为心肾阳虚，亡阳欲脱，急予参附汤、生脉散益气温阳。

泌尿系统感染的治疗经验：治疗提出清利湿热、调理三焦和扶正补虚三法。清利湿热：以八正散为主，常加白花蛇舌草、金线重楼、红藤、败酱草、马齿苋、白头翁，血尿加大蓟、小蓟、凤尾草、生地榆、马鞭草。调理三焦：症见寒热往来、口苦咽干、排尿涩痛，乃湿热内蕴，邪犯少阳三焦，治以小柴胡汤合八正散，重用柴胡 15～30g。扶正补虚：证属肾阴不足、湿热未尽，应滋阴补肾兼清利湿热，方用滋水清肝饮；脾虚中气下陷，应益气升陷，方用补中益气汤加味；脾肾气阴两虚宜健脾补肾、益气养阴，方用参芪地黄汤加萆薢、红藤、凤尾草等清利之品。

第二节　医学感悟

一、肾主藏精又主泄浊、肾主虚证亦有实证

前人重视肾主封藏，而忽视了肾的疏泄。实际上临床上常用的降火、利水、泄浊诸法，都是针对肾之实证、热证而采取的清法和泻法。

肾有藏有泄才能保持人体新陈代谢的动态平衡。不仅肾藏精与泄浊如此，就是肾藏精本身也是如此。肾既能贮藏精气，也能输泄精气给五脏六腑。病理上肾之精气不足，则气化不利，代谢产物不能排除，化为浊邪潴留体内，

则升降失司，三焦壅塞，外溢肌肤，内陷心包，动风迫血；同时浊邪克伐肾精，使肾气更加虚衰，形成恶性循环。此为临床肾衰竭的病机，其根本不外乎精气亏损和浊邪弥漫，故治疗唯固肾和泄浊两法。

二、三焦——一个复杂的网络组织

黄文政提出肺、脾、肾是三焦的水液系统，心、肝、肾是三焦的相火系统。三焦作为人体庞大而复杂的网络组织和三焦主导的三大功能系统，其联系的根本均在于肾。三焦对气机升降出入运动起到了重要的调节作用，是人体正常生理活动的根本保证，体现了"少阳三焦网络调节机能"。故对慢性肾脏病的治疗，在应用健脾补肾、清利湿热、活血化瘀的基础上，提出了"疏利少阳三焦"的大法。以小柴胡汤加减化裁，组成肾炎3号方（肾疏宁），治疗慢性肾炎256例，总有效率达86.7%，完全缓解率达到34%。

三、气机升降是病因病机的基本要素

朱丹溪云："气血冲和，万病不生，一有怫郁，诸病生焉。故人身诸病，多生于郁。"朱氏倡导气血湿热痰食六郁之说，认为气血之郁是六郁总纲，创制越鞠丸、六郁汤。黄教授在治疗肾病综合征应用激素后，出现满月脸、水牛背等不良反应时，多应用此法，临证常使用六郁汤治疗，效果显著。

气机升降存在于五脏六腑的功能之中，升降失调则生病变，其中又有升降不及、升降太过和当升不升、当降不降之别。凡此种种皆当分清气机升降和标本缓急，以调理气机使之恢复正常气机升降为目的。黄教授治患者病目合不开日久，辨为阴跷脉病胆气不升，治用升麻、麻黄升开之剂，佐当归、何首乌而取效。治患者目开不合，夜难入寐，养心安神久治不愈，责之阳跷脉病胆气不降，治以郁李仁、竹茹降胆气为主，佐以合欢皮、夜交藤而奏功。

第二章　黄文政学术思想

第一节　三焦学术思想

扫码立领

☆ 常用药对
☆ 医案集粹

一、三焦网络学说与疏利少阳法

黄文政吸收张镜人等前辈经验，提出三焦是一个协调脏腑经络功能和信息传导的庞大而又复杂的网络系统，类似于现代医学的神经－内分泌－免疫网络。黄文政的三焦网络学说可从以下三方面进行论述：

1. 三焦的物质基础

三焦作为一个有功能作用的脏腑，必然有其物质基础，那么这个物质基础又是什么呢？三焦之"焦"本作"膲"，而通作"焦"，《辞海》中膲（jiao 焦）有"①中医学名词'三焦'的专字；②肉不满壳"之解。《淮南子·文天训》从月之盈亏观察鱼类和螺蚌类动物的脑和躯壳中软组织的亏缺。高诱注解膲为"肉不满"。不满之肉是指与肌肉不同的胶软不实之肉，古人对此组织视同脂膜类，如膏肓、膜原，以及肌膜、筋膜、脂膜、脏腑器官之膜、腹膜、胸膜等统称为膲。古人说的"三"是表示事物的复杂，三焦就是复杂的膲。由于它在皮肤、肌肉、脏腑之间几乎无处不有，既与脏腑经络密不可分，又是独立于脏腑经络之外的遍布于全身的一个庞大复杂的网络，这就是其物质基础。

2. 三焦的功能系统

三焦具有通行元气、运行水谷、决渎水道等多方面的功能，而三焦功能活动是呈网络系统状态的。以三焦为核心，以肾为基础，构成的三焦功能系统有三：肾——三焦元气运行系统，肺、脾、肾——三焦水液系统，心、肝、肾——三焦相火系统。

（1）肾——三焦元气运行系统

《难经·六十六难》云："脐下肾间动气者，人之生命也，十二经之根本也，故名曰原。三焦者，原气之别使也，主通行元气，经历于五脏六腑。"《本草纲目·果部·胡桃》："三焦者原气之别使也，命门者，三焦之本原，盖原一委也。"命门既通则三焦利。以上论述表明，元气依赖肾中精气化生，生成后通过三焦分布全身，内至脏腑，外达肌肤，推动人体生长发育，温煦和激发各脏腑的功能活动。元气是人体生命活动的原动力，是维持生命活动的基本物质，因而以肾为根本的三焦元气通行系统对人体的生理和病理具有重要作用。

（2）肺、脾、肾——三焦水液系统

《灵枢·本脏》："肾合三焦膀胱。"《素问·灵兰秘典论》："三焦者，决渎之官，水道出焉。"《素问·经脉别论》："饮入于胃，游溢精气，上输于脾，脾气散精，上归于肺，通调水道，下输膀胱，水精四布，五经并行。"由此可见，人体水液运行，由胃受纳，然后通过脾的运化而布散，经肺的通调、肾的气化作用，通过三焦的通道，经膀胱排出体外，形成一个完整的肺、脾、肾——三焦水液系统。水液代谢一方面将水液中有用之物输布全身，另一方面将代谢的废液排出体外。而三焦在这一系统中起着疏导调节平衡的作用。

（3）心、肝、肾——三焦相火系统

相火理论源于《内经》，《素问·天元纪大论》："少阴君火，少阳相火。"张元素《脏腑标本虚实寒热用药式》提出："命门为相火之源……主三焦元气。三焦为相火之用，分布命门元气。"心为君火在上（心包亦为相火），肝寓相火为中，肾为命门相火在下，形成心、肝、肾——三焦相火系统。肾与命门相火为心、肝、肾——三焦相火系统之根，三焦则为相火运行之道路。

以上三个系统将机体各脏腑联系起来，形成一个完整的有机整体，三焦利则一身上下左右皆通，三焦塞则气血壅塞，水液不行。

3. 疏利少阳法

三焦之所以重要，是因为三焦既是以五脏六腑为基础，又是处于五脏六腑之上的调节系统，起到对整个机体的网络调节作用。三焦主导气化，它既包含了心肺的气化、脾的气化、肝和肾的气化，又涵盖了整体气血津液的运行和调整，所以它是一个调节系统。从三焦气化学说来讲，气化不利主要是肺、脾、肾这三脏出了问题，而肺、脾、肾联络的通路在于三焦。所以疏利少阳主要是调理三焦气化。黄文政用柴胡、黄芩为主的小柴胡汤进行研究，就小柴胡汤而言，柴胡、黄芩和解表里，没有调节气化的作用，但由小柴胡汤合五苓散组成的柴苓汤，则变和解表里为调节气化的作用。黄文政根据这个变法，广泛用于临床，疗效显著。黄文政认为，慢性肾脏病的病机以气阴两虚证最为突出，或兼湿热，或兼瘀血，故临床治疗以柴苓汤疏利少阳为基础，并融益气养阴、清热利湿、活血通络诸法为一炉，运用此法，单纯中药治疗 256 例慢性肾炎患者，总有效率达 87%，完全缓解的达到 34%。

二、治水之宝，疏利三焦，师法大禹，破立并存，新点平衡，和法之根，古陌小镇，人体缩影

黄文政提出肺、脾、肾是三焦的水液系统，心、肝、肾是三焦的相火系统。三焦作为人体庞大复杂的网络组织和三焦主导的三大功能系统，其联系的根本均在于肾。三焦对气机升降出入运动起到了重要的调节作用，是人体正常生理活动的根本保证，体现了"少阳三焦网络调节机能"。故对慢性肾脏病的治疗，在应用健脾补肾、清利湿热、活血化瘀的基础上，提出了"疏利少阳三焦"的大法。在慢性肾脏病的治疗上，在中医"少阳主枢""少阳三焦为气化之枢"的理论指导下，经过多次筛选和药物的精减优化，制定了以疏利少阳为主，融益气养阴、清热解毒、活血化瘀为一体的复方制剂，多

年来在治疗慢性肾小球肾炎、慢性肾功能衰竭方面取得良好临床疗效。黄文政认为，就小柴胡汤来说柴胡、黄芩是和解表里的，但小柴胡汤合五苓散组成的柴苓汤，则变和解表里为调节气化的作用。通过调节三焦气化作为一个载体，容纳了益气养阴、清热利湿和活血化瘀等治法，把它融为一体。

黄文政上述学术思想，可以用"治水之宝，疏利三焦，师法大禹，破立并存，新点平衡，和法之根，古陌小镇，人体缩影"32 个字来概括。我们首先解释一下其含义，前 8 字不难理解，治水的方法应重视通利三焦，因为三焦是肺、脾、肾、三焦的组合，它是通行水道、运化水湿、主司水液的器官。师法大禹，是指治水时，要重在疏导，用通利的药物，使水湿下趋，而不宜应用补益甘壅、固涩的方法（堵水的方法），使水运受阻。破立并存，是指治疗时可以运用疏导利水之法的同时，应用补益活血调理的方法，这就好像把人体比喻成一个古陌的小镇，你在洪水之后，疏利水道、攻水、逐水、祛浊、祛瘀（祛淤泥）的"破"的同时，还应修缮房屋，修修补补，这是"立"，只有这样破立并存，才能保持机体运行正常，就好像小镇正常运转一样。这样的破、立之后，小镇又在灾后重建，又恢复了新的生机，在新的起点达到了新的平衡，人们又重新适应了新的生活，重拾对新生活的希望。这是"新点平衡"，因此，这古陌小镇，就是人体的一个正常生理——疾病——通过治疗——新的平衡的缩影。这就是中医"和法"的根本、本旨或者说是和法的最高境界，也是我们治疗水肿所应采用的方法。

黄文政在治疗肾脏病方面非常注重疏利少阳。在中医"少阳主枢""三焦者决渎之官，水道出焉"等理论的基础上，提出少阳三焦枢机不利为肾脏疾病的关键病机。他将少阳三焦这种整体疏导调节作用称为"三焦网络调节机能"：心之行血、肝之疏泄、肺之输布、脾之运化、肾之蒸腾气化、正常水液代谢、血液运行无不依赖少阳三焦这种网络调节机能。若少阳三焦枢机不利，则气化功能受阻，肺、脾、肾三脏功能失司，脏腑升降功能失常，水液代谢障碍，导致输布、排泄不利，清浊不分，水液潴留，精微物质外泄，血运迟缓等一系列病理改变。在治疗中应重点发挥少阳三焦的整体疏导调节作用，通过疏利少阳三焦，使气机得以枢转，脏腑功能得以协调，从而恢复人体内环境动态平衡。故以疏利少阳法为主，融益气养阴、清热利湿、解毒泄浊、活血化瘀为一体，取得了良好临床疗效。黄文政研制的肾炎 3 号方（肾疏宁）和柴芩肾安方等在治疗 IgA 肾病、血尿、慢性肾功能不全、肾衰竭等肾功能脏疾病方面都体现了"疏利少阳，标本同治，整体调节"的指导思想。这些方中用柴胡轻清升散，善于疏肝，解少阳气郁，同时柴胡能"主心腹肠胃结气"。黄芩苦寒清降，与柴胡配伍，一升一降，使少阳之气得以条达舒畅。疏利少阳，清解郁热，畅达三焦，枢转气机，恢复三焦的网络调节机能，生黄芪、党参补肺脾之气；女贞子、山茱萸益肝肾之精，扶正以祛邪；以山楂、生侧柏、地锦草、白花蛇舌草、萹蓄清热利湿；丹参、鬼箭羽、益母草活血化瘀，以解毒泄浊。既有整体调节，又含对因治疗，立法全面，选药精当，疗效确切。在临床治疗时注重三焦分治辨证：上焦重肺，中焦重脾，下焦重肾。《黄帝内经》云："少阳属肾，上连于肺，故将两脏。"少阳枢机功能对于肾之气化、肺之宣肃，以致一身气、火、水的升降出入来说，具有重要意义。少阳枢机不利，气、火、水都为之郁，则可致脏腑功能失调、三焦水道不利，水肿、淋证、尿血、癃闭、关格，变证丛生。由此，我们有理由认为，少阳枢机不利是慢性肾脏病发生、发展的重要病理环节。治法当然就应该疏利少阳气机，清解少阳郁热，渗利三焦水湿。

柴彭年教授从事临床内科工作近 60 年，提出"先后天并重"的观点，指导临床治疗肾脏疾病。在脾胃病论治方面主张培补后天之本，调理气机。虽未明确提出"疏利三焦"观点，但在总结其多年临床医案及经验上，可以看出柴老在治疗各种疾病尤其是肾脏疾病中水肿方面重视少阳为枢、调理三焦的思想，他提出养阴利水、温肾行水、化瘀利水等法，尤其在治疗关格病中明确提出应明辨三焦病位，详审病因，攻补兼施。在脾胃病论治以调肝为主，重视气机枢纽调节的重要性，气机顺则脾胃和。

由此可见少阳三焦在人体生理、病理方面的重要性，提示我们临床辨证治疗的同时，兼以疏利三焦，使机体的整体功能顺畅，整体协调，趋于一个平衡稳定的状态，才能促进机体恢复正常的功能。

第二节 肾主藏精泄浊理论

　　肾的藏与泄，概括了肾脏贮藏精气、排除浊气的既相互对立又相互联系的两个方面，反映了肾脏生理功能的动态平衡。黄文政教授认为，肾脏有虚有实，只是虚多实少，虚占主导地位，实占次要地位，因而提出补肾泄肾理论。黄文政教授引邹澍《本经疏证》："肾故藏精泄浊之总汇也"来概括肾脏的生理特性。肾藏精意义有二：一为五脏六腑之精，来源于水谷精微，称后天之精；二为肾气与天癸作用产生的精，即男女媾和之精气，称先天之精。先天之精赖后天之精的充养，后天之精靠先天之精的生化，两者相互为用，相互影响。精藏于肾，气化生于精，所以肾精气的盛衰对人的生殖能力和生长发育起着决定性的作用。浊是人体内代谢后的产物，肾主泄浊是指肾的气化作用能升清降浊，即将精微藏于肾，供人体生命活动之需要，而将代谢后的产物以大小便的形式排出体外。肾开窍于二阴，即"浊阴出下窍"之意。肾有藏精泄浊才能保持人体新陈代谢的动态平衡。肾既能贮藏精气，也能输泄精气给五脏六腑，正如清代程杏轩引《怡堂散记》中所云："肾者，受五脏六腑之精而藏之，故五脏盛乃能泻，是精藏于肾而非生于肾也，五脏六腑之精，肾藏而司其输泄，输泄以时，则五脏六腑之精相续不绝。"具体描述了肾藏脏腑精气，又及时输泄给脏腑的动态关系。肾的藏精与泄浊是相互对立又相互联系的。只有肾藏精，肾之精气充盛，其气化功能才能正常进行。在肾的气化作用下，人的水谷、水液及各种新陈代谢活动才能正常进行，也只有在肾的气化作用下，代谢后的产物才能顺利排出体外。肾泄浊则又促进了脏腑功能活动的正常进行；反之，肾之精气不足，则气化不利，代谢产物不能排除，化为浊邪潴留体内，则升降失司，三焦壅塞，外溢肌肤，内陷心包，动风迫血，变证蜂起；同时浊邪克伐肾精，使肾气更加虚衰，以致形成恶性循环。临床肾衰竭所见呕恶、腹满、便结、瘙痒、神昏、惊厥、衄血等症，其寒热交错，虚实相兼，异常复杂而凶险，然究其根本，不外精气亏损和浊邪弥漫两端，治疗唯固肾、泄浊两法。黄文政教授用六味地黄丸加以论证，六味地黄丸：熟地黄 8 两，山药、山茱萸各 4 两，三者共 16 两；茯苓、牡丹皮、泽泻共 9 两。熟地黄是补肾主药，泽泻是泻肾主药；山药是补脾主药，茯苓为泻脾主药，山茱萸为补肝主药，牡丹皮则是泻肝主药。补药共 16 两，泻药共 9 两，16 比 9，故该方还是以补为主导，补中有泻，补泻兼施。黄文政教授受此启发，认为肾脏病的治疗应当虚实兼顾，补虚泻实，灵活变通，虚者表现为阴、阳、精、气之虚；实者表现为湿浊、瘀血之滞。临床上，我们应当根据辨证，通过补肾泻肾，使虚实平衡协调，阴平阳秘，从而使疾病向愈。在此理论指导下，黄文政教授治疗男子精少不育，先用五子衍宗丸合龟鹿二仙胶加减，益精养血，待精子数恢复正常后，必加蜈蚣、当归等动药，以增强精子的活动力。肾藏精本身就是一个动态的生理过程，肾受五脏六腑之精而藏之，当五脏六腑需要精华的时候，肾又把精华输送给五脏六腑，故治疗肾虚，不可呆补，当静中有动，动静结合，加入以补为主的静药，以活血搜剔、走窜为主的动药。

第三节　久病入络理论与虫蚁搜剔法

"久病入络"的理论源于《黄帝内经》和《伤寒杂病论》。久病入络实质是指一些久病难愈之顽症，应用通络法，疏通络道之瘀塞阻滞以取效。除行气活血之外，仲景尤重虫类药之应用，如大黄䗪虫丸、鳖甲煎丸、抵当汤（丸）等。至清代叶天士《临证指南医案》提出"初病气结在经，久病血伤入络"，并指出"络以辛为泄"，应用辛润通络、辛温通络、辛香通络、辛咸通络之法以治疗，特别是主张使用虫蚁辛咸之品，深达络脉以搜剔顽痰死血。20 世纪 80 年代，朱良春教授总结虫类药治疗疑难病的经验，提出十法，即攻坚破积、活血祛瘀、息风定惊、宣风泻热、搜风解毒、行气活血、壮阳益肾、消痛散肿、收敛生肌、扶正培本，使虫蚁搜剔之法的应用达到一个新高度。

20世纪90年代末，络病理论有了新的拓展，尤其在病机概念上有了进一步深化和更新。吴以岭教授在临床和实验的基础上归纳了络病的三大病机，即络脉瘀阻、络脉绌急和络虚不荣，为慢性肾脏病中顽固难愈之证提供了新思路。络脉瘀阻，即久病气机阻滞，血行不畅，顽痰死血瘀阻于络脉，相当于血小板凝聚、红细胞变性、血脂增高、微血栓形成及动脉硬化，治以虫蚁搜剔合辛香通络，常用水蛭、土鳖虫、蜣螂、穿山甲、蛴螬、守宫等。络脉瘀阻常见于肾病综合征，患者症见明显水肿、大量蛋白尿、顽固性血尿，病理上往往合并静脉微血栓形成或局灶性肾小球硬化、肾间质纤维化等，符合久病入络、顽痰死血留而不去之病机，或视作"癥积"已成之证候，此时一般活血化瘀药，如丹参、川芎、当归、赤芍等疗效欠佳。有研究表明，一般活血化瘀药只能溶解微血栓之表面，而不能达到核心部位，其主导作用在于抗凝，而唯虫蚁搜剔之药能深达微血栓核心部位而溶解之，其主导作用在于促进纤维蛋白溶解系统。络脉绌急，即久病入络，内风萌动，脉络绌急挛缩，相当于微血管痉挛与血管内皮功能紊乱、内皮素增高、一氧化氮降低，治以虫蚁搜剔合解痉通络，常用药有全蝎、蜈蚣、蝉蜕、僵蚕、地龙、白花蛇、乌梢蛇、蛇蜕等。络脉绌急常见于慢性肾脏病出现顽固蛋白尿、血压升高、轻度浮肿时，符合久病入络、内风萌动、脉络挛急之病机，治以虫蚁搜剔以息风解痉通络。临床此类患者常存在小血管痉挛、内皮素升高、一氧化氮降低。用此类药当分轻重，轻者用蝉蜕、僵蚕、地龙，中度加全蝎，重度再加蜈蚣、白花蛇、乌梢蛇等，以循序渐进，不可过猛，以免耗伤气阴。络脉不荣，乃病久气血津液耗损、络脉不充、失于荣养，进而导致络脉瘀阻或络脉绌急之形成，治疗当以扶正为主。络脉不荣见于慢性肾脏病，症见络脉瘀阻、络脉绌急之改变，均是在脾肾亏损、气血不足、气阴两虚等正虚的基础上产生的，故应用虫蚁搜剔之品时，需配合健脾补肾、补气养血、益气养血、滋补肝肾等扶正之剂，切不可单独使用，以免克伐太过，徒伤正气；用量宜由少渐多，视患者体质和病情变化，调整扶正祛邪药的比例，取得疗效后应逐渐减量直至停用，再以扶正培本之法善其后。黄文政教授临床上应用虫蚁搜剔法治疗顽固性蛋白尿和血尿均取得了良好效果。

患者病程迁延日久，脾肾衰败，热灼津亏，瘀滞肾络，水液潴留，泛滥肌肤，发为水肿，治宜健脾补肾、活血化瘀行水，予防己黄芪汤、己椒苈黄丸合十枣汤加减。此类方剂特点在于大量活血利水药及地龙、水蛭、土鳖虫等虫类药的应用，增强了活血利水之功。黄文政教授认为，糖尿病病变日久，精气虚耗，精微亏损则血液不充，气虚无力推动血液循行，渐至血行不畅而瘀由虚生，或气滞则血瘀；阴虚火旺，血被火热灼炼，流动缓慢而成瘀。故在辨证论治的基础上需加活血化瘀药，更甚者加用虫类破血逐瘀药：如䗪虫、水蛭、穿山甲等，以入络搜剔，祛除痼结之痰瘀。

第四节　气机升降理论

气血是人体生命活动的物质基础，诚如唐容川在《血证论》中所说："人之一身，不外阴阳，阴阳两字即水火，水火两字即气血。"气血和谐则能温养脏腑，使之行使生理功能，气血失和则可引起各种疾病。而气血活动的主要方式为"升降出入"，如《素问·六微旨大论》曰："出入废则神机化灭，升降息则气立孤危。"说明人体气机升降的废止和息灭是导致疾病危重甚至死亡的根本原因，气血升降问题是中医病因病机的基本要素。

气机升降存在于五脏六腑的功能之中，如肺之宣发肃降、肝之疏泄涵养、脾胃为升降之枢纽、心肾水火之既济等。升降失调则病变由生，其中又有升降不及、升降太过和当升不升、当降不降之别。升降不及系由脏腑虚亏而致，如脾虚清气不升而发眩晕，肺虚不能肃降则气逆而喘，大肠少津则传导失司而为便秘。升降太过系因脏气有余而致，如肝主升发疏泄，太过则肝气横逆上冲，肝阳化风；六腑以通为顺，太过则易发生泄泻、尿频、遗尿。当升不升，当降不降亦为反常，当升不升反而下陷，如中气下陷之脱肛、阴挺；当降不降则气逆于上，如胃气上逆而作呕恶、嗳气等。凡此种种皆当分清气机升降标本缓急，以调理气机恢复正常气机升降为目的。如遇一老妪，目合不开日久，百医无效，黄文政教授认为此乃阴跷脉病胆气不升故也，予以升麻、麻黄升开之剂，佐以当归、何首乌之类，治疗一周，目开自如。又诊治一少女，目开不合，夜难入寐，前医以养心安神剂治疗无效。黄文政教授认为此乃阳跷脉病胆气不降，遂以郁李仁、竹茹降胆气为主，佐以合欢皮、夜交藤之属，经治一周，目合而寐安。此皆胆气升降恢复正常，经脉畅通之例。另举一升法的案例，黄教授曾治一架线工，因登高作业中不慎摔下而出现头晕、嗜睡，久治难愈。黄教授诊其脉，两尺脉大，两寸脉小，遂辨为中气下陷，神明失养，用补中益气汤原方治疗，方中药为黄芪、人参、白术、当归、陈皮、升麻、柴胡、甘草，服药6剂，病愈。黄文政教授认为此例患者从高处突然坠地，气机逆乱，中气下陷，清阳不升，神明失养，故而头晕、嗜睡。中气下陷是其病机关键，气陷下焦，故见尺脉大。此处黄教授用小剂量补中益气汤，旨在升提，非在补气，故黄芪仅用12g，人参、白术等他药也仅用了10g、6g。方小而获奇效，功全在辨证精准。还有用降法案例，如黄教授使用旋覆代赭汤治疗反流性食道炎，《伤寒论》载"心下痞硬，噫气不除者，旋覆代赭汤主之"，用量旋覆花三两、人参二两、代赭石一两，但很多临床医生因代赭石是金石类药，往往用量就大，因而导致临床疗效欠佳。殊不知，旋覆代赭汤用于中气不足、胃失和降之证，如重用代赭石，则往往导致降逆太过，反使中气陷于下焦，疾病难愈。因此，代赭石此时小剂量（6g）为宜。

第五节　温病透邪和存津理论

黄文政教授受柴彭年老师的影响，不仅精研《医宗金鉴》，亦习各家之长。黄教授临证善用温病方，如人参败毒散、荆防败毒散、柴葛解肌汤、普济消毒饮、升降散、达原饮、藿朴夏苓汤等。他在治疗温病或者外感热病时，用温病方药治疗内科杂病有丰富的临床经验，其体会总结如下：

一、温病卫气营血辨证，尤其重视气分证

除了卫分证以外，在邪气还没有进入营血的这一漫长的阶段，皆属于气分证，气分证的范畴最广。气分证阶段治疗特点最突出的有两点：一是透邪外出，二是存津液。黄文政教授在此基础上，又把此学术理念进一步拓展到内科杂病领域，从而在临床上形成了自己鲜明的临证思辨特点。

二、透邪达表是气分证治疗的关键

黄文政教授透邪达表思想的形成受董晓初老先生的影响。董老擅长用柴葛解肌汤治疗肠伤寒，肠伤寒从温病学来说属于湿温。在南方，湿温忌用柴、葛，有"柴胡劫肝阴，葛根劫胃汁"之说，而唯独董老善用柴葛解肌汤，治疗众多高烧不退、稽留热患者，临床疗效颇佳。柴葛解肌汤有三方：一则出自陶华《伤寒六书》的柴葛解肌汤，一则出自《医学心悟》，另一则在《丁甘仁医案》中有记载，三方各有特点。三方虽都用柴胡、黄芩、葛根、石膏，但《伤寒六书》柴葛解肌汤中加用羌活、白芷之辛温解表药物；《医学心悟》中则加牡丹皮、赤芍凉血活血；《丁甘仁医案》则用藿香、佩兰、淡豆豉、白豆蔻芳香化浊，此三方各有所长，董老则最喜用丁甘仁方。黄教授传承董老学术，他曾治1例患者，效验。此患者高热不退，测体温40～41℃，寒热交作，口干口渴，舌红，苔黄腻，脉弦数洪大。黄教授仔细诊察后辨为三阳合病，邪伏膜原。治以柴葛解肌汤、达原饮合升降散加减，方中重用柴胡、黄芩、葛根、生石膏，患者服药6剂，热退脉平，诸症悉除。对于当下流行之疫病，如流感、登革热，黄教授认为其病机多是邪伏于内，感受外邪，内外相引，病多在卫气之交，有的属于三阳合病，此时治疗应表里双解，透邪外出最为关键。

三、存津液

温热病日久多易伤津耗液，因而在整个热病的发展过程中，顾护津液非常关键。存津液，黄文政教授又主张宜分阶段。首先，疾病初始阶段，病邪

从肺胃而入，因而多表现为肺胃阴伤，宜用养胃汤。其次，疾病进展阶段，病邪进一步深入，肺胃阴伤向脾肾阴虚转化，此阶段治用增液汤。黄教授认为，增液汤是由甘寒过渡到咸寒，它基本上还是在甘寒的范围之内，所以用于伤津液以上、中焦为主，但已有向下焦传变的这个阶段也比较适宜。最后，疾病后期阶段，温病日久进一步伤阴，黄教授则主张用咸寒之三甲复脉汤。因而，存津液思想用于临床，必须根据病邪的轻、中、重，病位的上、中、下，有层次、分阶段采取对策，以滋阴存津，防止温病的传变和更进一步的伤津耗液，免使病情危殆。

第六节　对脉诊的体会

黄教授认为疾病的病因与病理变化是非常复杂的，因此临床上所见的病脉往往也很复杂，常两种或两种以上的脉象并见，如脉浮数、沉迟、滑数、弦涩等。还有脉症相符与不相符的问题，不相符时，就需决定是舍症从脉，还是舍脉从症等。脉象有28种，且常有兼脉，十分复杂，要全面掌握殊非易事。然也有执简驭繁的方法，浮与沉用来分表里，迟、数较为容易测定，迟未必寒，数未必热。滑表示气血流畅，涩表示气血涩滞。结、代常在病危时出现，表示心气败坏。在脉象中，最重要、最关键的也是虚实两端。实者重按有力，抗指不绝，表明正气尚旺，但不足以驱邪外出，病邪亢盛，当以药物攻伐之，可酌情选用各种治法，如解表、清热、消导、泻下、行气、祛风、破血、化痰、软坚、驱虫等。虚者包括虚、细、微、濡、弱、芤、散等脉，其共同点都是指按无力，重按即绝，表明正气虚衰，无力抗邪，治疗时当注意顾护元气，以补气为主，兼用温通、养血、固涩、镇纳等法，扶正以祛邪。

因此古人说："脉理精微，非言可尽，心中了了，指下难明。"病证虽然错综复杂，但不外乎阴阳表里、寒热虚实、半表半里。从不同脉象说，即便各不相同，脉形又各不一，但一身之变不出乎浮、沉、迟、数、滑、涩之六脉也。只要把复杂的现象归于条理，是能达到触类旁通之目的的。

黄教授曾经诊治一个慢性肾小球肾炎患者。患者虽然有发热、口渴之热象，但是其脉象表现有紧脉的特点。所以他先以发散风寒为主，再予疏风散热之剂。本病例再一次体现了黄教授的临床诊疗特点。中医诊断多讲究望、闻、问、切四诊和参，而他认为应该首重脉象。中医脉诊能够体现大部分疾病的本质，而一些细微的脉象变化能够提示医生施行针对性的问诊。在他以往治疗的病例中有不少这样的例子，通过充分的脉诊，在无症可辨的基础上可以探查出疾病的本质。如曾有一位患者，主诉因 1 月前外伤导致头晕、恶心、少寐、耳鸣、健忘，经多方求医无效。黄教授诊其脉象，两寸脉弱，两尺脉大。认为两寸脉弱为清阳不升，则上焦正气不足，两尺脉大为清阳不升，谷气下流，则气有余，脉大。方以补中益气汤加减：黄芪 12g、党参 10g、当归 10g、陈皮 10g、白术 10g、炙甘草 6g、升麻 10g、柴胡 10g、茯苓 10g、生姜 3 片、大枣 3 枚。服用 4 剂药后，患者感觉很好，头晕、耳鸣等症状均见好转，舌红，苔薄，右尺脉仍大，遂于前方加茺蔚子 15g、荷叶 10g、龙眼肉 10g。继服 7 剂后，前症均大减，唯夜寐欠安。故此脉象对于一个病人的诊疗还是非常重要的。

第七节　脉理精微，指下能明

黄文政教授根据自己多年的临床经验，积累了丰富的脉诊和切诊的理论和经验，他还提出凭脉辨证法和切肤知热法等概念。

一、凭脉辨证法

对于温病患者尤其是危重病患者，患者医疗信息资料较少，这时，通过仔细的脉诊，可以判断患者的疾病属性，从而确立正确的治疗方案和措施，可以使患者转危为安，扭转患者在病情上的危势或颓势，使疾病向好的方向转化或向愈。

二、切肤知热法

古语有切肤之痛，是指外界刺激时主体（或患者）的应激反应。切肤知热法，是医生切压患者的皮肤，医者自己感知患者皮肤的温热情况，从而判定温病的性质、轻重、发热真伪的诊疗技术。具体来说主要是通过切压患者的局部皮肤，感觉温热的情势，有助于温病的诊断和判定病情。热如燔炭，为真热实证；热如温水，热度居中，热度难于感知，深切似有似无，或热度难于向外透发，为温病湿热缠绵；触摸肌肤无热感，但患者自觉发热，为内伤发热的特点；切之体表发热，深切反无，为外感发热的特点。

三、以手扪舌，决温病死生

在温病学的诊断方法、思辨特点方面，黄教授还有独特之处，创立了扪舌察津法、察便知毒法、辨脉去伪法（凭脉辨证法）、切肤知热法。

1. 扪舌察津法：对于神志昏蒙的温病重症患者，此时以手扪患者的舌面，以感知患者舌面津液的有无，在决定治疗方案上，起到举足轻重的作用。

2. 察便知毒法：对于温病患者，如果患者的大便为绿色、臭秽，为兼夹热毒的表现。同时，在尿毒症患者，通过运用攻下泄浊法，如果排出黑绿色臭秽的大便，为热毒下趋的表现。

3. 辨脉去伪法（凭脉辨证法）、切肤知热法：此二法已叙述于前，此处不赘述。

第三章 黄文政临床思辨特点

"凡大医治病，必当安神定志，无欲无求，先发大慈恻隐之心，誓愿普救含灵之苦。若有疾厄来求救者，不得问其贵贱贫富，长幼妍蚩，怨亲善友，华夷愚智，普同一等，皆如至亲之想，亦不得瞻前顾后，自虑吉凶，护惜身命。见彼苦恼，若己有之，深心凄怆。勿避险巇、昼夜、寒暑、饥渴、疲劳，一心赴救，无作功夫形迹之心。如此可为苍生大医，反此则是含灵巨贼。"

黄文政教授行医数十年，如孙思邈的这段行为准则行事，亲力亲为。在医学事业的成长历程中，他对病人的责任心，他的博学、谦逊，他虚怀若谷的胸怀等，这一切都对我们后来者有很大的启迪，也是我们学习的榜样。

第一节 辨证特点

扫码立领

☆常用药对　☆医案集粹

一、采撷众长，继承发展

黄文政教授治学严谨，精勤不懈，对内科杂病有丰富的临床经验，尤其对肾脏病、脾胃病、老年病的诊治，有独到的见解和体会。他在学术上有扎实深厚的中医理论功底，善于继承前人的经验；谦和谨慎、对于同道十分尊重，总是择其善者而从之，并不断结合临床实践加以升华提高。他提出了不少有效的治法和方药，对于现代医学的新理论、新知识，黄教授充满了学习研究的热情，也开展了许多科学研究工作，他不但重视科学研究也重视临床研究，他曾创制扶肾液系列方治疗肾衰病，用疏利少阳、标本同治法治疗慢性肾炎均有显著疗效。

黄文政教授曾跟随多位名老中医学习，如刘松庵、屠言寿、柴彭年等，在继承这些前辈们经验的同时，黄文政教授善于学习和总结医案（包括名医医案和个人医案），从中悟出自己新的见解，这就反映出他是善于继承而不拘泥，善于取其精华。黄教授说过："做一名医生首先要清醒地认识到自己肩上的责任，病人把自己最宝贵的生命交到我们手上，是对我们的信任，我们没理由不负起这个责任，而负责任最基本的条件就是我们要有扎实的医学基础，扎实的医学基础就要求我们博览群书，充实自己。"

在疾病的诊治上能做到游刃有余，源于他多年积累的临床经验。黄教授是出生于20世纪40年代的老中医，但他对于现代医学的认识一点都不落伍。当时大部分老中医都是纯中医，对西医知识了解较少，但黄教授是个例外，他中医水平算得上出类拔萃，同时也精于钻研西医知识，而且中西医都算得上全科专家。在临床跟师学习中，我们深刻地体会到他的博学。在临床上无论是遇上内、外、妇、儿哪一科的疑难病，黄文政教授都会从中西医两个角度详细分析，他的讲解往往深入浅出，易于理解，对于临床分析，他能做到对于中医古籍信手拈来，对于现代医学也能与时俱进，使我们不由地感慨。黄教授有兼收并蓄、学贯中西的大家风范，为医学事业的发展做出了许多贡献。

黄文政教授从医60余载，对学习从未懈怠过，现在已是年过八旬，但他每天还是坚持学习，坚持清晨读书。他博览群书，对中医古籍能做到温故知新，对现代医学的前沿动态也一直持续关注，他的精神使我们弟子深受感动。黄教授常教育我们"学习是一位医生一生的追求，博学是一位医生必备的素质，为了患者对医者的信任，为了自己肩上的责任，为了不辱我们医者的使命，医生应当不断用知识充实自己，博览群书，回报社会"。我们通过在黄教授身边侍诊，深深体会到可用"勤求古训，师古不泥古；博采众长，广于实践；中西结合，穷究西医机理"来概括他的治学特色。黄教授治学严谨，精勤不懈，对内科杂病有丰富的诊疗经验，尤其对肾脏疾病、脾胃病、老年病的诊治有独到的见解。1962年，他从天津中医学院毕业后，在天津中医学院第一附属医院工作，曾向全国知名的董晓初、张翰清、柴彭年、顾小痴等名老中医学习。其中对他影响最大的是柴彭年教授。柴老主要擅长中医内科和妇科疾病的诊治，其内科和妇科主要宗于《医宗金鉴》。柴老对王清任的几个逐瘀汤，临床应用非常娴熟，尤其是血府逐瘀汤、少腹逐瘀汤、膈下逐瘀汤。黄教授系统学习了柴老的经验。诸如软坚散结法治疗肾小球肾炎、真武汤治疗肾病水肿、麦门冬汤治疗消化性溃疡等，他都能融会贯通，悉数掌握。

黄文政教授博览群书，钻研古籍。他阅读了大量经典古籍，而且善于总结，所以他使用经方得心应手。一些西医大夫都说，他不仅精通中医，西医也是一流的，而且他这一代名医的中医、西医水平能这么高，是非常难能可贵的。黄教授被某西医院请去会诊时，遇上西医方面的问题还虚心向西医同道请教，自己利用休息时间去图书馆学习西医，这种坚持不懈的学习精神督促我不断努力。

二、重视脾肾，善调气阴

黄文政教授根据多年临床经验指出：从病理变化的角度分析，任何脏腑都有寒热虚实之分，治疗上也有温补清泻之别。肾的虚实补泻是客观存在的，肾的病理变化中邪正消长是两个方面。而脾胃为气血生化之源，人资之以为生，而胃气的有无又关系到人的生死，"有胃气者生，无胃气者死"，故脾胃为"后天之本"。先天之精有赖于后天之精的充养，后天之精靠先天之精的生化，二者相互为补、相互影响。黄教授在诊治内伤杂病方面，重视脾胃功能，善于补气阴益阳。他认为中焦脾胃对全身代谢有举足轻重的作用，应该重视斡旋中气，补清降浊，从而带动整个脏腑功能向健康方向发展。

三、辨证精当，处方严谨

治病求本是临床医学的最高境界，通过疾病表象，进行分析、推理、解析、思考、判断病因病机，是中医治疗学的精华所在。黄文政教授辨证思路主要为病因、病位、病理因素、脏腑病机、标本缓急等，临床上强调辨证与立法方药的有机统一，指出临床应随着症候的不断转化而抓主证，明确治法治法，同时辨证需兼顾次证。黄教授中医功底深厚，遣方严谨，治疗用药上有其特点，常常使阴阳消长而不衰、长而不亢、出入有节，以脏腑气血阴阳归于平衡为宗旨。临证除火大衰非大辛大热之品不足以回阳、水大亏非甘寒之剂不足以救阴之外，皆以阴阳相济为法度，使补阳不伤阴、益阴不碍阳。

四、力倡六经辨证、卫气营血辨证和脏腑辨证，重视脉诊、舌诊

黄文政教授临床上善于应用温病的处方和经方，如人参败毒散、荆防败毒散、柴葛解肌汤、普济消毒饮、升降散、达原饮、藿朴夏苓汤、温胆汤、清震汤、梅连散、藿香正气散、新加香薷饮、沙参麦冬汤、五参丸、小柴胡汤、青蒿鳖甲汤、地黄饮子、复脉汤、六合汤、银翘散、翘荷汤、香连丸、四妙散、四妙勇安汤、甘露消毒丹、犀角地黄汤、清营汤、六神丸、香连化滞丸、五味消毒饮、双解汤、导痰汤、苏叶黄连汤、玉枢丹、千金苇茎汤、麻杏甘石汤、三仁汤、独参汤、加减葳蕤汤、栀子豉汤、蒿芩清胆汤、竹叶石膏汤、柴苓汤、八正散、清心莲子饮、滋水清肝饮、滋肾通关丸、清肺饮、栝楼瞿麦丸、蝉蚕肾风汤、归芍地黄丸、参芪地黄汤、清肾消毒饮（自拟）、清音茶（自拟）、扶肾液（自拟）、肾疏宁（自拟）、大黄牡丹汤、二陈汤、半夏厚朴汤、下瘀血汤、大黄䗪虫丸、五虫汤（自拟）、六郁汤、通窍活血汤、通气散、散偏汤、龙胆泻肝汤、薏苡附子败酱散、承气汤辈、加减正气散类等。黄教授推崇《温病条辨》《外感温热篇》《临证指南医案》和《丁甘仁医案》等书籍。他也常应用王孟英总结的温病处方。在当代医家中，他私淑孟河学派，尤喜欢学习丁甘仁的处方，另外对于蒲辅周、邹云翔、张镜人、曹颖甫、柳宝诒、薛生白等的著作以及温病典籍也有深入研究。

在《温病条辨》的启发下，黄教授认为，在温病学中存津液是非常重要的。存津液是有层次的，温病开始的时候主要伤及肺胃之阴，一般用养胃汤，这是第一个阶段。第二个阶段是增液汤阶段，伤津液主要在上中焦，但是已经有向下焦传变的过程；进一步伤阴进入用咸寒之三甲复脉汤阶段。黄教授对温病学最大的体会，一个是存津液，一个是透邪外出。

1. 重视脉诊，凭脉辨证

黄文政教授对脉诊的重视源于自己对《伤寒论》和《金匮要略》的学习体会。医圣张仲景非常重视脉诊，倡导脉证合参。他对脉诊的经验积累源于其多年来对脉诊的体会，临床上他非常重视脉学，尤其是对于临床一时无症可辨的患者（如隐匿性肾炎患儿），他认为此时脉诊起到很大的作用。他提倡应将脉学量化，以便于学生掌握。例如，对弦脉和紧脉的鉴别，他说弦脉端直以长，落点只有一个，紧脉如绳绞索，落点是两个。这样一讲，并结合实际切诊，学生很快就能将二者区分开来。

隐匿性肾炎是原发性肾小球疾病中常见的一种临床类型，由于临床表现轻微或毫无症状而得名，大部分患者无明显症状及体征，仅部分患者可有腰酸、乏力、肉眼血尿等非典型表现，以及持续性轻度蛋白尿或复发性或持续性镜下血尿，故又称无症状性蛋白尿和（或）血尿，病理改变为较明显的系膜细胞增生性、膜性肾炎和局灶硬化肾炎的早期。

隐匿性肾炎患者，尤其是低龄患者，起病较为隐匿，多偶然地在体格检查做尿常规化验时被发现，尿中有少量红细胞，别无他苦，诊治无症可辨，病程迁延难愈。

黄文政教授在长期的临证实践中发现部分患者虽无自觉症状，但察其脉象，常为两寸脉弱而两尺脉滑大，询其病史，往往有体弱、畏风、易感等表现。临床常辨为卫表不固、阴虚火旺，其病机为卫表不固、阴虚阳浮、虚热下灼、灼伤肾络，治以益气固表、滋阴清热、凉血止血，常用玉屏风散合知柏地黄丸加减。

另有一些患者症状表现以邪客咽喉，咽喉不利为主，患者咽红，舌红边尖赤苔薄，脉弦。此型可辨为风热上扰、热毒内盛。此为热毒扰肾、邪气循经上犯咽喉，治以清肺滋肾、疏风利咽之法。

方药：

金银花 30g	连翘 15g	蝉蜕 10g	僵蚕 10g
生地黄 15g	牡丹皮 10g	茯苓 10g	知母 10g

黄柏 10g　　　小蓟 30g　　　炒蒲黄 10g　　　黄芩 10g

白茅根 30g　　　地锦草 30g

隐匿性肾炎病人，其临床症状虽轻微，但是肾脏纤维化逐渐发生，如果不给予有效治疗，易缓慢发展至肾功能不全，进一步发展为更为严重的尿毒症，因此应重视其治疗。所谓"有诸内必形诸外"，黄教授临床治疗此类病例总结出了独特的经验，他认为治疗此类患者当有症辨症，无症辨脉，每获良效。

黄文政教授临证擅长脉诊，注重脉证合参。如某患者，咽痒、咳嗽，咳嗽因咽痒引发，咳而晕厥，久治无效。他诊之，其六脉皆平，唯独有寸脉浮滑，追溯其病史，一个月前因感寒而起咽痒咳嗽，咳而晕厥，遂诊为风邪未净，留恋咽喉，肺失清肃，咳嗽气急，导致一时性的清阳不升，而致晕厥。治以三拗汤，加桔梗、马勃、射干，服药 6 剂，诸症皆除。再举一案例：患者，工程师，患颈椎病数年，时有发作性头晕耳鸣，恶心欲吐，头晕于转侧时明显，多方求治罔效。他诊之，察其脉见左关脉弦，右寸脉浮，遂辨为内有肝经郁热，外有六邪引触，内外相引，肝阳上亢，胃失和降。治以桑菊饮合天麻钩藤饮加减，主药有桑叶、菊花、天麻、钩藤、白蒺藜、牡丹皮、白薇等，服药 3 剂，诸症悉除。黄教授认为，本病当属西医前庭神经元炎，临床颇为多见，因患者初患病很少到耳鼻喉科诊治，而到内科就诊，内科医师又往往忽视耳鼻喉科检查，因而多久治不效。

上述三例，可证黄文政教授脉学研究之深入。对于脉诊的掌握，黄教授认为，首当区分弦脉与紧脉。对于脉象，应该把它量化、客观化。尤其对于相兼脉，如沉细与沉紧，应该细细体味，认真辨别。还有对于无证可辨的患者，他凭脉辨治，辨证精准，因而疗效突出。如小儿肾炎无症状性血尿，仅见两寸脉弱、两尺脉大，他辨以卫表不固、肾阴不足、命火妄动，用玉屏风散合知柏地黄丸合小柴胡汤，三方合用，辨证加减，稍加凉血止血之小蓟、荠菜花，疗效确切。

案例：姚某，女，平素易感冒，余未诉明显不适，舌红尖赤苔薄黄，左脉细弦，尺部弦长。尿常规：尿蛋白（PRO）（++），尿潜血（BLD）（+++），红细胞 3060 个/µl。

方药：

生黄芪 15g	防风 10g	白术 10g	柴胡 15g
黄芩 10g	生地黄 25g	山茱萸 15g	山药 15g
茯苓 10g	泽泻 10g	牡丹皮 10g	知母 10g
黄柏 10g	萆薢 20g	茜草 15g	生地榆 30g
仙鹤草 30g	苎麻根 30g	鹿衔草 30g	

【按语】该例为虚证，表现为少气懒言、少腹重坠，脉象呈两寸脉弱、两尺脉洪大，为中气下陷之象，以健脾升阳之法治疗，用补中益气汤加减治之。

黄教授认为外感，症见发热、恶寒、鼻塞、流涕等外感之症，但脉象为右寸不浮，为既有卫表不固，又有风邪袭表。另外，其余脉平和，左寸脉浮滑，为要来月经之脉象，对妇女诊治用药有重要提示；脉沉滑，以右关脉为主，为停食之脉象。

2. 重视舌诊，擅用"扪舌诊病"

黄文政教授通过长期的学习与临床实践，继承了柴彭年教授扪舌诊病的方法，现溯源如下：

案例（回阳救逆治肾劳，柴彭年教授医案）

主诉及病史：因间断水肿 2 年，恶心、呕吐 3 个月，于 1965 年 8 月 23 日住院。患者 1963 年 8 月因天热乘凉汗出当风，而致全身水肿，尿 PRO（+++），经中西医治疗有所好转，因忙于工作未再继续治疗。此后每于劳累、感冒即见下肢水肿，PRO（++）。于 1965 年 5 月因过度劳累致恶心呕吐、纳呆、面色苍白、疲乏无力，PRO（+），血尿素氮（BUN）26mmol/L，肌酐（Cr）221 µmol/L，酚红排泄试验（PSP）25%，血红蛋白（Hb）90g/L，血压 18.7/12kPa，诊为慢性肾炎、慢性肾功能衰竭、尿毒症。入院后用温肾健脾、和中降浊、益气养血等中药治疗，病情稳定。后因国庆节忙于应酬，患者过于劳累又感受风寒，突然心悸烦躁、手足冷、面色㿠白、两颧微赤、额上汗出、口渴欲饮、水入则吐、夜不能眠，BUN 31.8mmol/L，血清肌酐（Scr）309.4μmol/L，PSP 均低于 2.5%。予以中医健脾温肾、和中降浊之剂、西医抗感染及对症治疗皆无效，病情日渐加重烦躁呼喊，时时呓语而无宁时，请柴老诊治。

诊查：精神倦怠与烦躁不宁交替而作，舌淡苔黑，干燥起刺，以手扪之则湿润，脉来沉细微弱欲绝。辨证：脾肾两虚，亡阳欲脱，水极似火。治则：急予回阳救逆。方药：炒白术 30g、炙附子 30g，2 剂，水煎 2 次，约 1h，取汁 200ml，频频服之。三诊（10 月 17 日）：三进重剂术附汤，心悸烦躁消失，安宁入睡，手足渐温，口渴已消，能进流质饮食，面色苍黄，舌淡，黑苔已消，苔薄白而润，脉转沉缓，各项化验指标无明显变化，方已见效，原方加炒白术 45g、炙附片 25g，煎服法同前。四诊（10 月 20 日）：连进重剂术附汤，诸症悉减，唯胃纳呆钝，脘胀，便溏，舌淡苔薄白而润，脉来沉缓。遂以香砂理中汤善后：党参 15g、炒白术 10g、炮姜 10g、炙甘草 10g、木香 6g、砂仁 6g，7 剂，水煎 2 次，取汁 300ml，分 2 次服。

3. 独特辨证

肝硬化当分三个阶段论治：①清热解毒利湿（抑制病毒复制），表现舌苔黄腻，予小柴胡汤合五味消毒饮加减；②疏肝解郁并应用虫类药物，表现舌质紫暗予四逆散加炮山甲、土鳖虫；③舌质光红无苔，予玉女煎加减。

将心系疾病分为以下几种类型：①心气不足、脉络瘀阻证，用炙甘草汤加减，但不宜常用，容易化热，用药时应稍加清酒（地黄、麦冬得酒良），方可取其通脉、复脉之功，煎药时加清酒 7L、水 8L，煎取 3L，变成糖浆；②心脾两虚证，用归脾汤加减，对症见心悸、健忘、纳呆的心脏疾病效果良好，也可用养心汤加减，方用地黄、人参、肉桂；③心气不足，内有郁热证，方用五参丸（《千金翼方》）加减。

胸痛的辨证分型：①心肌梗死，特点为心前区绞痛，心电图 ST 段弓背向上抬高，至少持续 2 周；②胆心综合征，特点为心前区疼，心电图 ST 段弓背上抬，但一段时间后自愈，ST 段可恢复；③反流性食道炎，有 20% 的呼吸道疾病伴发胸痛由其引起。

鼻窦炎（又名鼻渊）辨证分型：①风热袭肺，用苍耳子散加减，症见舌红苔薄黄，脉浮数；②胆热郁于脑，用霍胆丸，症见舌红苔黄燥。

胸中有热的辨证分型：①若胸中有热，不能盖东西，夜里热甚，舌红苔少，脉细弦，称为"灯笼热"，用血府逐瘀汤加减；②若胸中烦热，舌红苔薄黄，脉右寸滑数，用栀子豉汤加减；③若烧心，为胃溃疡所致者，用大贝、海螵蛸、蒲公英。

脱发的辨证分型：①血燥生风；②斑秃，特点是用姜刺激有效；③脂溢性脱发。

遗精有梦而遗精者的辨证分型：①心火旺，不宜固摄太过，症见脉弦数，用分心木、莲子心、菖蒲、远志清心，另用刺猬皮固摄；②肾关不固，用肾气丸、五子衍宗丸，症见脉沉细或脉尺部滑大。无梦而遗者，一般用五子衍宗丸。

高尿酸血症性肾功能不全的临床路径：①先散风祛湿排毒；②病情稳定后健脾补肾。首先治疗高尿酸血症，用土茯苓、萆薢、山慈菇、威灵仙等，再加百合防清热解毒利湿药之燥。

第二节　遣方用药

一、辨证精当，方剂灵活化裁

我们在整理黄文政教授病案时发现，他应用娴熟的方剂150余首。受丁甘仁老中医的影响，处方灵动，方子不大，有时候十二三味，剂量也不大，但是临床疗效非常好。这关键在于黄教授对病证的把握，对方剂学的认识精准。黄教授在被问到如何掌握如此多的方子并正确应用时，说自己并非死记硬背，而是在临床中"结构性理解"，建议大家通过理解处方的方义，对处方中的各个相对独立且有互相联系的结构单元（包括对药）来理解和记忆处方组成和应用的关键和要点。临床上他对施今墨、祝谌予的对药有很高的驾驭能力。

对于中医方剂的学习，黄教授非常重视学习方法，并提出通过"结构性理解"来掌握。以逍遥散为例，方子有两大部分，一是疏肝，二是健脾，疏肝用柴胡、当归、白芍，柴胡疏达肝木，但光用柴胡不能疏肝，只是解表，佐使当归、白芍，肝主藏血，故用当归，肝体阴用阳，亦用白芍，这样以肝血、肝阴为基础，再配上柴胡才有疏肝的作用。健脾用茯苓、白术、甘草。茯苓淡渗利湿，白术苦温燥湿，甘草甘缓和中。在理解了的基础上再加减，如脾不虚，则去茯苓、白术、甘草，加枳实、川芎、青皮，即柴胡疏肝散。如果肝气郁结，同时又有肾阴不足，则用柴胡、当归、白芍，同时又用生地黄、山茱萸、山药，此即滋水清肝饮。方剂只有通过这样结构性理解、记忆、掌握，到临床中运用起来才能灵活。还有小青龙汤，也是两部分，外寒、内饮，此处外感，既不像麻黄汤那么表实，又不像桂枝汤那么表虚，外寒因为有内饮的牵扯，而使外寒的症状介于麻黄汤和桂枝汤之间，所以用麻黄、桂枝、白芍、甘草以解决外寒；内饮则用半夏、干姜、细辛、五味子，半夏和胃降逆、祛痰化饮，干姜、细辛，再配上五味子，干姜助脾阳，细辛助肾阳，恐其温散太过，又用五味子佐使。小青龙汤最主要的特征是"咳唾涎沫，落地为水"，泡沫痰有两种，一是麦门冬汤证，其病机是肺胃阴虚，阴液不足，咳出涎沫就飞散了，治疗必须养阴。而小青龙汤咳唾涎沫，落地为水，抓住这个特征，投以小青龙汤就可迎刃而解了。假如没有明显的外寒症状，可去麻黄、白芍，可用桂枝、甘草。黄教授曾经用小青龙汤治疗风湿性心脏病二尖瓣狭窄，效果突出。他认为，只有通过这样结构性的理解来学习掌握中药方剂，我们才能最终驾驭这个方剂，使其为你所用，为临床辨证所用。

二、学习方剂学中的配伍体会

黄文政教授在临床非常注重药物的配伍。他认为，中药的配伍往往有异于其在单味用药时的作用，这关键在于它的配伍。他说，柴胡和升麻，单用时有清热解表疏风的作用，它的药物作用方向是横的、向外的。如果配伍麻黄、荆芥，它的作用累加，方向还是横的。如果配伍参、芪有补益扶正培本的作用，它的作用方向是纵的。升麻、柴胡遇黄芪不能外达，顺势上升，则变解表而为升提。例如《本草纲目》说巴豆配伍大黄，其泻反缓，二者通过理气消胀而止泻。章次公验方中乌头配大黄其作用方向改变，治疗急性腹泻。又如麦门冬汤中的麦冬和半夏，具有相反相成的作用，麦冬甘寒滋胃阴，半夏辛燥，二者相反相成，寒热并调。

三、遣方用药特点

黄文政教授对中药的把握非常深刻，对中药的驾驭也都能恰到好处。临证用方多用小方，用药多平和，少峻猛，动静相守，灵活多变。如他治疗心衰，擅用大剂量红参回阳救逆；肺肾虚喘患者，擅用蛤蚧尾，他认为蛤蚧尾功同虫草，肺肾双补，且价格相对低廉，但临床效果突出；狗脊、细辛治腰痛；苍术、生地黄、玄参、丹参降糖；用四妙勇安汤加大剂量金钱重楼治疗坏疽；用虫兽类药如穿山甲、地龙、水蛭、土鳖虫、全蝎、蜈蚣等活血通络药物治疗肾小球硬化及糖尿病肾病等。

黄文政教授对于中医经典的掌握，特别是对《伤寒论》《金匮要略》的掌握，可谓熟谙于心，同时熟读施今墨、丁甘仁等中医名家医案。在临证中，他善用经方，同时也善用时方，善于提取医方精华。有的古方、验方药味过多者，他在继承前人的基础上，总结经验，对部分方药分析优选，简化升华。如艾附暖宫丸由10味药组成，黄教授以香附、艾叶二味代之，功效不减。乌梅丸原由10味药组成，单用乌梅、川椒二味治疗胆道蛔虫症同样效验。近年来有人根据"欲升先降"的道理，把补中益气汤中陈皮易枳壳治疗胃下垂疗效提高了一步。黄教授临床用黄芪40g、枳壳15～20g，两味组成对药，名小补中益气汤，同样能起到补气举陷之功效。

根据药物的相须、相成、相制之理，组成针对性较强两味一对的组合，即为"对药"，根据主症的治疗需要，加入处方中，旨在协同而增加功效，制约以防其偏胜，且便于应用，可提高临床疗效，为临床医家习用的方法。

这种"对药"的处方形式，为近代秦伯未、施今墨等名家所倡导和灵活运用，达到了炉火纯青的程度。黄教授临床上也每每用之，如麦冬、半夏协同，相反相成，治疗肺热咽干、咳嗽有痰；麻黄、细辛共用，治疗风寒湿痹；土茯苓、枳壳治疗肾衰之浊毒内蕴，药简而力专，常能达到良好的疗效。可见，方不在繁，药不在多，只要明确把握主病和主症，即便药味、药量不多，同样可以有的放矢，取得最佳疗效。

第三节　治学方法

一、读书——读经典医籍

黄文政教授精研经典，广猎各家，兼收并蓄，取长补短，提出读书要能为己所用，为临床辨证所用。他认为，医学经典及各家医案的学习，对临床疗效的提高非常重要。比如对《伤寒论》的学习，要重在学习它的辨证方法，还有它的组方精髓，包括它的药物配伍及用量。还有一些特殊用药，都要斟酌思量，仔细推敲。例如旋覆代赭汤，《伤寒论》云："伤寒发汗，若吐若下，解后心下痞硬，噫气不除者，旋覆代赭汤主之"，用量为旋覆花三两、人参二两、代赭石一两，但很多临床医生因代赭石是金石类药，往往用量就大，从而导致临床疗效欠佳。殊不知，旋覆代赭汤，用于中气不足、胃失和降之证，如重用代赭石，则往往导致降逆太过，反使中气陷于下焦，疾病难愈。大黄䗪虫丸中有一味蛴螬，为什么用蛴螬很有讲究，蛴螬者，是大粪里面的虫子，大粪污秽至极，而蛴螬洁白无瑕，《本草思辨录》载蛴螬专为"两目昏暗所设"。《伤寒论》载"其人羸瘦，不能食，两目昏暗，肌肤甲错，补虚缓中，大黄䗪虫丸主之"，蛴螬一味就是针对两目昏暗一症。我们读经典，要读它的组成、剂量，以及它的煎法，要领会其义。如炙甘草汤中提及煎汤，"酒七升，水八升，煎取五升，去渣再煎三升，纳阿胶，温服一升。"

等于是用十五升水浓煎。以中成药活血保心丸为例，最开始它是一个糖浆，后来则是糖浆浓缩成粉再加蜜制丸，再后来则改成了一半研粉，一半浓缩加蜜制丸。但据临床观察，还是最早的糖浆效果好。还有炙甘草汤治疗心动悸、脉结代，必须加用黄酒。《得配本草》载："地黄得酒良"，地黄得酒以后才能发挥其良好作用。

医案的学习，对于临床医生也非常重要。黄文政教授认为医案是联系基础理论和临床的枢纽，更是前人留给我们的宝贵财富。尤其是对于名家医案的学习，非常重要。他受《丁甘仁医案》的影响最大，这也是受了董晓初老师的影响，董老爱读医案，尤以《丁甘仁医案》为宗。还有柳宝诒的《柳选四家医案》（尤在泾《静香楼医案》二卷、曹仁伯《继志堂医案》二卷、王旭高《环溪草堂医案》三卷、张仲华《爱庐医案》共二十四条），点评多有点睛之笔。黄教授认为这四家各有特点，尤在泾医案简洁明了；曹仁伯医案对理中汤的应用有独到之处。理中汤就四味药，人参、白术、干姜、甘草，但加减变化非常丰富，脾下有寒，胃经郁热，用连理汤。受此影响，黄教授临床上治疗顽固性腹泻，既有腹冷便溏、舌淡、脉沉细等脾阳不足的表现，又有腹绞痛，苔薄黄等胃经郁热症状，用理中汤加黄连、白芍、木香、砂仁，亦称加味连理汤治疗，疗效突出。另外对于痨风，《黄帝内经》有载："咳唾痰涎，大如弹丸，其色青绿，名曰痨风。"但《黄帝内经》有症无方。曹仁伯医案则指出用秦艽鳖甲散和柴前梅连散治疗。尤在泾在其《医学读书记》中治疗痨风也用柴前梅连散、秦艽鳖甲散、黄芪鳖甲散。还有《临证指南医案》，一是用虫类药通络的方法，一是养胃阴的方法，还有奇经八脉用药，这些对临床都非常有帮助。黄教授的老师之一张翰清曾说："初病在经，继病在络，治经不愈，当治其络。"治络又有辛润通络、辛香通络、辛咸通络之分，特别是辛咸通络，就是用虫类药。黄教授认为，学习医案，尤其要学习它独到的地方。

二、成才体会

黄文政教授经常这样教导我们：作为中医学的后继者，我们要在熟背经典，打好基础的同时，还要广收博览，熟读医案。读书学习的目的在于要有所启发，能为我所用，为临床辨证所用。医学生走上工作岗位以后，尤其要结合临床来看书，要重视医案的学习。作为一名医生，不管你是老师也好，学生也好，处处都有你学习的机会，要向老师学习，要向同道学习，也可以向学生学习。做名医固然不容易，但更重要的是，我们要去追求做明白那个"明"医，你虽然临床经验丰富，但不明白的道理，不明白的药味，不明白的症状还多得很，要想明白怎么办，你才能治好病，金杯银杯，不如老百姓的口碑，我们作为大夫，你追求什么？莫过于追求真理，为患者治好病，解除痛苦。此外，我们在读好书，行好医的同时，还要做好人。要"救死扶伤"，要"以人为本"，要"待病人如亲人"。中医本身就注重人文关怀，注重与老百姓的融合度，这是中医的传统，也是中医的优势。作为中医的后继者，我们必须继承好。

三、黄文政老师对于"技""艺"的诠释

任何一门技术，当它升华到艺术层面，才算得上得心应手，才称得上大家风范。如篮球、足球，当一名优秀的球员把这门技术已诠释成艺术了，对于演示者、观赏者都是一种享受。同样，医学技术也如此，当一位医者把治病救人已演绎成一门艺术，不言而喻，他已理所当然地成为一位名医。

我师从黄文政教授多年，在跟师学习的点点滴滴中，深刻感受到老师对于"技""艺"的诠释，这种诠释贯穿于我学习的点滴中，教师用行动、用品德、用知识诠释得那么完美，使我在学习中享受着这个过程。

在疾病的诊察中，黄教授强调四诊合参的重要性，以舌诊为例，对舌红绛起刺而有虚相者，单纯望舌大多医家会辨其为阴虚血热，殊不知当与触诊合参，以手扪舌，舌干燥少津者为阴虚血热，而舌湿润者为阳气虚极不能化生阴液，实为阴阳双亡之候。根据临床表现，仅触舌之润燥，便可掌握其症候。

四、如何看待与传承名老中医的经验

黄文政教授认为，对于名老中医的用药经验，既不能完全肯定，也不能

完全否定，要从中获取经验。他治学的经验是精读《伤寒论》，并注意阅读前人的医案，看前人是如何实际诊治疾病的。他认为，医案最贴近临床实际，是比较鲜活的经验和知识，是前人穷其毕生心血而成，有较高的学术和应用价值。

五、肾炎治疗的四个阶段

黄文政教授曾对慢性肾小球肾炎的中医治疗，根据临床实践和自己的治疗经验，分为四个阶段加以概述。他认为 20 世纪 70 年代以前，中医对慢性肾炎的治疗是以"扶正"为主，主要治法为健脾补肾、收涩固精。70 年代以后的治疗以"祛邪"为主，主要采用清热解毒、清热利湿、祛风胜湿、活血化瘀等治法。80 年代末随着治疗以"扶正祛邪"多法并进。90 年代末络病理论的发展，虫类药的应用比较普遍。在慢性肾炎治疗上，他总结多年临床经验，提出治疗慢性肾炎十法，即淡渗利水法、健脾益气法、补肾益精法、收涩固精法、清热解毒法、清热利湿法、祛风胜湿法、活血化瘀法、疏利少阳法、虫蚁搜剔法。

六、对病人一视同仁，视病人为亲人

"若有疾厄来求救者，不得问其贵贱贫富，长幼妍蚩，怨亲善友，华夷愚智，普同一等，皆如至亲之想。"黄文政教授做到了这一点！他视病人为亲人，从不考虑病人的地位、收入，在他面前都是一样的病人，他认为，为病人解除疾苦是自己的责任。

黄文政教授在被问及用几句话总结自己多年来的行医准则时说，临床上遇到问题时，要带着问题去看书，以四部经典为基础书籍，认真阅读，仔细推敲，除此之外必须博览医案，对于现代医学也应该适当掌握。学习的目的是为我所用，只有学习了更多的内容，才有驾驭的能力，才能取得良好的临床疗效。对于行医的格言，只有简单一句："救死扶伤，以人为本"。设身处地地为病人着想才能成为一名合格的医生。这看似简单的话语，实际上透着他对患者强烈的关爱和责任感，他值得用孙思邈的"大医精诚"四个字来概

括其高尚医德和敬业精神，学无止之境，学贯中西，学以致用。

黄文政教授对我们最大的影响是对我们为人处事、医德的耳濡目染的影响，要立业，先立人。他治学严谨、为人谦和、虚怀若谷、淡泊名利，是我们毕生学习的楷模。

七、见病当知源流

黄文政教授说："只有对某一疾病的源流有一个总体的认识，临床才能了然于胸，才能游刃有余。"例如对于中风，得去了解其病因学说由外风到内风的发展过程，同时要掌握发展过程中不同医家的具有代表性的观点，甚至得背下其经典的论说。他曾经对某些疾病以论文和书稿的形式做过系统的总结，可惜毁于一场大地震，我辈听着不得不为这笔宝贵财富的丢失而感到惋惜。

八、分阶段辨治

疾病是对一个过程的整体概括，而过程往往是动态变化的。因此，其辨证和治疗随着疾病的发展也有所变化。例如慢性肾脏病 5 期各期有各期的特点，所以辨治也随之而异。又如风寒感冒，若初起寒邪较轻，常选用正柴胡饮；中度则可选取荆防败毒散；重度则选九味羌活汤。再如慢性肾脏病发展过程中，若出现各种影响肾功能的因素，这些因素也常常具有可逆性，这时就需要停止使用肾病基础用药，需集中力量治疗各种可逆因素，可逆因素解决了，肾功能也常常能恢复到其原来状态。

九、无成方可用时，方自行组方

中医界有两种高手：一是善于应用各种成方，二是善于自行组方。例如张锡纯及张景岳二位是两方面兼具，乃高手中的高手。黄文政教授掌握的方剂储备量惊人，更善于活用。而他自创方子，也有很多属经典之作，且疗效显著。例如对偏头痛发作时的治疗，他常常取陈世铎《辨证录》之散偏汤，原方不变，不加一味，也不减一味。其方组成为：川芎 30g、白芷 10g、白芍 10g、白芥子 10g、柴胡 10g、香附 10g、郁李仁 10g、甘草 6g。

　　杨某某，女，59 岁。2009 年 9 月 7 日初诊。主诉：偏头痛 6 年余，加重 3 月。初诊：患者 6 年前开始出现偏头痛，其间并没在意，3 个月前加重，疼痛难忍，遂于今日来我院口服汤药治疗。现症见偏头痛，恶心，呕吐，舌红苔少，脉弦。诊为偏头痛，证属肝郁气滞，风痰瘀阻。患者初病缘于外受风邪，内有郁气，不得宣解，久病而入络，痰瘀互结，故见诸症。治宜疏肝解郁，行气活血，祛风化痰。方用散偏汤。方药：川芎 30g、白芷 10g、白芍 10g、白芥子 10g、柴胡 10g、香附 10g、郁李仁 10g、甘草 6g。7 剂，水煎服，每日 1 剂。二诊（2009 年 9 月 14 日）：偏头痛显著减轻，舌红苔薄，脉弦。前方 7 剂，每日 1 剂，水煎服。

　　又如其自创的治疗眩晕的方子：桑叶、菊花、白蒺藜、僵蚕、天麻、钩藤、白薇、牡丹皮、苏叶、佩兰、石菖蒲、络石藤。需注意的是此种眩晕（伴呕恶）有种特别的脉象，即"左关脉弦，右寸脉浮"。这种病人常有感冒病史，且素有肝经郁热，外受风邪，内外相引，而致肺失清宣、肝阳上亢、胃失和降。治宗辛凉清宣，平肝和中之法。辛凉清宣，选桑叶、菊花、白蒺藜、僵蚕；平肝潜阳，用天麻、钩藤、白薇、牡丹皮；和胃降逆，取苏叶、佩兰；更兼石菖蒲、络石藤开窍通络。

中 编

各论

第一章　病证篇

第一节　尿血

尿血又称为溲血或小便血，是指小便中混有血液，或者夹杂血块排出，尿时无痛。血尿是指尿中红细胞排泄异常增多，是肾脏病的常见症状。血尿可以表现为肉眼可见的尿色加深、尿色发红或呈洗肉水样，称为肉眼血尿；也可以表现为肉眼不能察觉，只能通过显微镜检发现，称为镜下血尿。临床应通过询问病史排除女性月经污染尿液的假性血尿。真性血尿包括全身性疾病或泌尿系统疾病引起的尿路出血，称为非肾小球源性血尿，以及各种肾小球疾病引起的肾小球源性血尿。综合临床表现及实验室检查，可以将二者进行鉴别。

本章讨论范围为肾小球源性血尿及泌尿系统疾病引起的尿路出血。

肉眼血尿及镜下血尿均属于中医学"血证""尿血"范畴，可按血证、尿血进行辨证论治。

一、病因病机

1. 病因

（1）感受外邪

外感风热之邪，风热犯肺，或感受风寒之邪，入里化热，风热循经入肾，

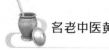

热扰肾络，迫血妄行，血溢脉外，随尿而排出则为尿血。冒雨涉水，感受外湿，湿邪困阻于脾胃，致内外合邪，脾虚湿困，而致湿邪内生，湿热之邪损伤肾络，热迫血行，而成尿血。

（2）饮食不节

饮酒过度或过食辛辣炙煿，湿热内生，湿热损伤肾络，迫血妄行，而致尿血。

（3）禀赋不足，久病劳倦

体劳伤脾，房劳伤肾，劳欲过度及久病损伤脾肾，脾失统摄之职，无力统摄血之运行，血不循经而溢出脉外致尿血；肾阴亏虚，阴虚火旺，热灼肾络，也可致尿血；肾阳亏虚，无力行血，久之络脉瘀阻，致血行不畅，血溢脉外而出现尿血。

（4）疮毒

感受疮毒，疮毒内郁，湿热毒邪循经损伤肾络，而成尿血。

2. 病机

中医学认为尿血的病位在肾，还与肺、脾、肝有关，其主要的病机是热伤脉络及脾肾不固，正如《景岳全书·血证》中所说："血本阴精，不宜动也，而动则为病；血主营气，不宜损也，而损则为病。盖动者多由于火，火盛则逼血妄行；损者多由于气，气伤则血无以存"。

二、诊断要点

1. 尿血的诊断依据

第一，尿血指小便中混有血液或者血块随尿排出，尿液呈淡红色或洗肉水样。

第二，三次尿常规检查中有两次检查发现每高倍镜视野红细胞数≥3个，或尿沉渣 Addis 计数，每小时红细胞数≥10万个或12小时尿红细胞数≥50万个，亦可诊断为尿血。

第三，不伴有泌尿系统局部和全身症状的镜下血尿称为无症状血尿。

2. 排除假性镜下血尿

月经污染、泌尿系轻度外伤及性交后均可引起一过性血尿，因此当诊断无症状性镜下血尿后，需48小时后复查尿常规，以除外假性镜下血尿。

3. 镜下血尿的病因诊断

无症状血尿的病因很多，从无须治疗的轻微病变到危及患者生命的恶性病变，既可见于一过性良性病变，如运动性血尿，或某些疾病的早期如IgA肾病、薄基底膜肾病、肾结核，亦可见于泌尿系统恶性肿瘤。但因无伴随症状而不易被发现，因此易被漏诊，只有在偶然行尿液检查时才可能会被发现。目前主要将其分为肾小球源性和非肾小球源性两大类。

一般选用尿相差显微镜检查来判断血尿的来源。尿红细胞>8000个/ml，异常大小和形态的尿红细胞>80%，提示肾小球源性血尿。尿的红细胞形态检查需要留取新鲜尿液（一般取清晨第二次尿液送检），并且复查3次其结果才较为可靠。

三、辨证论治

1. 风热袭肺证

主症：发热，微恶风，汗出，口干，咽痒微痛，或腰部疼痛。舌红，苔薄黄，脉浮数。

治则：清热解表，凉血止血。

方药：银翘散加减。

金银花20g	连翘10g	竹叶10g	荆芥10g
淡豆豉15g	蝉蜕6g	牛蒡子10g	薄荷6g（后下）
白茅根30g	荠菜花30g	地锦草20g	生甘草6g

2. 下焦湿热证

主症：小便短赤，尿血鲜红或镜下血尿，大便干结。舌质红，苔黄腻，脉滑数或濡数。

治则：清热利湿，凉血止血。

方药：小蓟饮子加减。

小蓟 30g　　生地黄 15g　　生蒲黄 15g　　藕节 30g

淡竹叶 10g　川木通 6g　　山栀子 10g　　滑石 15g（包煎）

当归 10g　　生甘草 10g

3. 肾阴虚火旺证

主症：小便短赤带血或镜下血尿，腰痛，耳鸣，潮热，颧红，盗汗，五心烦热，或有男子梦遗早泄，女子梦交，尿黄。舌红，苔黄少津，脉细数。

治则：养阴清热，凉血止血。

方药：知柏地黄丸加减。

知母 10g　　黄柏 10g　　生地黄 15g　　山茱萸 12g

山药 12g　　泽泻 10g　　茯苓 10g　　　牡丹皮 10g

白茅根 30g　地锦草 20g　旱莲草 20g　　生侧柏叶 30g

4. 脾气亏虚，气不摄血证

主症：小便淡红或暗红或见镜下血尿，或神疲乏力，气短声怯，面色不华，大便溏稀，女性月经量少。舌质淡，体胖或有齿痕，苔薄白，脉细弱。

治则：益气健脾摄血。

方药：归脾汤加减或参苓白术散加减。

党参 15g　　生黄芪 30g　　白术 10g　　当归 20g

茯苓 10g　　酸枣仁 20g　　龙眼肉 10g　炙甘草 6g

远志 10g　　木香 6g　　　白扁豆 6g　　大枣 5枚

【注】偏于脾气亏虚，大便稀溏的用参苓白术散加减，偏于脾阴血不足

者用归脾汤加减。

5. 气阴不足，湿热内蕴证

主症：小便短赤或见镜下血尿，神疲气短，面色萎黄，自汗或盗汗，易感冒，手足心热，心悸，口咽干燥，腰酸腰痛，或见小便色如浓茶或洗肉水样或见镜下血尿，大便干燥或偏稀。舌淡红，或体胖有齿痕，苔薄黄或薄白，脉沉细或细数无力。

治则：益气养阴，清热利湿，兼凉血止血。

方药：肾络宁加减。

生黄芪30g	太子参15g	柴胡15g	黄芩15g
丹参20g	益母草10g	白茅根30g	地锦草20g
荠菜花30g	鹿衔草10g		

6. 肝肾阴亏，湿热内蕴证

主症：神疲，腰酸，烦热口渴，胸脘痞闷，五心烦热，眼干涩，头发花白或易脱落，指甲干脆，女性月经量少，男子精液清稀或精弱，头晕耳鸣，夜间不寐，小便短赤，大便干结。舌红，苔黄腻，脉细弱或细弦。

治则：补益肝肾，清热利湿。

方药：归芍地黄汤合二妙丸加减。

当归10g	白芍10g	生地黄20g	山药15g
山茱萸10g	牡丹皮10g	泽泻10g	茯苓10g
苍术10g	黄柏10g	女贞子10g	旱莲草10g

7. 阴虚血瘀证

主症：小便淡红或见镜下血尿，皮肤可见紫癜，潮热，颧红，盗汗，五心烦热，面色黧黑或晦暗，肌肤甲错，口唇爪甲紫暗。舌紫暗或有瘀点、瘀斑，脉细涩。

治则：滋阴清热，凉血化瘀。

方药：化血丹合猪苓汤加减。

煅花蕊石 10g 血余炭 10g 猪苓 15g 三七粉 6g（冲服）

阿胶 10g（烊化） 泽泻 15g 茯苓 15g 滑石 15g（包煎）

四、临证备要

黄文政教授在治疗血尿上有自己独特的见解，提出了治疗血尿的"治血八法"。一曰凉血：血热迫血妄行常用大小蓟、生侧柏叶、白茅根、藕节等。二曰清热：血分热甚常用生地、牡丹皮、赤芍等。三曰收涩：用于尿血明显而瘀滞不甚者，常用中药有棕榈炭、蒲黄炭、藕节炭等。四曰活血化瘀：用于气滞血瘀，脉络受损，常用生蒲黄、茜草、当归、川芎等。五曰破血：顽痰死血，瘀滞日久，可加适量水蛭、全蝎、蜈蚣等。六曰固肾：肾虚而不藏精，血液、精微物质失于固摄而出现血尿、蛋白尿，治疗常用山茱萸、山药、枸杞、杜仲、菟丝子、益智仁、沙苑子等。七曰益气：脾气亏虚，脾不统血，常用生黄芪、党参、茯苓、白术、炙甘草等。八曰滋阴：肾阴不足，阴虚火旺，虚火内动灼伤肾络，常用女贞子、墨旱莲、沙参、麦冬、枸杞、地骨皮、生地黄等。

黄文政教授结合多年临床经验提出血尿的关键病机为少阳枢机不利，主张在治疗中应发挥少阳三焦的整体疏导调节作用，故以疏利少阳法为基础，兼以益气养阴、清热利湿、凉血化瘀，创立肾络宁，在临床上治疗血尿取得良好的疗效。

黄文政教授在治疗血尿，尤其是顽固性血尿时，常加用虫类药。黄文政教授强调应用虫类药时宜循序渐进，且应根据患者体质和病情变化选择用药。轻者用蝉蜕、僵蚕、土鳖虫、地龙，中度加全蝎，重度再加蜈蚣、乌梢蛇、水蛭、穿山甲。体虚者不适合长期使用虫类药，需与补益药物联合应用。

辨证治疗慢性肾炎肝肾阴虚，湿热蕴结型血尿。黄文政教授认为，慢性肾炎多以正虚邪实为特点，正虚以肝脾肾亏虚为主，邪实则以湿热为主，在肾性血尿中，湿热蕴结多见于年轻且体质相对较强的患者，湿热困扰，缠绵难去，湿热蕴结灼伤肾络而致血尿的发生。多数患者表现为肝肾阴虚夹湿热，湿热灼伤肾脏脉络，故出现血尿。

《内科临证录》指出："因肝肾阴虚不能藏血摄血者，应养阴以敛血。"可见，若为肝肾阴虚，不能摄血或阴虚火旺，灼伤肾络，湿热夹杂，邪难速去，故治疗应滋补肝脾肾之阴，以归芍地黄汤，配伍清热利湿、凉血止血之柴胡、地锦草、鹿衔草、荠菜花、苎麻根、牡丹皮等，并针对肾炎患者常见脾虚湿盛、热结肠腑等兼证，善用参苓白术散、葛根芩连汤、香连丸等方剂，以清利胃肠湿热，临床上取得良好的疗效。

五、典型病案

1. 杜某，女，13 岁，2011 年 3 月 19 日初诊。

主诉：镜下血尿 7 年。

患者 7 年前因受凉后出现尿频，遂就诊于当地医院查尿常规：潜血（＋），尿蛋白（－），未予重视及系统治疗。近来患者尿频较前加重，伴尿液浑浊，遂来就诊。患者现尿频，尿液浑浊，纳可寐安。舌红，苔薄微黄，脉弦细数。查尿常规：潜血（＋＋），尿蛋白（－）。尿相差镜检：红细胞 10200 个/μl，90% 为球性红细胞。

西医诊断：慢性肾小球肾炎。

中医诊断：尿血。

辨证：卫表不固，三焦不利，阴虚火旺。

治则：益气固表，疏利三焦，滋阴泻火，凉血止血。

方药：玉屏风散合知柏地黄汤加减。

生黄芪15g	白术10g	防风10g	柴胡15g
黄芩10g	生地黄15g	茯苓10g	牡丹皮10g
山药12g	山茱萸12g	泽泻10g	知母10g
川黄柏10g	地锦草30g	荠菜花30g	苎麻根30g

14 剂，日 1 剂，水煎服。

二诊：患者尿渐清，尿频较前缓解。舌红边尖赤，苔薄黄，脉细数。尿相差镜检：红细胞 9800 个/μl，90% 为球性红细胞。方药：前方增山药至 15g。7 剂，每日 1 剂，水煎服。

三诊：患者尿频、尿液浑浊均减轻。舌红苔薄黄，脉细数，尺略大。方药：二诊方加龟甲 15g。7 剂，每日 1 剂，水煎服。

四诊：前症悉减。舌红，苔薄白罩黄，脉细数。查尿常规：潜血（－），尿蛋白（－）。尿相差镜检：红细胞 4500 个/μl。方药：三诊方加萆薢 20g、石韦 20g。14 剂，每日 1 剂，水煎服。

五诊：诸症悉除。舌红，苔薄白，脉沉。查尿常规：潜血（－），尿蛋白（－）。尿相差镜检：红细胞 4200 个/μl。方药：四诊方去龟甲。14 剂，每日 1 剂，水煎服。

六诊：无明显不适症状。舌红，苔薄白，脉细。方药：五诊方加女贞子 15g、旱莲草 30g。14 剂，每日 1 剂，水煎服。

【按语】本例为慢性肾小球肾炎，病属"血尿"，证属卫表不固、三焦不利、阴虚火旺。治以益气固表、疏利三焦、滋阴泻火、凉血止血。患者年少，脏腑娇嫩，形气未充，体虚而正气不足，感受外邪后邪毒入里化热，热伤血络致血溢脉外故见尿血。黄文政教授以玉屏风散健脾益肺、固表治本，使其邪去而不复来，以知柏地黄丸滋阴清热、凉血止血，使血分清凉，无发热之势，血流自然归顺，而无溢血妄行之弊。患者证属本虚标实，本虚为肺肾气虚，标实为虚火灼络，治以标本兼顾，而虚实间当以疏利三焦为枢纽，配以柴胡、黄芩使其补而不滞，使邪有所出。为加强其清热凉血之力配以地锦草、荠菜花等凉血止血之品以治其标。

2. 曹某，男，16 岁，2010 年 10 月 12 日初诊。

主诉：镜下血尿 1 年，腰膝酸痛 1 个月。

患者发现镜下血尿 1 年，被诊断为慢性肾小球肾炎，未行肾穿刺，自己未加重视及治疗，平素体弱易外感，1 月前因外感出现腰膝酸痛，自行服用感冒药（具体不详）后外感症状消失，但腰膝酸痛症状未见减轻，今日就诊于黄教授门诊。查尿常规：潜血（+++），红细胞 80 个/HP。查肾功能、肝功能、泌尿系统彩超均未见异常。患者现腰膝酸痛，少气乏力，不任劳累。舌红尖赤，苔薄白，脉沉细。

西医诊断：慢性肾小球肾炎。

中医诊断：尿血。

辨证：气阴两虚。

治则：益气养阴，凉血固表止血。

方药：玉屏风散合六味地黄丸加减。

生黄芪 15g	白术 10g	防风 10g	柴胡 15g
山茱萸 15g	山药 15g	当归 10g	何首乌 15g
枸杞 15g	杜仲 10g	芡实 15g	砂仁 10g
仙鹤草 30g	地锦草 30g	苎麻根 30g	

7 剂，每日 1 剂，水煎服。

二诊：自觉腰痛消失，腰酸、乏力均较前好转。查尿常规：潜血（++），红细胞 40 个/HP。舌红尖赤苔薄白，脉细。原方有效，效不更方，予原方 7 剂，每日 1 剂，水煎服。

三诊：无明显症状，仅在长时间坐卧及劳累后自感腰酸、乏力。查尿常规：潜血（+），红细胞 20 个/HP。舌红，苔薄白，脉沉细。方药：二诊方去杜仲 10g、芡实 15g，加鹿衔草 15g、茜草 15g。14 剂，每日 1 剂，水煎服。

四诊：无不适症状，查尿常规显示，潜血（+），红细胞 15 个/HP。舌边尖红，苔薄白，脉沉细。方药：

生黄芪 15g	白术 10g	防风 10g	柴胡 15g
黄芩 10g	生地黄 10g	牡丹皮 10g	云苓 10g
当归 10g	山药 15g	茜草 15g	地锦草 30g
苎麻根 30g	鹿衔草 15g	甘草 10g	砂仁 10g

7 剂，每日 1 剂，水煎服。

【按语】本例为慢性肾小球肾炎，病属"血尿"，证属气阴两虚，治以益气养阴、凉血止血。患者体虚正气不足，虽外邪已解，但热邪未清，气损及阴，阴损及气，气虚统摄无权则血不循经，溢于脉外；阴虚火旺，迫血妄行，

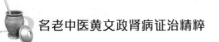

阴络受损，亦可致血随尿出。方用玉屏风散健脾益肺、固表之本，黄芪配防风，固表而不致留邪，祛邪而不伤正，二药相配可清除体内之余邪，增强机体的免疫抑制力；配以六味地黄丸滋补肝脾肾之阴，清除体内之虚热；同时重用仙鹤草和地锦草等清热解毒、凉血止血之品，诸药同用益气固表、滋阴清热、凉血止血，临床取得良好疗效。

3. 陈某，女，31岁，2010年11月30日初诊。

主诉：发热、尿检异常3个月。

患者今年8月16日发热不退，尿蛋白（＋），潜血（＋），经某医科大学总医院肾穿刺诊断为轻度系膜增生性肾小球肾炎，予以口服黄葵胶囊及金水宝胶囊、输注灯盏花注射液，症状减轻后出院。现症：自觉症状不多，夜寐欠安。舌红苔薄，脉弦细。

西医诊断：轻度系膜增生性肾小球肾炎。

中医诊断：尿血。

辨证：气阴不足，湿热内蕴，血络不畅。

治则：疏利少阳，标本同治。

方药：肾疏宁加减。

生黄芪30g	太子参15g	麦冬15g	柴胡15g
黄芩10g	石韦15g	丹参30g	山茱萸15g
萹蓄15g	小蓟30g	地锦草30g	荠菜花30g
酸枣仁15g	夜交藤30g	鹿衔草15g	白花蛇舌草30g
苎麻根30g			

7剂，每日1剂，水煎服。

二诊：尿潜血（＋＋），红细胞20～30个/μl，症如前述，舌红苔少，脉来细数。患者症状同前，仍用前法治疗。方药：

生黄芪30g	太子参15g	麦冬15g	柴胡15g
黄芩10g	萹蓄15g	山茱萸15g	丹参30g
地骨皮15g	车前子15g	白茅根30g	萆薢15g

小蓟 30g 仙鹤草 30g 茜草 15g 鹿衔草 15g

蒲公英 15g 白花蛇舌草 30g

14 剂，每日 1 剂，水煎服。

三诊：手胀、困顿，舌红苔少，脉来细数。尿潜血（+），红细胞 20 个/μl。方药：二诊方加络石藤 15g、桑枝 30g。14 剂，每日 1 剂，水煎服。

四诊：尿潜血（+），红细胞 10 个/μl，手胀消，困顿减，上唇左侧单纯疱疹，咽干，咽痛，舌红苔薄黄，脉细数。患者口唇疱疹、咽干、咽痛，为上呼吸道感染所致。辨证为湿热内蕴、复感风热，治以辛凉解表、凉血止血。方药：

金银花 30g 连翘 15g 僵蚕 10g 炒牛蒡子 10g

板蓝根 30g 黄芩 10g 蒲公英 15g 升麻 10g

柴胡 10g 赤芍 15g 甘草 10g 白茅根 30g

地锦草 30g 荠菜花 30g

14 剂，每日 1 剂，水煎服。

五诊：夜寐欠安，足下凉。舌红，苔薄黄，脉细数。患者夜寐欠安、足下凉，为心肾不交之证，治以交泰丸，取黄连降心火，肉桂暖水脏，寒热并用，则水火既济。方药：

北沙参 15g 麦冬 10g 黄连 6g 肉桂 6g

酸枣仁 15g 茯苓 10g 夜交藤 30g 炙甘草 10g

丹参 15g 砂仁 10g 仙鹤草 30g 地锦草 30g

苎麻根 30g

14 剂，每日 1 剂，水煎服。

六诊：咽痛如刺。舌红，苔薄黄燥，脉细数，尿蛋白（+），红细胞 20 个/μl。患者复感风热，治以辛凉解表，凉血止血。方药：

金银花 30g 连翘 15g 麦冬 15g 黄芩 10g

桔梗 10g 石韦 15g 僵蚕 10g 板蓝根 15g

山豆根 10g 地锦草 30g 白茅根 30g 炒牛蒡子 10g

荠菜花 30g 甘草 10g 竹叶 10g

7 剂，每日 1 剂，水煎服。

七诊：咽痛减轻，尿蛋白（++），红细胞 20 个/μl。舌红尖赤，苔薄黄，脉细数。方药：六诊方去山豆根，加小蓟 30g、藕节 30g。7 剂，每日 1 剂，水煎服。

八诊：烦热，手足心热。舌红，苔薄中黄，脉细数。尿常规（－）。方药：

太子参 15g	麦冬 15g	丹参 30g	北沙参 15g
玄参 15g	苦参 15g	地骨皮 15g	炙甘草 10g

7 剂，每日 1 剂，水煎服。

【按语】 本例患者为轻度系膜增生性肾小球肾炎，主要表现为持续性的镜下血尿，病机为本虚标实，本虚以气阴两虚为主；标实则表现为湿热内蕴、血络不畅。针对上述病机，黄文政教授用疏利少阳、益气养阴、清热利湿、活血通络为治法的肾疏宁，方中柴胡、黄芩可疏利少阳、清解郁热为君；黄芪、太子参、麦冬、山茱萸益气养阴为臣；石韦、萹蓄、白花蛇舌草清利湿热；丹参、鹿衔草活血通络。全方配伍之妙在于以疏利少阳气机为基础，气机调畅则诸药各归其所，各得所用。慢性肾炎发病过程中，患者常有因上呼吸道感染所致咽痛、血尿加重等症，黄教授治以辛凉解表、凉血止血之法，用自拟方治疗，常用药物有金银花、连翘、麦冬、白茅根、荠菜花等。患者烦热、手足心热、脉细数，均为心气不足、内有瘀热之象，治用《千金方》之五参丸。

4. 陈某，男，29 岁，2009 年 6 月 15 日初诊。

主诉：镜下血尿 1 周。

患者 1 周前体检发现镜下血尿，曾发热、咽疼。现症：血尿。舌红少苔，脉细数。肾功能正常。免疫全项正常，尿相差镜检：红细胞 476～835 个/μl。

西医诊断：血尿。

中医诊断：尿血。

辨证：毒热内盛。

治则：清热解毒，凉血止血。

方药：银翘散合蝉蚕肾风汤加减。

金银花30g	连翘15g	蝉蜕10g	僵蚕10g
黄芩10g	麦冬15g	石韦15g	小蓟30g
生地黄15g	黄柏10g	仙鹤草30g	地锦草30g
茯苓10g	苎麻根30g	白茅根30g	鹿衔草15g

7剂，每日1剂，水煎服。

二诊：服药后咽部充血减轻。舌红，少苔，脉细数。尿常规：红细胞73.5个/μl。方药：前方去苎麻根，加玄参10g。7剂，每日1剂，水煎服。

三诊：服药后咽部轻度充血。舌红，少苔，脉细数。尿常规：红细胞173个/μl。方药：二诊方加板蓝根15g、青果10g、蒲公英15g。7剂，每日1剂，水煎服。

四诊：服药后咽部轻度充血，舌红苔少脉细数。毒势缠绵，拟丸方缓解。

金银花60g	连翘30g	蝉蜕20g	僵蚕20g
黄芩20g	麦冬30g	石韦30g	玄参20g
生地黄30g	小蓟60g	黄柏20g	仙鹤草60g
地锦草60g	茯苓20g	白茅根30g	鹿衔草30g

上药共研细末制水蜜丸，每丸6g，每日两丸。

五诊：服药后咽后壁充血。舌红，苔少脉细数。尿常规：尿蛋白（＋），红细胞2~6个/HP。尿相差镜检：红细胞59.4个/μl。尿血减轻，咽仍充血，为热毒之象，继遵前法。方药：

金银花60g	连翘30g	蝉蜕20g	僵蚕20g
麦冬30g	生地黄30g	玄参20g	黄芩20g
小蓟60g	茜草30g	仙鹤草60g	炒蒲黄20g（包煎）
苎麻根60g	地锦草60g	鹿衔草30g	砂仁20g（后下）
石韦30g			

上药共研细末制水蜜丸，每丸6g，每日两丸。

【按语】黄文政教授用辛凉解表、凉血止血法，主要治疗患者常伴有咽红或咽部轻度充血，他认为是由上呼吸道感染引起的肾小球肾炎。黄教授用自拟方治疗，基本药物组成为金银花、连翘、麦冬、生地黄、玄参、黄芩、小蓟、炒蒲黄、茜草、仙鹤草等。该患者西医确诊为慢性肾小球肾炎，以镜下血尿为主。中医诊断为尿血，辨证为热毒偏盛，灼伤血络。患者常伴有咽红或咽部轻度充血，认为是有上呼吸道感染引起的肾小球肾炎。黄文政教授用自拟方治疗。方中金银花、连翘、蝉蜕、僵蚕疏风散邪，合黄芩清热解毒，加麦冬防其热伤阴。下焦有镜下血尿，为热伤血络，故用小蓟、仙鹤草、地锦草、苎麻根、白茅根、鹿衔草凉血止血。患者舌红、苔少、脉细数，故加生地黄、麦冬来养阴清热。咽部充血加玄参、板蓝根、青果、蒲公英。待症状缓解后可用丸药加以巩固。

第二节　尿浊

尿浊是指尿液较正常状态时浑浊不透明，严重时如脂如膏或如米泔水样，此时呈白浊，而色红赤者，称为赤浊。尿浊包括西医学的蛋白尿、乳糜尿（白浊）、乳糜血尿（赤浊）等病证。常见于肾脏病和淋巴循环障碍性疾病（如丝虫病等）。本节主要介绍慢性肾脏病出现的蛋白尿。

蛋白尿的定义是尿蛋白排泄量 > 150mg/24h。无症状蛋白尿是在无症状的人群中检测到蛋白尿，可能是原发性或继发性肾脏病的最初表现，也可能是暂时性的或非进展性的尿检异常。根据蛋白尿的临床特征可分为间断性或持续性、直立性或非直立性、肾病性或非肾病性、孤立性或蛋白尿伴血尿等。

中医根据其临床表现，将其隶属于"尿浊""肾风""水肿"等范畴。

一、病因病机

1. 病因

（1）感受外邪

肺朝百脉，主治节，主宣发肃降。《灵枢·决气》云："上焦升发，宣五谷味，熏肤，充身，泽毛，若雾露之溉，是谓气。"外感风、寒、湿、热等邪气使肺失宣肃，通调失职，津液不循常道，下泄则为蛋白尿。

（2）脾失固摄

脾为后天之本，具有统摄精微物质的作用。《中西汇通医经精义》云："脾土能制肾水，所以封藏肾气也。"饮食不节、忧思过度、素体脾虚、外感及内生之邪犯脾等致脾气或脾阳虚弱，脾失统摄精微之职，精微下泄，则出现尿浊、泡沫尿。

（3）肾失封藏

肾为先天之本，主封藏。《素问·上古天真论》云："肾藏真阴而寓元阳""肾者主水，受五脏六腑之精而藏之"。先天不足、久病劳倦、房劳过度等损伤肾脏，致肾阳不足、封藏失职、精微下泄而出现蛋白尿；肾阴亏损、虚火内生、虚火扰动精气，亦致精微下泄，而为尿蛋白。临证可见，肾阴虚者腰膝酸软、心烦少寐、溲黄量少、舌红少津、脉细偏数；肾阳虚者腰膝冷痛、形寒肢凉、反复肢肿、溲多清长、舌淡胖苔白、脉沉细。肾气不固者多无明显寒热征象，表现为腰膝无力、尿后余沥、乏力嗜睡。气阴两虚者，倦怠乏力、纳差、眩晕与阴虚诸症同见。

（4）瘀血阻络

久病入络，久病必瘀，瘀阻肾络，肾封藏失职而使肾之精气泄而外溢，遂成蛋白尿。

2. 病机

黄文政教授结合多年临床经验认为，尿浊多为本虚标实之证，本虚多为脾肾亏虚，标实多为外邪、湿热和瘀血。脾主升清，若脾脏亏虚，升清失职，则精微下流而出现蛋白尿；肾主封藏，肾虚封藏失职，精微外泄则致蛋白尿。湿热和瘀血阻塞肾之络脉，使精微物质不能循行常道而溢出，亦形成蛋白尿。

二、诊断要点

第一，尿液较正常状态时浑浊不透明，严重时如脂如膏或如米泔水样，此时呈白浊，而色红赤者，成为赤浊。

第二，临床上遇到小便浑浊严重如豆浆或牛奶样尿液（白浊、乳糜尿），或见尿如浓茶水样（乳糜血尿、赤浊）。

无症状蛋白尿由于缺乏临床症状和体征，其诊断必须依赖辅助检查。当发现尿常规异常时，必须进行一系列的检查，以明确蛋白尿的类型、严重程度，以指导临床治疗、判断预后。

实验室检查：包括尿常规、24 小时尿蛋白定量检查、微量白蛋白尿及尿白蛋白/肌酐检测、血常规、血生化检查、肝炎病毒指标检查、免疫指标及血、尿免疫蛋白电泳检查等。

（1）尿常规

常规尿蛋白定性试验呈阳性反应者称为蛋白尿。应多次重复检查，以明确是一过性、体位性或持续性蛋白尿。

（2）24 小时尿蛋白定量检查

24 小时尿蛋白 > 150mg 诊为蛋白尿，< 1.5g 为少量蛋白尿，1.5 ~ 3.5g 为中等量蛋白尿，> 3.5g 为大量蛋白尿。

（3）微量白蛋白尿

微量白蛋白尿是指 24 小时尿蛋白排泄率在 30 ~ 300mg 或 20 ~ 200μg/min，尿白蛋白/肌酐 10 ~ 25mg/mmol，总蛋白排泄 < 150mg/d。微量白蛋白尿是肾小球性疾病的一种类型，常在糖尿病肾病或高血压肾损害的早期检测到，在胰岛素抵抗型糖尿病患者中，微量白蛋白尿是预示进展至糖尿病肾病的指标。

（4）肾活检病理检查

一般功能性、特发性一过性、特发性间断性和直立性蛋白尿不需行肾活检；持续性蛋白尿一般不需立即行肾活检，但必须密切随访，根据尿蛋白定量及肾功能情况决定肾活检时机。蛋白尿伴显著肾脏病变者应及时进行肾活检以明确病理类型、病变程度，为指导临床治疗和预后判断提供依据。

（5）影像学检查

影像学检查包括 X 线、B 超、CT、磁共振检查等，以排除继发性肾脏疾病。

三、辨证论治

1. 本虚证

（1）**肺脾气虚证**

主症：疲乏无力，纳呆食少，声低懒言，面色淡黄，食欲不振，脘腹胀满，腹胀便溏，面部虚浮，下肢微肿。舌淡，边有齿痕，脉沉弱。

治则：益肺固表，健脾益气。

方药：玉屏风散合参苓白术散或补中益气汤加减。

党参10g　　白术10g　　茯苓10g　　山药10g

黄芪30g　　太子参10g　防风15g　　陈皮10g

甘草10g　　升麻6g　　柴胡10g　　砂仁6g（后下）

（2）**脾肾阳虚证**

主症：倦怠乏力，腰膝酸软，面色㿠白，畏寒肢冷，下肢尤甚，小便频数清长，夜尿频多，性欲减退。舌质淡胖，苔白，脉沉细。

治则：补肾助阳，收敛固涩。

方药：金匮肾气丸或右归丸加减。

熟地黄15g　山茱萸10g　山药10g　　制附子10g

桂枝10g　　枸杞子10g　菟丝子10g　杜仲10g

当归10g　　茯苓15g　　泽泻10g　　鹿角霜15g（烊化）

（3）**肝肾阴虚证**

主症：腰膝酸软，头晕耳鸣，五心烦热，颧红，潮热盗汗，咽干口燥，形体消瘦，失眠多梦，小便短黄。舌红，少苔，脉细数。

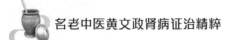

治则：滋补肝肾之阴。

方药：知柏地黄丸或左归丸加减。

知母 10g	黄柏 10g	地黄 15g	山茱萸 12g
山药 12g	泽泻 10g	茯苓 10g	牡丹皮 10g
枸杞 10g	鹿角胶 10g	菟丝子 10g	川牛膝 10g

（4）气阴两虚证

主症：神疲气短，腹胀纳差，面色萎黄，心慌气短，自汗盗汗，手足心热，口咽干燥，口渴喜饮，腰酸腰痛，小便浑浊，大便秘结。舌淡红有齿痕，苔薄，脉沉细或弦细。

治则：益气养阴，补肾固精。

方药：参芪地黄汤加减。

太子参 15g	黄芪 20g	生地黄 10g	山茱萸 15g
山药 10g	茯苓 10g	牡丹皮 10g	泽泻 10g
金樱子 10g	芡实 10g		

2. 标实证

（1）湿热内盛证

主症：胸脘痞闷，烦热口渴，身重疲乏，小便短赤，大便干结。舌红，苔黄腻，脉沉数或濡数。

治则：清热利湿。

方药：萆薢分清饮加减。

萆薢 10g	菖蒲 10g	乌药 6g	益智仁 10g
黄连 10g	黄芩 10g	黄柏 10g	栀子 10g

（2）瘀血阻络证

主症：面色晦暗，肌肤甲错，口唇爪甲紫暗，腰痛固定或呈刺痛。舌色紫暗或有瘀点、瘀斑，脉涩。

治则：活血化瘀。

方药：当归芍药散加减。

| 当归 10g | 芍药 10g | 茯苓 10g | 川芎 10g |
| 丹参 10g | 泽兰 10g | 益母草 10g | 茜草 10g |

四、临证备要

黄文政教授结合多年的临床经验，对蛋白尿的治疗提出健脾、补肾、固精、祛湿、清热、化瘀六法。健脾法主要用于脾虚固摄失职证，常用方剂为参苓白术散、香砂六君子汤、补中益气汤。补肾法主要用于肾阳不足证或肾阴亏虚证，肾阳不足时常用方剂为金匮肾气丸、右归丸；肾阴亏虚时常用方剂为六味地黄丸、知柏地黄丸。脾肾虚损时应结合脾肾及气血阴阳之偏选用温补脾肾、气血双补、益气养阴、阴阳双补诸法，选用大补元煎、参芪地黄汤、八珍汤、地黄饮子、龟鹿二仙胶等方。蛋白尿的产生原因为精微下注外泄，故蛋白尿的正治之法为收涩固精，常用方剂为水陆二仙丹、桑螵蛸散、金锁固精丸，常用药物为芡实、金樱子、沙苑子、桑螵蛸、补骨脂、炒白果、覆盆子、赤石脂、龙骨、牡蛎等。湿热、瘀血是蛋白尿诱发和加重的因素，故黄文政教授在治疗蛋白尿时常用萆薢分清饮祛湿，黄连解毒汤、五味消毒饮、清利方（徐嵩年方）等方剂和金银花、连翘、蒲公英、紫花地丁、白花蛇舌草、鱼腥草、板蓝根、穿心莲、荠菜花等中药清热；当归芍药散、血府逐瘀汤、益肾汤（山西方）等方剂和当归、赤芍、川芎、桃仁、红花、丹参、泽兰、益母草等中药活血化瘀。

对于蛋白尿的治疗，黄文政教授还提出三点注意：一是扶正与祛邪相结合，二是辨证与辨病相结合，三是治疗中消除蛋白尿与改善肾功能相结合。此外，黄教授在治疗肾病方面非常重视疏利少阳，提出了少阳枢机不利为治疗肾脏疾病的关键病机，故以疏利少阳法为主，融益气养阴、清热利湿、解毒泄浊、活血化瘀为一体，取得了良好的效果。

黄教授认为慢性肾脏病病程冗长，病情多变，其病机往往以虚、风、湿、热、痰、瘀、毒共患，一般草本类药物难以取效，虫类药物可谓"无微不入，无坚不破"，非常切合慢性肾脏病的病机，将治疗慢性肾脏病常用的虫类药大致分为两大类：一类活血通络，如地龙、土鳖虫、水蛭、穿山甲等；一类息风镇痉通络，如蝉蜕、僵蚕、蜈蚣、全蝎、乌梢蛇等。

五、典型病案

1. 陈某，女，35岁，2013年3月30日初诊。

主诉：小便泡沫多月余。

小便泡沫多月余，腰骶部疼痛，无其他不适，24小时尿蛋白定量1.64g。舌红，苔少，脉细弦。

西医诊断：蛋白尿。

中医诊断：尿浊。

辨证：脾肾两虚，风邪痹阻。

治则：健脾益肾，疏风祛瘀化湿。

方药：蝉蚕肾风汤加减。

生黄芪60g	党参20g	当归10g	熟地黄20g
蝉衣蜕10g	僵蚕10g	地龙15g	白术15g
山药30g	土茯苓30g	茜草15g	益母草15g
鸡血藤15g	草薢20g	鹿衔草30g	覆盆子30g

14剂，每日1剂，水煎服。

二诊：小便泡沫减少，腰疼不耐劳累，24小时尿蛋白定量1.23g。舌红苔少，脉沉。方药：前方加白蒺藜15g、桑寄生15g。14剂，每日1剂，水煎服。

三诊：久劳时腰痛，24小时尿蛋白定量0.98g。舌红，苔薄，脉弦细。方药：二诊方去白蒺藜、鹿衔草，加狗脊15g、青风藤15g。7剂，每日1剂，水煎服。

【按语】本例患者疾病之病因病机关键为"风邪"阻滞于肾府，挟湿挟浊，久羁为患，病久正气亏损，脾肾气阴两伤，故以蝉蚕肾风汤加减。方中以蝉蜕、僵蚕疏风解毒、化瘀散浊，生黄芪、党参、白术、山药益气健脾，当归、熟地黄、覆盆子滋阴固摄，鸡血藤化瘀生新，地龙、土茯苓、茜草、草薢、鹿衔草化浊利湿解毒。诸药合用，风、毒、瘀诸邪可祛，先后天阴阳正气得复。黄教授在临床中抓住肾风病风毒为患的病因，应用蝉蚕肾风汤祛风化浊兼扶正气，根据病情加减化裁，在慢性肾病的治疗中收效明显。

2. 魏某，女，24 岁，2012 年 4 月 7 日初诊。

主诉：间断小便不适 3 年。

3 年前患者劳累后出现小便不适，查尿常规有镜下血尿及蛋白尿，尿检中并有白细胞，尿培养有大肠杆菌，经治疗后尿白细胞消失，此后以红细胞为主，其间化验 24 小时尿蛋白定量 0.32g，为求进一步系统诊治，遂来黄教授门诊就诊。刻下症见：患者咽痛，小便淋漓不尽。舌红，苔少，脉细弦。尿蛋白（+），尿镜检红细胞 3～5 个/HP。

西医诊断：慢性肾小球肾炎。

中医诊断：尿浊。

辨证：肺肾阴虚，脉络下损。

治则：清肺滋阴。

方药：自拟方。

金银花20g	连翘10g	麦冬10g	黄芩10g
生地黄15g	牡丹皮10g	茯苓10g	山药15g
扁豆10g	旱莲草10g	石韦20g	地锦草30g
荠菜花30g	鹿衔草15g		

7 剂，每日 1 剂，水煎服。

二诊：患者咽痛减轻，月经来三天，腹微痛。舌红，苔薄黄，脉细数。方药：前方加茜草10g、白芍10g、甘草6g。7 剂，每日 1 剂，水煎服。

三诊：患者月经去，尿蛋白（+-），尿潜血（++）。舌红，苔少，脉细。方药：二诊方加百合15g、苎麻根30g，去白芍、甘草。14 剂，每日 1 剂，水煎服。

四诊：患者咽后壁轻度充血，舌红，苔少，脉细弦。尿蛋白（+-），尿潜血（+）。方药：三诊方加炒牛蒡子10g、玉蝴蝶10g。7 剂，每日 1 剂，水煎服。

【按语】《临证指南医案·淋浊》指出："大凡痛则为淋，不痛则为浊。"患者有尿不尽而无尿痛之感，故为尿浊。发现镜下血尿及蛋白尿，同时伴有咽痛、舌红、少苔，可辨证为肺肾阴虚，金水不足，上无以滋养咽喉而致咽痛，下无以滋养络脉而致肾络损伤而出现血尿，精微失于固摄则出现蛋白尿，故治疗当以滋养肺肾为主，方中以麦冬、生地黄滋阴，金银花、连翘、黄芩、牡丹皮清热利咽，山药、扁豆、旱莲草补肾，石韦凉血止血，诸药配伍，共奏清肺滋肾之效。患者经行腹微痛，故加茜草、白芍以活血止痛，后患者咽部轻度充血，故加牛蒡子、玉蝴蝶以清利咽喉，消肿止痛，处方用药随证加减，故临床收效甚佳。

3. 李某，男，27 岁，2013 年 12 月 18 日初诊。

主诉：蛋白尿 7 月余。

患者 7 个月前体检尿常规：尿蛋白（++），尿潜血（+），无浮肿，头晕，血压 150/100mmHg，就诊于天津市某医院，服金水宝及肾炎康复片 2 个月未效，后经天津市另一市级医院治疗，改善不明显，24 小时尿蛋白定量 1.9～4.6g。未行肾穿刺病理检查。既往 3 岁曾患肾病综合征，经治痊愈。现无浮肿，易感冒，咽喉肿痛，咽后壁暗红。舌红，苔薄，脉细弦。

西医诊断：慢性肾炎，高血压。

中医诊断：尿浊。

辨证：脾肾亏虚，风毒夹瘀。

治则：健脾补肾，祛风通络。

方药：蝉蚕肾风汤加味。

蝉蜕 10g	僵蚕 10g	黄芪 30g	党参 15g
白术 15g	山药 30g	当归 10g	熟地黄 15g
土茯苓 30g	益母草 15g	茜草 15g	鸡血藤 15g
草薢 30g	覆盆子 15g	地龙 15g	桑寄生 15g

7 剂，每日 1 剂，水煎服。

二诊：易感冒，咽部红赤，24 小时尿蛋白定量 0.28g。舌红，苔薄，脉细弦。方药：前方加防风 10g、柴胡 10g、黄芩 10g。14 剂，每日 1 剂，水煎服。

三诊：时觉头晕不舒，查 24 小时尿蛋白定量 0.24g。舌红，苔薄，脉细。方药：二诊方去柴胡、黄芩、防风，加天麻 12g。14 剂，每日 1 剂，水煎服。

四诊：头晕已除，夜寐欠安，耳鸣，查 24 小时尿蛋白定量 0.06g。舌红边尖赤，苔薄，脉细数。方药：三诊方加酸枣仁 15g、石菖蒲 10g、磁石 30g。14 剂，每日 1 剂，水煎服。

五诊：咽不舒，查尿常规各项指标（-），24 小时尿蛋白定量 0.12g。舌红苔薄，脉细数。方药：四诊方去磁石、酸枣仁，加玉蝴蝶 10g、柴胡 10g、黄芩 10g。14 剂，每日 1 剂，水煎服。

六诊：前症悉减，24 小时尿蛋白定量 0.04g。方药：五诊方去玉蝴蝶，加石韦 15g。14 剂，每日 1 剂，水煎服。

守方治疗，至 2014 年 7 月 23 日复诊，尿常规各项指标始终为（-），24 小时尿蛋白定量 0.04～0.06g，予肾炎康复片加补肾强身丸（天津中医药大学附属第一医院院内制剂）调理，嘱定时复查。

【按】本例患者病情虚实夹杂，临床症状以蛋白尿和反复外感、咽痛为主，水肿不明显。黄文政教授察其咽喉色暗，为久病络瘀之象，故辨为脾肾亏虚、风毒夹瘀之证，以健脾补肾、祛风通络法治之，药用蝉蚕肾风汤，方中蝉蜕、僵蚕解毒利咽，土茯苓清热解毒，黄芪、党参、白术、山药健脾益气，益母草、茜草活血止血，鸡血藤、地龙祛风通络，当归、熟地黄补血生新，覆盆子、桑寄生补益肝肾，诸药合用，共奏解毒祛瘀、健脾补肾之功。咽喉不利明显时加用玉蝴蝶 6～10g，与蝉蜕相须，以利咽开音。柴胡、黄芩是柴胡类方的代表药物，亦是黄教授疏利少阳三焦的核心用药，柴胡疏三焦之气机，黄芩清三焦之邪热，三焦疏利则水液代谢通路畅达，气化功能正常，肾病向愈。

4. 张某，女，29 岁，2012 年 3 月 24 日初诊。

主诉：蛋白尿半年。

患者 6 个月前体检时发现尿常规中：尿蛋白（++），尿潜血（+），于天津市某医院门诊治疗，当时给予中药汤剂治疗 5 个月，效果不明显。今来黄文政教授门诊治疗，刻下症见：腰酸，乏力，面部浮肿，尿中有泡沫，口苦口黏，24 小时尿蛋白定量 0.35g。舌尖红，苔薄黄，脉弦细。

西医诊断：慢性肾小球肾炎。

中医诊断：尿浊，尿血病。

辨证：少阳枢机不利，痰湿阻滞。

治则：疏利少阳，清热利湿。

方药：肾炎 3 号方加减。

太子参 10g	麦冬 10g	黄芪 20g	柴胡 15g
黄芩 10g	丹参 15g	茯苓 10g	当归 10g
赤芍 10g	莲子 15g	萆薢 20g	乌药 10g
甘草 6g	砂仁 6g	芡实 15g	茜草 10g
海螵蛸 10g			

7 剂，每日 1 剂，水煎服。

二诊：患者自觉口中黏，面部浮肿基本消失，易惊，大便欠畅，24 小时尿蛋白定量 0.21g。舌红，苔黄，脉细。方药：前方去赤芍，加熟地黄 15g、半夏 10g、陈皮 10g。7 剂，每日 1 剂，水煎服。

三诊：面部浮肿消失，口干口黏减轻，大便通畅，24 小时尿蛋白定量 0.13g。舌红，苔薄，脉沉细。此时，尿蛋白已恢复正常，诸症皆减轻，黄教授认为应重视调补肾气，固先天之本。方药：二诊方增熟地黄至 20g，当归至 20g，余药不变，继服 14 剂，以巩固疗效。

【按】《黄帝内经》云："少阳属肾，上连于肺，故将两脏。"揭示了少阳枢机功能对于肾之气化、肺之宣肃，乃至一身气、火、水的升降出入来说都具有重要意义。若少阳三焦不利，则可致脏腑功能失调，三焦水道不利。水肿、淋浊、尿血、癃闭、关格，变证丛生。黄文政教授临床治疗肾病遵"疏利少阳枢机"，认为少阳主枢，少阳三焦气机不利，则脾失升清，肾失封藏，故精微物质外泄而成蛋白尿，故治疗慢性肾病注重疏利少阳，并在此基础上化湿行气，活血化瘀，往往收效甚佳，方用肾炎3号方加减。该方以黄芪、丹参、柴胡、黄芩四味药为主药，以疏利少阳为主，兼益气养阴，清热利湿活血化瘀。此四味药相合，共达疏利少阳、斡旋三焦、调理枢机、沟通表里上下、连接扶正祛邪之用。该患者，证属少阳气机不利，湿热瘀血阻滞，脾肾亏虚，故黄教授用柴胡、黄芩一清少阳在表之邪，一除少阳在里之热，使郁于少阳半表半里之邪和而解之，黄芪补气入三焦，丹参、当归、茜草、赤芍等养血活血化瘀，再佐以砂仁、甘草等顾护中焦脾胃之气，其中，又时时注重补益气血，加熟地黄、当归、芡实、何首乌等药以养先天。

第三节　水肿

　　水肿是体内水液潴留，泛溢肌肤，表现以头面、眼睑、四肢、腹背，甚至全身浮肿为特征的一类病证，中医病名为水肿病或水气病。中医对水肿的认识早在《黄帝内经》中称为"水"，并根据症状可分为"风水""石水""涌水"。而在《金匮要略·水气病脉证并治》分为风水、皮水、正水、石水、黄汗五种类型。《济生方·水肿门》又将水肿分为阳水和阴水两种类型，为指导后世对水肿病辨证施治提供理论依据。

　　现代医学水肿包括心源性水肿、肾源性水肿、肝源性水肿、营养不良性水肿、内分泌性水肿等，皆可参照中医水肿病进行辨证施治。本节主要讨论的是肾源性水肿。

一、病因病机

1. 病因

（1）外邪侵袭

风寒或风热之邪侵袭肺卫，肺失通调，风水相搏，发为水肿。《景岳全书》："凡外感毒风，邪留肌肤，则亦能忽然浮肿。"或久居湿地、冒雨涉水等造成水湿内侵，困遏脾阳，脾失升清降浊，水无所治而发为水肿。《医宗金鉴·水气病脉证》："皮水，外无表征，内有水湿也。"

(2) 疮毒内犯

肌肤患痈疡疮毒，火热内攻，损伤肺脾，肺失通调，脾失转输，致津液气化失常，发为水肿。《济生方·水肿》："年少血热生疮，变为水，肿满，烦渴，小便少，此为热肿。"

(3) 瘀血内停

久病或因肝郁气滞导致瘀血内停，血不利则为水，发为水肿。且水肿日久，易于阻滞气机，气机不畅又可进一步加重水肿的发生，气滞则血瘀，瘀血又可加重气滞和血瘀，气、血、水三者相互影响。

(4) 饮食不节

饮食失节，损伤脾胃，健运失司，运化水湿功能失调，导致水湿壅滞，而发为水肿。

(5) 禀赋不足，疾病劳倦

先天禀赋不足或久病等损伤脾肾，水湿输布失常，溢于肌肤，发为水肿。

2. 病机

黄文政教授根据长期的临床实践，对水肿证有独到的见解，认为水肿的病位在肺、脾、肾，关键在肾，其基本病机是肺失通调、脾失转输、肾失开阖，三焦气化不利，本病病因病机尚复杂，多表现为本虚标实证，本虚多为脾肾亏虚，机体正气不足导致风寒湿热之邪侵袭肌表，风水相搏，湿毒内犯肺脾，加之少阳三焦枢机不利，气化功能障碍进而导致水湿、热毒、瘀血等标实之证变生。黄教授根据疾病的病因病机特点，其中尤其是肾源性水肿，在"少阳主枢""三焦者决渎之官，水道出焉"等理论之基础上，特别强调少阳三焦枢机不利为其关键病机。少阳三焦枢机不利，则气化功能障碍，肺、脾、肾三脏功能失司，肺失通调、脾失转输、肾失开阖，三焦气化不利，水液代谢功能紊乱，导致水液输布、排泄不利，清浊不分，水液潴留，而发水肿。

二、诊断及鉴别诊断

1. 诊断要点

第一，凡以头面、四肢、胸腹乃至全身浮肿者，即可诊为水肿。

第二，严重者可有身肿、腹大，不能平卧，或见尿闭，恶心呕吐，口有秽味，鼻衄，牙宣，甚至头痛，抽搐，神昏。

第三，可有乳蛾、心悸、疮毒、紫癜及久病体虚病史。

第四，24 小时尿蛋白定量，血沉，血常规，血浆蛋白，血脂，肾功能，心电图，肝、肾 B 超等辅助检查可帮助进一步确诊。

2. 鉴别诊断

（1）心源性水肿

心源性水肿主要是右心衰竭引起。水肿的程度可由心力衰竭的程度而有所不同，可自轻度的足踝部水肿至严重的全身性水肿，水肿多为对称性、指凹性。临床中病情发展较慢，可伴随心功能不全体征：心脏增大，心脏杂音，肝大，颈静脉怒张，严重时还可出现胸腔积液、腹水等右心衰竭的其他表现。通过超声心动图不难鉴别。

（2）肝源性水肿

肝硬化是肝源性水肿的常见病因。主要表现为腹水征阳性，也可首先出现足踝部的水肿，逐渐向躯干部蔓延，而头、面部及上肢常无水肿。临床水肿发展比较缓慢，常伴有肝脾肿大、黄疸、肝掌、蜘蛛痣、腹壁静脉曲张等肝功能减退、门静脉高压的表现。通过肝功能、凝血象等可鉴别。

（3）营养不良性水肿

长期的慢性消耗性疾病导致的营养不良是营养不良性水肿的主要病因。特点是在水肿发生前常常有体重减轻的表现，水肿常从足踝部开始逐渐蔓延至全身。临床中常伴有消瘦、体重下降、皮下脂肪减少的表现，可通过血清白蛋白、贫血相关指标鉴别。

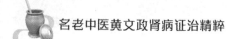

（4）内分泌性水肿

内分泌性水肿多见于甲状腺功能低下、甲状腺功能亢进、原发性醛固酮增多症、库欣综合征等内分泌系统的疾病，临床通过实验室检查可鉴别。

三、辨证论治

1. 外邪犯肺证

主症：眼睑浮肿，继而四肢及全身皆肿，恶寒发热，鼻塞咽痛，小便不利。舌质红，苔薄白或黄，脉浮紧或浮数。

治则：宣肺解表，健脾利水。

方药：越婢加术汤合防己黄芪汤加减。

炙麻黄6g	杏仁10g	生黄芪30g	汉防己10g
桂枝10g	炒白术15g	茯苓15g	泽泻6g
桑白皮15g	炙甘草6g	生石膏10g（包煎）	

2. 少阳三焦不利证

主症：面浮肢肿，气短乏力，腰膝酸软，小便多沫，尿赤，尿浊，伴口干口苦，目眩，胸胁满闷。舌质红或紫暗，苔黄腻等。

治则：疏利少阳三焦（益气养阴，清热利湿，活血化瘀）。

方药：肾疏宁加减。

生黄芪30g	太子参15g	柴胡15g	黄芩10g
麦冬10g	山萸肉15g	丹参15g	萹蓄15g
鬼箭羽30g	益母草30g	炙甘草6g	

3. 瘀阻水停证

主症：水肿以下肢为主，病程较长，面色黧黑，口唇青紫，小便不利，腰部刺痛。舌质暗红或有瘀斑，脉涩等。

治则：活血化瘀，利水消肿。

方药：当归芍药散加减。

当归15g	赤芍10g	川芎10g	茯苓15g
丹参10g	泽泻15g	炒白术15g	泽兰15g
桃仁15g	红花10g	益母草15g	炙甘草6g

4. 热毒壅盛证

主症：周身浮肿，身体困重，烦热口渴，或有口疮，丹毒，疱疹瘙痒疼痛，或有全身的紫癜，或有高热，胸脘痞闷，大便干结，小便短赤，或有血尿。舌红，苔腻或黄腻，脉沉数或濡数。

治则：清热解毒利湿，泻下利水。

方药：五味消毒饮合己椒苈黄丸加减。

金银花30g	野菊花20g	汉防己10g	川椒目6g
葶苈子30g	熟大黄15g	蒲公英20g	紫花地丁20g
苍术10g	生薏苡仁30g	生甘草25g	黄连10g

5. 肺脾气虚证

主症：头面部、上肢浮肿为主，下肢微肿或不肿，精神萎靡，气短乏力，或兼咳嗽、咯痰等，声低懒言，面白无华，食少纳呆，腹胀便溏。舌淡，苔白滑，脉细弱，或浮细无力。

治则：健脾补肺。

方药：参苓白术散加减。

生黄芪30g	党参15g	炒白术15g	山药15g
莲子10g	白扁豆6g	炒薏苡仁10g	桔梗10g
当归10g	白芍10g	熟地黄10g	炙甘草6g

6. 脾肾阳虚证

主症：肢体高度浮肿，以下肢为甚，按之凹陷不易恢复，形寒肢冷，神疲乏力，面色㿠白，少气懒言，四肢倦怠，小便量少，口淡不渴，腰背冷痛，

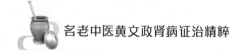

纳少便溏。舌质淡胖嫩，有齿痕，脉沉缓或沉弱。

治则：健脾益肾，温阳利水。

方药：真武汤合金匮肾气丸加减。

茯苓15g	炒白术15g	白芍10g	制附子10g（先煎）
熟地黄10g	山药20g	山茱萸15g	肉桂6g
泽泻15g	牡丹皮15g	巴戟天10g	炙甘草6g

7. 水饮内停证

主症：全身高度浮肿，顽固日久，按之凹陷不易恢复，时憋闷，气喘，或有腹水、心包积液、胸腔积液，小便不利，大便不通。脉沉有力。

治则：攻下逐水，分利二便。

方药：己椒苈黄丸合十枣汤加减。

甘遂2g	大戟2g	芫花2g	汉防己10g
川椒目10g	熟大黄15g	大枣10枚	葶苈子30g（包煎）

四、临证备要

1. 黄文政教授对水肿的独特认识

黄文政教授认为水肿病是常见的病证，且中医学对水肿有很早和比较全面的认识，黄教授在肾源性水肿治疗上，以"少阳主枢""三焦者决渎之官，水道出焉"等为理论基础，提出少阳三焦枢机不利为本病的关键病机。他将三焦的疏导调节作用称为"三焦网络调节机能"：五脏功能、水液代谢、血液运行都依赖于少阳三焦的网络调节机能，若三焦枢机不利，则脏腑功能失调，水液代谢障碍，输布不利，清浊不分，最终水液潴留，发为水肿。此外，气血功能也与水肿有着密不可分的关系。气虚源于肾阳不足，命门火衰，气不化水；气滞责之肝，气滞则水停，气行则水行；"瘀血化水是血病而兼水也"，血液瘀阻，水液运行障碍，蓄积而流溢于肌肤之中，遂成水肿之证。

在治疗上，应特别强调少阳三焦枢机不利这一关键病机，辨治上以疏利少阳三焦为治疗大法，并重视疾病本虚标实的病证特点，临床上水肿证中医辨证分型常分为：外邪犯肺证、少阳三焦不利证、风入肾络证、瘀阻水停证、热毒壅盛证、肺脾气虚证、脾肾阳虚证。黄教授在治疗上常辨证应用疏利三焦、宣肺发汗、健脾利水、温阳利水、活血利水、清热利水、攻浊泄水等法。

2. 中医治疗水肿的优势

水肿是体内水液潴留，泛溢肌肤，表现以头面、眼睑、四肢、腹背，甚至全身浮肿为特征的一类病证，西医主要给予利尿等药物治疗或根据相应的器质性病变给予对症治疗。黄教授认为中医在治疗水肿病时，多以标本兼治为宗，对于不明原因的功能性水肿，西医还没有很有效的治疗方法，中医擅长治疗，而方法也并不是单纯的利尿消肿，多从阳虚、血瘀、气虚、湿热等方面论治，根据中医体内水液代谢的生理病理特点及疾病的病理特点，临床根据辨证选用相应的治疗大法，疗效显著；此外，对于一些顽固性水肿的治疗，他根据久病入络与久病必瘀的理论，认为一般的活血化瘀药物，只可以到达微血栓的表面，而唯有虫类药物才可以进入微血栓的核心部位，可更好地发挥其破血化瘀之效，对顽固性水肿，他临床上每每善用虫类药物进行加减治疗，常获佳效。

3. 中医水肿的常用治疗大法

《素问》亦云："平治于权衡，去菀陈莝……开鬼门，洁净府。"《金匮要略》有言："诸有水者，腰以下肿，当利小便，腰以上肿，当发汗乃愈。"关于水肿的治疗，黄文政教授认为，肾源性水肿以三焦气化枢机不利为关键病机，当以发汗、利尿、泻下为主，强调疏利少阳三焦之法，注重始终贯穿理气活血之法，使水通过汗、尿、便排出体外。现总结如下：

（1）宣肺发汗法

如提壶揭盖，使小便自利，同时水化为汗从腠理排出。常用方剂有越婢加术汤、麻黄加术汤等，常用中药有浮萍、防风、香薷、紫苏叶等。

（2）健脾利水法

常用的方剂有健脾益气利水为主的黄芪防己汤，燥湿健脾利水为主的胃苓汤等，常用中药有白术、茯苓、炒薏苡仁、白扁豆等。

（3）温肾利水法

常用方剂有真武汤、济生肾气丸等，常用中药如制附子、肉桂、巴戟天、胡芦巴、仙茅、淫羊藿、鹿角霜、菟丝子、肉苁蓉等药。

（4）活血利水法

代表方如桂枝茯苓丸、当归芍药散等，常用中药有当归、赤芍、丹参、川芎、泽兰、凌霄花、水红花子、益母草、马鞭草、刘寄奴等。

（5）清热利水法

常用方剂有疏凿饮子、五味消毒饮和五皮饮等，常用中药有猪苓、茯苓、泽泻、川木通、赤小豆等。

（6）通利三焦法

黄教授自创肾炎 3 号方、肾疏宁均体现疏利少阳三焦的思想，加上白花蛇舌草、萹蓄等利湿药通利三焦，利湿消肿。

（7）攻浊泄水法

常用方剂有十枣汤、舟车丸等，常用中药如大戟、甘遂、芫花、炙商陆、葶苈子、牵牛子等。

五、典型病案

1. 赵某，女，30 岁，2014 年 6 月 7 日初诊。

主诉：浮肿 6 年。

患者 2008 年妊娠时出现浮肿，产后未消，于某三甲医院就诊，经检查尿常规、肾功能、妇科及泌尿系统彩超检查均未见异常，诊断为"妊娠性水肿"，服利尿药效果不佳。患者体型肥胖，月经量少。舌红，苔薄，舌质暗，脉细弦。

西医诊断：妊娠性水肿。

中医诊断：水肿。

辨证：瘀阻水停证。

治则：活血化瘀利水。

方药：当归芍药散加减。

当归 15g	赤芍 15g	川芎 15g	茯苓 30g
炒白术 15g	泽泻 15g	泽兰 15g	益母草 30g
鸡血藤 15g	怀牛膝 10g	刘寄奴 15g	马鞭草 30g

14 剂，每日 1 剂，水煎服。

二诊：水肿减轻，但午后及晚上仍水肿，体胖。舌暗，苔薄黄，脉细。方药：前方加苍术 10g、香附 10g、神曲 10g、炒山栀 10g。14 剂，每日 1 剂，水煎服。

患者前后共服药 28 剂，水肿消退。

【按语】本患者妊娠期间出现浮肿，产后水肿不见好转，月经量少，舌红，苔薄，舌质暗，可辨证为瘀血水肿。《金匮要略》云："经为血，血不利则为水，名曰血分……妇人怀妊，腹中绞痛，当归芍药散主之。"黄文政教授认为，临床对于因瘀血内阻、水气不行引发的水肿，当活血利水、血水并治，可用当归芍药散治疗。《素问·调经论》曰："瘀血不去，其水乃成"，故而在此基础上加用益母草、刘寄奴、马鞭草意在加强活血化瘀、利水消肿之功，使瘀血去、水肿消。二诊时针对患者水肿虽减轻，但同时存在形体肥胖，黄教授宗丹溪越鞠办法，在一诊方中加苍术、香附、神曲、炒山栀，是为黄教授治疗肥胖所善用方剂，通过越鞠丸理气解郁、宽中除满，而达到治疗肥胖之旨，同时该方理气有助祛湿，对水肿也有益处。

2. 梁某，男，74 岁，2009 年 3 月 23 日初诊。

主诉：双下肢间断水肿 1 年余，口腔溃疡 10 天。

患者 1 年前无明显诱因出现双下肢水肿，尿中泡沫多，遂就诊于天津某医院，被诊为"肾病综合征"，24 小时尿蛋白定量为 1.1~2.18g，经治病情好转出院。随后一直在黄文政教授门诊治疗，病情稳定。现症：口唇疼，溃

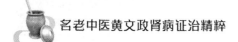

痒，足踝微肿，夜尿多。舌淡红，苔薄白，脉沉滑。尿常规：尿蛋白（＋＋），尿潜血（＋＋）。24小时尿蛋白定量1.58g。既往高血压病20年，前列腺炎10余年。

西医诊断：慢性肾小球肾炎，口腔溃疡。

中医诊断：水肿，口糜。

辨证：脾虚湿困。

治则：健脾活血，温阳利水。

方药：参苓白术散加减。

生黄芪60g	党参30g	炒白术30g	熟地黄25g
山药15g	扁豆15g	炮姜15g	炙附片15g（先煎）
肉桂10g	补骨脂10g	猪苓30g	泽泻30g
淫羊藿30g	牛膝10g	鸡血藤15g	砂仁10g（后下）
骨碎补10g	炙甘草15g	丹参30g	

14剂，每日1剂，水煎服。

二诊：服药后口唇仍疼，溃疡（苔藓样病变），咽干，下肢微肿。舌红，苔少，脉沉。24小时尿蛋白定量0.8g。尿常规：尿潜血（＋），尿蛋白（＋）。方药如下：

生黄芪45g	党参20g	麦冬15g	炒白术15g
山药15g	熟地黄25g	石斛15g	白扁豆15g
炙甘草10g	丹参30g	肉桂6g	益母草15g
儿茶3g	白薇10g	巴戟天10g	仙灵脾30g
茯苓15g	鸡血藤15g	炒薏苡仁15g	砂仁10g（后下）

14剂，每日1剂，水煎服。

三诊：服药后口唇疼减轻，肿减，溃疡消，仍咽干，小便沫多。舌红，苔少。尿常规：尿潜血（＋），尿蛋白（－）。方药：二诊方去儿茶、白薇，加山茱萸15g、沙参15g，增肉桂至10g，14剂，每日1剂，水煎服。

四诊：患者自觉症状明显缓解，小便有少许泡沫。舌脉如前。继服三诊方14剂，以观后效。

【按语】该患者口唇疼，溃疡，足踝微肿，夜尿多，舌淡红，苔薄白，脉沉滑。西医诊断为慢性肾小球肾炎、口腔溃疡。中医诊断为水肿、口糜，辨证为脾虚湿困。故黄文政教授以健脾活血、温阳利水之法，用参苓白术散加减治疗。方中用生黄芪、党参、白术、甘草健脾气；山药、扁豆补脾阴；熟地黄、炙附片、肉桂、骨碎补、补骨脂、牛膝、淫羊藿温肾阳；炮姜、猪苓、泽泻、牛膝利水湿；牛膝、鸡血藤、丹参通血络；砂仁、甘草和诸药。黄教授认为湿存则必有瘀留，故加活血化瘀之药；利水则加入一定的温阳之药，使利水更有效；方中儿茶是黄文政教授治疗口腔溃疡的经验用药，但是此药应"中病即止"，有效即停药。

3. 李某，男，35岁，2012年10月20日初诊。

主诉：间断双下肢水肿，伴蛋白尿、血尿2年，双下肢水肿加重3天。

患者2年前无明显诱因出现双下肢水肿，伴蛋白尿、血尿，就诊于北京某医院。诊断为"肾病综合征"，行肾穿刺活检诊断为不典型膜性肾病，对症治疗后病情反复发作，3天前因感冒后出现双下肢高度水肿，遂就诊于黄文政教授处。就诊时理化检查示：Scr 115.6μmol/L，BUN 5.7mmol/L，血清白蛋白30.4g/L，24小时尿蛋白定量6.8g，TG 2.92mmol/L。刻下：面黄，双下肢皮肤色黑粗糙，浮肿，畏凉，腰痛，健忘，脱发，恶心，纳呆。舌红，苔薄，脉沉细。

西医诊断：肾病综合征，不典型膜性肾病。

中医诊断：水肿。

辨证：脾肾亏损，水湿停蓄，久病入络。

治则：健脾益肾，温阳利水，活血通络。

方药：防己黄芪汤合桃核承气汤加减。

生黄芪30g	白术20g	汉防己15g	防风15g
茯苓15g	泽泻30g	白芍15g	制附子15g（先煎）
丹参15g	桃仁10g	酒大黄10g	生甘草10g
炙水蛭10g	土鳖虫10g	生姜2片	砂仁10g（后下）

7剂，每日1剂，水煎服。

二诊：患者疲乏感减轻，尿量增多，下肢水肿明显改善，但肤色如前。舌红苔薄，脉沉细涩。方药：前方增生黄芪至60g、制附子至20g，加地龙30g、桂枝15g、鬼箭羽20g、土茯苓30g。14剂，每日1剂，水煎服。

三诊：服前方后双下肢浮肿较前减轻但仍肿，余症悉减舌红苔薄，脉沉细涩。理化检查示：Scr 101.3μmol/L，BUN 4.5mmol/L，血清白蛋白38g/L，24小时尿蛋白定量3.9g。方药：二诊方中加乌梢蛇10g。14剂，每日1剂，水煎服。

四诊：双下肢水肿明显减轻，余症如前。方药：三诊方中加炮山甲5g。14剂，每日1剂，水煎服。

前方随证加减续服1月，双下肢已不肿，Scr 98.3μmol/L，BUN 4.1mmol/L，血清白蛋白43g/L，24小时尿蛋白定量1.02g，余理化检查结果趋于平稳。

【按语】根据患者症状及理化检查结果，黄文政教授认为此患者证属脾肾亏损，水湿停蓄，久病入络，治宜健脾益肾、温阳利水、活血通络。方以防己黄芪汤合桃核承气汤加减，防己黄芪汤健脾益肾利水，桃核承气汤以活血通络、祛瘀生新，重用虫类药搜剔通络，初诊加用虫类药水蛭10g、土鳖虫10g，效不佳时，陆续加地龙30g、乌梢蛇10g、炮山甲5g，搜剔力度逐渐加强，疗效显著。此病案诠释了黄文政教授肾病综合征的临床经验：如重用虫药，搜剔通络；循序渐进，免伤气阴；扶正补虚，忌伐太过。

第四节　腰痛

腰痛，又称"腰脊痛"，是指腰脊或腰部一侧或两侧疼痛的一种病证，主要是由于外感、内伤或跌扑闪挫等导致腰部气血不畅，经脉阻滞，不通则痛；或腰部经脉失于濡养，不荣则痛。腰痛作为临床中一种常见的症状，主要分为肾绞痛和普通腰痛。肾绞痛主要是由于泌尿系结石阻塞输尿管而引起的单侧腰痛，且疼痛可向会阴部放射。而普通腰痛包括：①肾脏病变，如肾炎、肾病综合征、肾肿瘤导致的肾脏肿胀，或肾梗死、感染等导致的肾周炎症；②肾外病变，如带状疱疹、腰椎病变、腹膜后肿瘤等。

一、病因病机

1. 病因

（1）感受外邪

多由居处湿冷之地，或劳作汗出当风，衣着单薄，或冒雨涉水，感受寒湿之邪，或风寒之邪日久化热而致湿热之邪壅盛。风、寒、湿、热之邪侵袭腰府，腰部经络气血运行受阻而发生腰痛。

（2）年老体弱

先天禀赋不足，或劳累过度，或久病体虚，或年老体衰，或房劳过度，以致肾之精气虚亏，气血不足，腰部经脉失于濡养，不荣则痛。

（3）外伤

过度劳累，举重苦役，扭转跌打，或体位不正，用力不当，屏气闪挫，导致腰部经络气血运行不畅，气滞血瘀，腰部经脉不通，不通则痛。

2. 病机

腰为肾之府，故腰痛的发生主要责之于肾，腰府经脉气血运行通畅，有赖于肾之精气所溉。足太阳膀胱经、任、督、冲、带诸脉，布于腰部，所以腰痛的发生与肾脏及诸经脉相关。

外感腰痛多以寒湿、湿热所致者为常见，湿性黏滞，留着腰部筋骨经脉，闭阻气血，可使腰府气血运行不畅；寒为阴邪，其性收敛凝滞，侵袭腰部经络，郁遏卫阳，凝滞营阴，以致腰府气血不通；热邪常与湿邪相合，或风寒日久化热，或湿蕴生热而滞于腰府，造成经脉不畅而生腰痛。故外感腰痛的主要发病机理是外邪痹阻经脉，气血运行不畅。

肾脏精血亏虚，无以濡养、温煦腰府经脉，亦可导致腰痛。肾气亏虚，

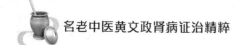

又与肝脾相关，肝肾同源，肝脏发生病变，可影响肾脏而发生腰痛；脾为气血生化之源，而脾肾在五行上亦有制化关系，故脾虚亦可累及肾脏，而致腰痛。内伤不外乎肾虚，肾虚则亦感受风、寒、湿、热诸邪，内外二因，常相互影响，痹阻经脉，发生腰痛。

经脉以通为常，劳累苦役，跌仆挫扭，损伤腰脊经脉，导致腰部气血运行不畅，进而导致气滞血瘀，经络壅滞，血脉凝涩，不通则痛。

二、诊断要点

第一，急性腰痛病程较短，一侧或两侧腰部疼痛较重，脊柱两旁常有明显的叩痛和按压痛，一部分病人可转为慢性腰痛。

第二，慢性腰痛起病缓慢，病程较长，缠绵难愈，腰部多隐痛或酸痛。常因体位不当，或感受外邪，或劳累过度等因素而加重。

第三，本病常有居处潮湿阴冷、涉水冒雨、跌扑闪挫或劳损等相关病史。

三、辨证论治

黄文政教授总结自身临床经验，认为肾虚为腰痛发病之根本，以寒凝、气滞、血瘀为标。本虚标实，虚实夹杂，肾阳不足或阴精亏虚，或气血亏虚，腰府失养，属虚；寒凝、血瘀阻滞经脉，气血不畅，属实。临床中以下面六种类型进行辨证治疗。

1. 肾虚寒凝，寒湿闭阻证

主症：腰部冷痛重着，转侧不利，逐渐加重，静卧病痛不减，寒冷和阴雨天则加重。舌质淡，苔白腻，脉沉而迟缓。

治则：温肾驱寒，理气化湿。

方药：温泉汤加减。

独活10g　　桑寄生30g　　白术10g　　炙附片10g

茯苓10g　　生姜2片　　补骨脂10g　　骨碎补10g

杜仲10g　　牛膝10g　　秦艽10g　　沉香6g

没药 10g

2. 肾阳虚衰证

主症：腰部隐隐作痛，酸软无力，缠绵不愈，局部发凉，喜温喜按，遇劳更甚，卧则减轻，常反复发作，少腹拘急，面色㿠白，肢冷畏寒。舌质淡，脉沉细无力。

治则：补肾壮阳，温煦经脉。

方药：右归丸加减。

熟地黄 15g	山茱萸 15g	山药 15g	枸杞子 15g
杜仲 10g	狗脊 15g	骨碎补 15g	菟丝子 15g
淫羊藿 30g	巴戟天 15g	炙甘草 10g	细辛 3g

3. 肾阴虚证

主症：腰部隐隐作痛，酸软无力，缠绵不愈，耳鸣，口燥咽干，手足心热。舌红，苔薄，脉弦细数。

治则：滋补肾阴，濡养筋脉。

方药：三才封髓丹。

太子参 15g	天冬 10g	生地黄 10g	熟地黄 10g
川黄柏 10g	山茱萸 10g	杜仲 10g	磁石 10g
炙甘草 10g	砂仁 6g（后下）

4. 瘀血阻络证

主症：腰痛如刺，痛有定处，痛处拒按，日轻夜重，轻者俯仰不便，重则不能转侧。舌质暗紫，或有瘀斑，脉涩。

治则：补肾壮督，通络止痛。

方药：自拟经验方加减。

| 骨碎补 15g | 山慈菇 10g | 狗脊 10g | 当归 15g |
| 丹参 30g | 茯苓 10g | 益母草 15g | 泽兰 10g |

赤芍 15g   牛膝 10g   鸡血藤 15g   炙甘草 10g

百合 15g   仙灵脾 15g   砂仁 6g（后下）

5. 血虚受寒证

主症：腰部空痛乏力，转侧不利，局部发凉，喜温喜按，寒冷和阴雨天则加重；或月经量少，色淡。舌红，苔薄，脉细数。

治则：温经散寒，养血通脉。

方药：当归芍药散加吴茱萸生姜汤加减。

当归 15g   赤芍 15g   川芎 15g   茯苓 15g

白术 15g   泽泻 15g   益母草 15g   泽兰 15g

牛膝 10g   狗脊 15g   甘草 6g   吴茱萸 6g

生姜 2 片

6. 气虚血瘀证

主症：腰部酸软空痛，痛有定处，痛处拒按，少寐，嗳气，纳差。或月经量少，色暗。舌红，苔薄或紫暗，脉细。

治则：补气活血，通络止痛。

方药：自拟经验方。

生黄芪 30g   当归 15g   赤芍 15g   酒大黄 10g

白术 15g   茯苓 15g   泽泻 15g   豨莶草 15g

川芎 15g   桃仁 10g   泽兰 15g   益母草 15g

焦槟榔 10g   砂仁 6g（后下）

四、临证备要

1. 善用活血化瘀药物

活血化瘀药可用于腰痛的不同证型，但疾病不同的阶段，所选取的药物和用量应有别。初发急性期，常选用小剂量的当归、川芎养血和血，温通血脉；病情相对缓解期，可加重活血化瘀药物的剂量与延长用药时间；腰痛日久，屡次发作者，可活血化瘀配合搜风通络的药物，如桃仁、红花、三七、莪术、水蛭、全蝎、蜈蚣等。

2. 重视原发病的对因治疗

腰痛的病因很多，外感、内伤、跌扑闪挫均属常见，腰痛又与许多疾病相关，因此临床既要辨证治疗，还要针对原发疾病，采用不同的治疗方法。如泌尿系统的感染、结石可引起腰痛，治疗可参考淋证等，采用清热通淋和通淋排石治法；肝胆系统疾病、骨伤科疾病、妇科疾病等，也可累及腰部，引起疼痛，治疗时首先应考虑原发疾病的治疗，切忌腰痛单纯治腰，而忽略原发病的治疗，以致贻误病情。

3. 临证强调综合治疗

根据病情在内服中药之外，还可酌情选用牵拉复位、推拿、针灸、拔罐、理疗、穴位注射、药物外敷、中药离子透入等方法，有助于疾病的治疗与康复。寒湿腰痛、肾虚腰痛、瘀血腰痛在内服药物的基础上，可配合熨法治疗，如将肉桂、吴茱萸、花椒、葱头四味捣匀，炒热，以绢帕包熨痛处，冷则再炒熨之，外用阿魏膏贴之，可提高治疗效果。

五、典型病案

1. 傅某，男，42 岁，2014 年 3 月 20 日初诊。

主诉：腰痛 1 年余。

患者 1 年前受凉后出现腰痛，遂就诊于天津中医药大学附属第一医院骨伤科，查腰椎正侧位示：腰椎退行性病变，骶椎发育不良，诊断为"腰肌劳损，腰椎退行性改变"，予仙灵骨葆胶囊、骨舒康颗粒、血脉康等治疗，病情缓解，受凉后仍发作。后就诊于外院中医科，给予肾着汤合补肾温阳汤药，初效佳，继则无效。期间间断自行贴膏药，口服西药乐松，病情控制不佳，为求进一步系统诊治，遂至黄文政教授门诊就诊。现症见：头汗出，喜冷饮，口角起疱，左侧腰骶酸胀疼痛，受凉后疼痛加重，小便尚可，大便每日1次，不成形。舌红，苔薄白，脉沉紧。

中医诊断：腰痛。

辨证：肾虚寒凝，寒湿痹阻证。

治则：温肾驱寒，理气化湿。

方药：温泉汤加减。

秦艽15g	独活10g	桑寄生30g	白术10g
茯苓10g	狗脊20g	细辛3g	炙附片10g（先煎）
生姜2片	杜仲10g	牛膝10g	骨碎补10g
没药10g	沉香6g（后下）	砂仁6g（后下）	

14剂，每日1剂，水煎分2次服。

二诊：患者腰骶疼痛减轻。舌红，苔薄白，脉沉缓。方药：前方去生姜，加生薏苡仁15g。7剂，每日1剂，水煎分2次服。

三诊：患者症状如前。舌红，苔薄白，脉沉。方药：二诊方加淫羊藿20g，去沉香、砂仁。14剂，每日1剂，水煎分2次服。

四诊：患者腰痛复作。舌红，苔薄，脉细紧。方药：

独活10g	桑寄生30g	白术10g	炙附片10g（先煎）
茯苓10g	生姜2片	补骨脂10g	骨碎补10g
杜仲10g	牛膝10g	沉香6g（后下）	砂仁6g（后下）

14剂，每日1剂，水煎分2次服。

五诊：服药两周之后患者腰痛症状明显缓解。舌红，苔薄，脉沉。方药：四诊方去生姜、沉香、砂仁。继服14剂以善后。

【按语】腰痛在古代文献中早有论述，《素问·脉要精微论》指出："腰者，肾之府，转摇不能，肾将惫矣"，提出肾与腰部疾病密切相关。《诸病源候论·腰背病诸候》认为，腰痛是由于"肾经虚，风冷乘之""劳损于肾，动伤经络，又为风冷所侵，血气搏击，故腰痛也"，故肾虚是腰痛之关键。患者受凉后，寒邪侵袭致肾阳亏虚，命门火衰，无以温煦经脉，寒气袭肾，寒凝发为腰痛。患者同时出现腰骶酸胀，气滞则为胀，本病虽然诊断为腰痛，但胀与痛并见，与肾胀非常接近，故从肾胀论治，应用温泉汤加减治疗。温泉汤出自清代著名孟河医家费伯雄所著《医醇剩义》："肾胀者，腹满引背，央央然腰髀痛。肾本属水，寒气乘之，水寒则成冰，气益坚凝，坎中之真阳不能外达，故腹满引背，时形困苦。腰髀痛则下元虚寒，营血不能流灌也。当温肾驱寒，温泉汤主之。当归二钱，附子八分，小茴香一钱，补骨脂一钱五分，核桃肉拌炒，没药一钱，杜仲三钱，牛膝二钱，木香五分，广皮一钱，青皮一钱，姜三片。"故方中以独活、桑寄生、炙附片温补肾阳，补骨脂、骨碎补、牛膝、杜仲补肾强腰，茯苓、生姜等药散寒化湿，诸药合用，肾阳得以温煦，寒湿得化，筋骨强壮，本方的关键在于大量温肾驱寒之品配以理气之品如没药、沉香等。同时又兼顾气血同治，故临床收效甚佳。

2. 王某，男，27 岁，2010 年 11 月 27 日初诊。

主诉：腰痛、尿检异常 4 年。

患者 2006 年 9 月因劳累致腰痛，小便不畅，于当地医院查尿常规：尿蛋白（+++），尿潜血（+++）；24 小时尿蛋白定量 1.5g，诊为慢性肾小球肾炎，当地医生给予泼尼松 50mg，口服，每日 1 次。2009 年 9 月病情缓解停用激素。近 3 月复发，查 24 小时尿蛋白定量 0.45g，遂于今日来我院黄文政教授门诊治疗。现症见腰痛，乏力，唇干。舌质红，少苔，脉细弦。

中医诊断：腰痛。

辨证：气阴不足，脾肾两虚，湿热内蕴证。

治则：益气养阴，疏利三焦，健脾固肾，清热利湿。

方药：肾疏宁加减。

生黄芪30g	丹参30g	柴胡15g	黄芩10g
太子参15g	麦冬15g	山茱萸15g	桑寄生15g
金樱子15g	芡实15g	山药15g	萹蓄15g
草薢15g	甘草10g	砂仁10g（后下）	

7 剂，每日 1 剂，水煎服。

二诊：腰痛减轻，仍乏力，口干，尿频急，泡沫多。舌质红，苔薄，脉细。查24小时尿蛋白定量 0.3～0.36g。方药：前方加白薇 15g、沙参 15g。7剂，每日1剂，水煎服。

三诊：乏力好转，仍口干，尿频急，有异味。舌质红，少苔，脉细。查24小时尿蛋白定量0.25g。方药：二诊方加石斛 15g、白花蛇舌草 15g。14剂，每日1剂，水煎服。

【按语】 该患者诊为慢性肾小球肾炎，未行肾穿刺病理检查，临床表现以蛋白尿为主。初诊症见腰痛、乏力、唇干、舌质红、少苔、脉细弦。黄文政教授辨为气阴不足，脾肾两虚，湿热内蕴，治以益气养阴、疏利三焦、健脾固肾、清热利湿。方拟肾疏宁加减。方中柴胡、黄芩疏利三焦；生黄芪、丹参调养气血；太子参、麦冬、山茱萸益气养阴；萹蓄、草薢清利湿热；山药、桑寄生健脾益肾；金樱子、芡实固肾益精。随后两诊，加沙参、石斛以养阴生津，加白薇、白花蛇舌草以清热利湿通淋。

3. 高某，男，60 岁，2009 年 12 月 14 日初诊。

主诉：腰痛 1 年余。

2008 年 8 月 5 日体检查尿常规提示尿潜血（＋＋＋）。B 超示：左肾错构瘤 1.2cm，右肾囊肿 1.5cm。入住天津市第一中心医院诊治 8 个月，2008 年 12 月份患者出现腰酸痛，于今日来黄文政教授门诊治疗。现症见：腰痛，酸胀感，疲乏无力，气短不足以息，大便溏。舌红尖赤，苔薄白，脉沉细。既往前列腺增生 20 年，高血压 8 年。

西医诊断：左肾错构瘤，右肾囊肿，高血压病。

中医诊断：腰痛病。

辨证：脾虚湿困。

治则：健脾祛湿。

方药：参苓白术散加减。

太子参 15g　　茯苓 10g　　炒白术 10g　　山药 12g

扁豆 12g　　薏苡仁 12g　　莲子肉 12g　　桔梗 10g

陈皮10g　　桑寄生15g　　鹿衔草15g　　砂仁6g（后下）

炙甘草6g　　鸡血藤15g　　益智仁10g

7剂，每日1剂，水煎服。

二诊：大便转正常，腰仍酸痛，气短。舌红，苔薄，脉沉细。方药：前方加生黄芪30g，增桑寄生至20g。7剂，每日1剂，水煎服。

三诊：腰酸，气短，乏力。舌红，苔白腻，脉沉细。方药：二诊方加丹参30g、益母草30g、马鞭草30g。7剂，日1剂，水煎服。

四诊：气短，憋气，胸前区时疼，腰酸胀。舌红，苔薄，脉沉细。方药：

生黄芪30g　　党参15g　　白术10g　　山药15g

当归10g　　丹参30g　　茯苓10g　　炙何首乌15g

扁豆12g　　薏苡仁12g　　鸡血藤15g　　延胡索10g

狗脊15g　　豨莶草15g　　杜仲10g　　炙甘草10g

4剂，每日1剂，水煎服。

五诊：腰酸胀减轻，气短，憋气，时胸痛，心慌。舌红，苔薄，脉细弦。方药：四诊方去扁豆、延胡索、鸡血藤、何首乌，加桔梗10g、冬瓜子30g、桃仁10g、芦根30g、白茅根30g。14剂，每日1剂，水煎服。

【按语】该患者腰疼，酸胀感，疲乏无力，气短不足以息，大便溏，舌红尖赤，苔薄白，脉沉细。西医诊断为左肾错构瘤，右肾囊肿，高血压病。中医诊断为腰痛，辨证为脾虚湿困。黄文政教授以健脾祛湿之法，用参苓白术散加减治疗。方中用太子参、茯苓、白术、甘草健脾益气；扁豆、山药滋脾阴；莲子肉、薏苡仁健脾利湿；桔梗、陈皮宣肺利气、通调水道；桑寄生、鹿衔草、益智仁补肾祛湿；甘草、砂仁调和诸药。腰酸痛，加鹿衔草、马鞭草、豨莶草、丹参、益母草祛湿活血止腰痛；气短、胸闷、憋气，加千金苇茎汤清肺热、化痰浊、利肺络。

第五节　癃闭

癃闭之病名首见于《黄帝内经》,《素问·宣明五气篇》指出:"膀胱不利为癃,不约为遗尿。"指出癃闭是以排尿困难,甚至尿闭不通为主症的一类病证。其中又以小便不畅、点滴而短少,病势较缓者称为癃;小便闭塞、点滴不通,病势较急者称为闭。本病类似于西医的男子前列腺肥大、妇女产后及外科术后等引起的尿潴留及无尿症。癃与闭都是指排尿困难,二者只是在程度上有差别,因此多合称为癃闭。

一、病因病机

1. 病因

第一,外感湿热邪毒,侵犯膀胱;又或燥热犯肺,肺燥津伤,水源枯竭,而成癃闭。

第二,饮食不节,导致脾胃运化功能失常,内湿自生,酿湿生热,阻滞于中,下注膀胱,气化不利,乃成癃闭;或饮食不足,饥饱失调,脾胃气虚,中气下陷,无以气化则生癃闭。

第三,瘀浊内停,或痰瘀积块;或砂石内生,阻塞尿路,小便难以排出,即成癃闭。

第四,先天禀赋不足,情志内伤,肝失疏泄,正虚邪入,久病体虚,可致肾阳不足,命门火衰,所谓"无阳则阴无以生",致膀胱气化无权,而尿不得生;或因久病、热病,耗损津液,导致肾阴不足,所谓"无阴则阳无以化",乃至水府枯竭而无尿。

2. 病机

本病病位在肾和膀胱,涉及肺、脾、肝、三焦。膀胱的生理功能为贮藏尿液，排尿则依靠其气化功能，但人体小便的通畅，有赖于三焦气化的正常，而三焦气化主要依靠肺的通调、脾的传输、肾的气化来维持，又需要肝的疏泄来协调。故、肺、脾、肾，肝功能失调，亦可致癃闭。肾主水，与膀胱相表里，共司小便，体内水液的分布与排泄主要依赖肾的气化。此外膀胱的气化，亦受肾气所主，肾与膀胱气化正常，则膀胱开合有度，小便藏泄有序。若肾阳不足，命门火衰，气化不及州都，则膀胱气化无权，亦可发生癃闭。此外，肺位于上焦，为水之上源；脾居中焦，为水液升降之枢纽；肝主疏泄，协调三焦气机之通畅。

本病病机特点为本虚标实，以脾肾亏虚为本，兼有湿热、热毒、气滞、痰瘀等为标。膀胱湿热，肺热气壅，肝郁气滞，尿路阻塞以致膀胱气化不利者为实证。脾气不升，肾阳衰惫，导致膀胱气化无权者为虚证。但各种原因引起的癃闭，常互相关联，或彼此兼夹。如肝郁气滞，既可化火伤阴，又可导致血瘀阻塞。若湿热久恋不愈，又兼肾阴灼伤者；或肺热壅盛不退，损津耗液严重，水液无以下注膀胱；或脾肾虚损日久，可导致气虚无力运化而兼夹气滞血瘀者，均可表现为虚实夹杂之证。

二、诊断要点及鉴别诊断

1. 诊断要点

第一，凡小便不利，点滴不畅或闭塞，甚至点滴不出，尿量明显减少者，即可诊为癃闭。

第二，可合并水肿、淋证、消渴等病，迁延日久不愈患者，或者见于产后妇女、老年男性或腹部手术后患者。

第三，腹部叩诊呈明显浊音，或者触及膨胀的膀胱。

2. 鉴别诊断

（1）癃闭与关格
两者都可见小便不利、量少，甚至闭塞不通，但关格是小便不通与呕吐并见的病证，常常由水肿、癃闭、淋证等疾病迁延不愈发展而来，常伴有皮肤瘙痒、四肢抽搐，严重者可见昏迷等症状。而癃闭只有小便不利症状，不伴有呕吐，以此可鉴别。但癃闭日久可转变为关格。

（2）癃闭与水肿

两者都可见小便量少、闭塞不通，但水肿可见头面、眼睑、四肢浮肿，严重者伴有胸、腹水，而癃闭可见水蓄膀胱之症候，多不伴有浮肿，可资鉴别。

（3）癃闭与淋证

两者都可见排尿不畅，属于膀胱气化不利之证，但淋证伴有小便频数而尿痛，且每日排尿总量多为正常，而癃闭无尿痛，且每日尿量少于正常，甚至无尿，以此鉴别。

三、辨证论治

黄文政教授总结临床经验，认为癃闭为本虚标实之证，故临床常分以下几个证型：

1. 本虚证

脾肾阳虚证

主症：小便不通或点滴不畅，排出无力。兼见：面色㿠白，畏寒肢冷，腰膝酸软无力。舌淡胖，苔薄白，脉沉细或弱。

治则：温肾健脾，化气利水。

方药：济生肾气丸加减。

肉桂20g	黄芪20g	桂枝10g	制附子15g（先煎）
白术10g	熟地黄20g	当归10g	猪苓15g
山药15g	山茱萸6g	茯苓10g	炙甘草10g
泽泻20g	车前子20g（包煎）		

若肾阳亏损，湿邪凝滞不化，湿从寒化，寒凝肝脉而致使病情缠绵难愈。患者多见排尿困难，头昏乏力，腰酸膝冷，舌质淡，苔润，脉沉细，予麻黄附子细辛汤加减治疗。

2. 标实证

（1）湿热下注证

主症：小便点滴不通，或量少、短赤灼热，小腹胀满。兼见心烦、大便不畅。舌红，苔黄，脉数。

治则：清利湿热，通利小便。

方药：冬葵子散加减。

冬葵子20g　　茯苓15g　　川木通10g　　滑石15g（包煎）

白茅根15g　　石韦15g　　黄芩10g　　　泽泻10g

猪苓15g　　　车前子20g（包煎）

（2）肝气郁滞证

主症：小便不通或通而不畅。兼见情志抑郁，或多烦善怒，胁腹胀满。舌红，苔薄黄，脉弦。

治则：疏利气机，通利小便。

方药：沉香散加减。

沉香6g　　　橘皮20g　　柴胡15g　　青皮10g

没药6g　　　当归6g　　　郁金10g　　王不留行30g

石韦20g　　　冬葵子15g　茯苓20g　　车前子20g（包煎）

（3）瘀血内阻证

主症：小便点滴而下，或尿如细线，甚则阻塞不通。兼见小腹胀满疼痛。舌紫暗，或有瘀点，脉涩。

治则：行瘀散结，通利水道。

方药：代抵当丸加减。

当归尾15g　炮山甲5g　　桃仁15g　　莪术10g

酒大黄10g　芒硝6g　　　郁金10g　　小茴香6g

桂枝10g　　车前子20g（包煎）

若兼气滞，瘀血内阻膀胱，气化功能受损，见小便闭塞不通，小腹胀痛，舌质暗红，有瘀点，苔薄，脉弦，予桂枝茯苓丸加减治疗；若患者素体虚弱，形体羸瘦，肌肤甲错，予大黄䗪虫丸加减治疗。

四、临证备要

黄文政教授认为癃闭以脾肾亏虚为本，以湿热、气滞、痰瘀等为标，乃本虚标实、虚实夹杂之证。湿热邪毒，侵犯膀胱；或瘀浊内停，痰瘀积块；或砂石内生，阻塞尿路，小便难以排出；或正虚邪入，久病体虚，肾阳不足，命门火衰，致膀胱气化无权，而尿不得生。病初多以邪实为主，久病则内实转虚。如邪气未尽，正气已伤则表现为本虚标实，虚实夹杂，循环往复，缠绵难愈。

根据其脾肾两虚为病之本，湿热、痰瘀、气滞等为病之标的病机特点，黄教授提出治疗上应温肾化气、活血化瘀。急则治其标时，应以行气活血化瘀为主，补肾健脾为辅。常选用清热利湿行气、通调水道的中药，如萹蓄、瞿麦、滑石、车前子、石韦、泽泻、猪苓等甘寒利水而不伤阴之品；缓则治其本时，以温肾健脾为主，佐以活血化瘀，常用中药如人参、茯苓、桂枝、肉桂、白术等健脾补肾之品。

五、典型病案

1. 葛某，男，39 岁，2013 年 3 月 9 日初诊。

主诉：排尿不畅 2 年余。

患者 2 年前因长时间憋尿而出现排尿不畅。双肾 B 超示：肾积水。经膀胱镜诊为腺性膀胱炎，放置支架于双侧输尿管，术中见膀胱三角区黏膜呈脓疱样增生，予抗菌消炎治疗。术后遗留排尿不畅的症状，小便短少、费力，近日有逐渐加重之感，甚则点滴而出，房事后尤甚，患者神志清，精神可，面色少华，唇色偏暗，时感疲劳，尿量少、色深，大便调，每日一行，纳可，食后易腹胀，夜寐可。舌红，苔白腻，脉沉细涩。

中医诊断：癃闭。

辨证：湿热瘀结，瘀阻下焦证。

治则：化瘀通络，祛湿清热。

方药：桃仁承气汤加减。

桃仁 10g　　　肉桂 6g　　　酒大黄 6g　　　牡丹皮 10g

茯苓 10g　　　萹蓄 15g　　　半枝莲 15g　　　白花蛇舌草 30g

山慈菇 15g　　炮山甲 5g　　牛膝 10g　　　甘草 6g

14 剂，每日 1 剂，水煎服。

二诊：排尿稍畅，小便色清，纳、寐可，大便每日一行。舌红，苔薄白，脉沉细。拟加强破血逐瘀、利水通淋之功。方药：前方加冬葵子 15g、王不留行 15g。7 剂，每日 1 剂，水煎服。

三诊：排尿渐畅，色正常，时腹胀，未有其他不适。舌红，苔薄白，脉沉细。拟以封髓丹滋阴降火，固精封髓。方药：二诊方加川黄柏 10g、砂仁 10g。7 剂，每日 1 剂，水煎服。

四诊：排尿正常，尿色清澈，未有余不适，舌红苔薄，脉沉。方药：三诊方加鸡内金 15g。7 剂，每日 1 剂，水煎服。

【按语】 癃闭的病位在膀胱，涉及三焦、脾、肾、肝，膀胱气化不利，小便不通为基本病机。治疗应根据"腑以通为用"的原则，实证治宜清热、散瘀结，利气机而通水道；虚证治宜补脾肾、助气化，使气化得行，小便自通。此患者结合舌脉表现辨证为"湿热瘀血阻滞下焦"，如《景岳全书·癃闭》言："或以败精，或以槁血，阻塞水道而不通也。"治以化瘀通络、清热祛湿，方拟代抵当丸加减。如张璐的《张氏医通》认为："血污于下者，代抵当丸。盖实则闭癃，虚则遗尿，遗尿则补之，闭癃则泻之。"方中桃仁、肉桂、牡丹皮、穿山甲、土鳖虫等药以活血散结、祛瘀通络；酒大黄、白花蛇舌草、山慈菇、川黄柏等药以清热祛湿；茯苓、萹蓄、半枝莲、冬葵子、王不留行等药以行水、利尿；牛膝补肝肾、强筋骨、利尿，瘀血较重时，可以活血化瘀、引血下行；砂仁、鸡内金等药顾护胃气，消食健胃助消化。黄文政教授在中医理论的基础上，审证求因，脉证合参，防治结合，突出中医的特色与优势，故取得良好的疗效。

2. 王某，男，27 岁，2011 年 3 月 21 日初诊。

主诉：排尿困难 1 年。

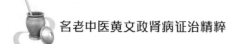

患者 1 年前于留学期间发生车祸，现仍遗留外伤所致神志不清及排尿困难等后遗症。经查尿常规及泌尿系统彩超均未见异常，患者表情呆钝，记忆丧失，言语不利，小便量少，排尿困难。舌质红，苔薄黄，脉弦。

中医诊断：癃闭。

辨证：肝郁气滞证。

治则：疏利三焦气机，通利小便。

方药：黄芪赤风汤合沉香散。

生黄芪35g	赤芍30g	防风15g	川牛膝15g
冬葵子20g	没药10g	王不留行30g	沉香5g（后下）
路路通15g	肉桂5g	菟丝子30g	芡实30g
通草10g			

14 剂，每日 1 剂，水煎服。

另外配合针刺疗法：眼针取双侧肾区、膀胱区、肝区、脾胃区（按照彭静山眼针第三套方案取穴），斜刺30度，留针20min。体针：直刺中极、关元、气海和支沟，斜刺偏历及水沟，留针20min。

二诊：治疗后尿量较前有所增加，神志较前清晰。方药：前方去肉桂、路路通、王不留行，加入续断10g、杜仲25g、补骨脂10g、地龙10g、泽泻30g。14 天后排尿通畅，尿色清亮，神志较前清晰，高中时期的记忆有所恢复，可以回答简单的问题。

【按语】本案例系黄教授弟子王耀光教授采用中药、眼针配合体针疗法治疗癃闭的验案。

第六节　关格

关格是以脾肾虚衰，气化不利，浊邪壅塞三焦，而致小便不通与呕吐并见为临床特征的危重病证。分而言之，小便不通谓之关，呕吐时作谓之格。

关格最早见于《素问·六节脏象论》："人迎一盛病在少阳，二盛病在太阳，三盛病在阳明，四盛以上为格阳；寸口一盛，病在厥阴，二盛病在少阴，三盛病在太阴，四盛以上为关阴。人迎与寸口俱盛四倍以上为关格，关格之脉赢，不能极于天地之精气，则死矣。"《灵枢·脉度篇》："阴气太盛，则阳气不能荣也，故曰关，阳气太盛，则阴气弗能荣也，故曰格，阴阳俱盛，不得相荣，故曰关格，关格者，不得尽期而死也。"张仲景《伤寒杂病论》中说："寸口脉浮而大，浮为虚，大为实。在尺为关，在寸为格，关则不得小便，格则吐逆""趺阳脉伏而涩，伏则吐逆，水谷不化，涩则食不得入，名曰关格"。根据本病的临床特点，西医中的急慢性肾功能衰竭、电解质紊乱等疾病可参照本病辨证论治。

一、病因病机

1. 病因

多种疾病反复发作不愈，迁延日久，正气亏虚而发病。

2. 病机

病久肾气衰败，气化无权，湿浊内生，影响脾胃功能，致脾肾亏虚，湿浊毒邪内蕴三焦，枢机不利，因虚致实。病理性质为本虚标实，脾肾虚衰为本，湿邪浊毒为标。初期病变在脾肾，病程后期常可涉及多个脏器。寒水上犯可出现凌心射肺；阴损及阳，肾阴亏耗，肝阳上亢，可致内风、眩晕等。

二、诊断要点

第一，临床表现为小便短少甚则不通，并见呕吐的危重症候是诊断关格的主要依据，小便不通谓之关，呕吐时作谓之格。

第二，多种疾病反复发作不愈迁延日久发病。

第三，病至后期可损及心肺等多个脏器。

三、辨证论治

1. 胃气上逆证

主症：小便短少，甚则尿闭，面色晦暗，腹胀，恶心，呕吐，大便溏薄。舌淡，苔白腻，脉沉弦。

治则：健脾益肾，和胃降逆。

方药：小半夏加茯苓汤合二陈汤加减。

半夏 15g	生姜 10g	茯苓 15g	陈皮 10g
党参 15g	白术 10g	吴茱萸 6g	炙甘草 6g

2. 脾虚痰阻证

主症：小便短少，呕吐痞闷，不思饮食，喉中有痰，痰声漉漉，脘腹胀痛，消瘦倦怠，或气虚中满，水肿。舌淡胖，苔白腻，脉沉细。

治则：健脾化痰，调气和胃。

方药：启膈散合香砂六君子汤加减。

党参 15g	白术 15g	茯苓 15g	甘草 5g
陈皮 15g	半夏 10g	木香 5g	砂仁 6g（后下）
川贝母 5g	郁金 6g	生姜 3 片	荷叶 10g
厚朴 10g	丹参 10g		

3. 痰热内蕴证

主症：少尿，恶心呕吐，痞满口黏，肠鸣便稀。舌苔黄腻，脉沉滑。

治则：辛开苦降，寒热并调。

方药：黄连温胆汤合半夏泻心汤加减。

半夏 10g	竹茹 10g	枳实 15g	陈皮 10g
茯苓 10g	甘草 5g	黄连 10g	香附 6g
黄芩 10g	干姜 6g	党参 10g	大枣 5 枚

或以紫苏叶、黄连煎浓汁送服玉枢丹，少少呷服，呕吐甚者可用伏龙肝 30g 煎汤去渣灌服。

4. 脾肾阳虚证

主症：小便短少，兼有呕吐，形寒肢冷，身体瞤动，面色㿠白，腰膝酸软，腹中冷痛，或有便秘。舌淡胖或边有齿痕，苔白滑，脉沉细无力。

治则：温阳健脾，化湿利水。

方药：真武汤合温脾汤加减。

熟大黄 15g	当归 9g	干姜 9g	制附子 10g（先煎）
党参 15g	芒硝 6g	甘草 6g	茯苓 10g
白术 10g	牡丹皮 10g		

5. 气阴两虚证

主症：小便短少，恶心呕吐，咽干口燥，潮热盗汗，神疲乏力。舌淡胖，苔白，脉沉细。

治则：益气养阴，降逆止呕。

方药：参芪地黄汤加减。

党参 15g	生黄芪 15g	生地黄 15g	山茱萸 9g
山药 9g	牡丹皮 9g	茯苓 15g	泽泻 15g
桂枝 6g	制附子 10g（先煎）		

【注】气阴两虚证以阴虚为重者，用沙参麦冬汤加减，方药：玄参 10g、麦冬 10g、生地黄 10g、五味子 10g、玉竹 10g、清半夏 10g。

6. 肝肾阴虚证

主症：小便短少，恶心呕吐，口干目干，疲劳，腰膝酸软。舌红，苔薄黄，脉弦细。

治则：滋补肝肾，滋阴降火。

方药：知柏地黄汤加减。

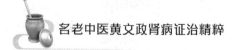

知母 10g　　黄柏 10g　　生地黄 15g　　山药 15g

山茱萸 12g　　泽泻 10g　　茯苓 10g　　牡丹皮 10g

女贞子 10g　　菊花 10g

7. 肝风内动证

主症：小便短少，呕吐频作，头晕头痛，颜面烘热，手足抽搐。舌红，苔黄腻，脉弦细。

治则：平肝息风，降逆止呕。

方药：镇肝息风汤加减。

怀牛膝 15g　　天冬 15g　　白芍 20g　　玄参 15g

川楝子 15g　　生麦芽 20g　　茵陈 20g　　甘草 10g

代赭石 30g（先煎）　　　　生龙骨 30g（先煎）

生牡蛎 30g（先煎）　　　　生龟甲 15g（先煎）

8. 入营动血证

主症：尿闭水肿，恶心呕吐，发热，渴喜冷饮，烦躁，牙宣齿衄，或有神昏，大便秘结。舌质红绛，苔黄，脉细数。

治则：清热解毒，凉血止血。

方药：犀角地黄汤加减。

水牛角粉 30g 生地黄 25g　　赤芍 12g　　牡丹皮 10g

知母 20g　　黄芩 15g　　甘草 10g　　生石膏 30g（包煎）

9. 心阳欲脱证

主症：无尿或少尿，全身浮肿，面色苍白，唇色暗淡，四肢厥冷，恶心呕吐，口中有尿臭味，神志不清，或有循衣摸床。舌卷囊缩，苔白，脉沉细欲绝。

治则：温阳固脱，降浊止呕。

方药：参附汤或生脉散加减。

红参 15g（先煎）　　制附子（先煎）15g　　石菖蒲 10g

竹茹 10g　　　　　　生龙骨 30g（先煎）　　生牡蛎 30g（先煎）

蛤蚧 1 对　　　　　甘草 10g

四、临证备要

关格辨证应先辨正虚邪实，急当治其标，缓当治其本，若标本兼重则以标本同治为原则，再辨是否有兼证。

扶正原则当辨治气、血、阴、阳何者为虚，对证予以益气、养阴、温阳、补血之法。临床上单纯气血阴阳亏虚的症状较为少见，气血亏虚，阴阳两亏为常见辨证，所以治疗时当根据阴阳气血的亏虚合理用药。补气药常用人参、黄芪。补血用当归、何首乌、鸡血藤。温阳药常用温润之品，如仙灵脾、巴戟天等。感受外邪或邪实较盛时则当以祛邪为主，以有的放矢，给邪以出路。

关格属于危重症候，黄文政教授在辨治关格时强调要升降调和，兼顾脾胃，关格病位在肾但要调理脾胃，和中降浊使浊毒得泄。频繁恶心呕吐，舌苔白滑，应和胃降逆、调理气机、温化湿浊并进。常用药物为半夏、陈皮、茯苓、旋覆花、代赭石、生姜、厚朴、枳壳、砂仁、乌贼骨、浙贝母等。症见恶心呕吐、痞满、口黏、肠鸣便溏、舌苔薄黄腻、脉沉细弦，此为中气不足、寒热互结，应给予辛开苦降、寒热并调，方用半夏泻心汤，予黄芩、黄连、半夏、干姜并用，或以苏叶、黄连煎浓汁送服玉枢丹，少少呷服。若呕吐不止，又恶闻药气者，亦可先用伏龙肝 30～60g 煎汤频服，止吐后再行辨治。

若关格病久累及他脏，则应根据病变脏腑辨证论治。关格病变常累及心、肝二脏，表现为心肾阳虚，亡阳欲脱，急予参附汤、生脉散，益气温阳救阴。病及肝脏则会表现为头晕头痛，目眩，手足搐搦，或抽搐，应用平肝息风药，急则治标，可先用中西医结合治疗，待病情稳定后则予标本兼顾。

五、典型病例

1. 王某，女，68 岁，2012 年 8 月 16 日初诊。

主诉：恶心、频繁呕吐 1 天。

患者有慢性肾衰史 4 年余，Scr 110～120μmol/L（正常值＜70μmmol/L），慢性心衰病史 5 年，入院前 1 天无明显诱因出现恶心、频繁呕吐。BUN 15.1mmol/L，Scr 308.7μmol/L，血糖 9.8mmol/L，血 K^+ 3.3mmol/L，Cl^- 94mmol/L，CO_2－CP＞40mmol/L，以慢性肾衰急性进展、电解质紊乱来诊。症见：神清，精神差，恶心，频频呕吐绿色稀水，纳差，不欲饮水，盗汗，尿量 50ml/24h，口唇紫暗。舌红绛，少苔，脉细弦，右脉细微。

西医诊断：慢性肾功能衰竭，心功能不全。

中医诊断：关格。

辨证：脾肾亏虚，瘀浊内蕴，浊毒上逆，耗伤阴液，属急性伤阴。

治则：急以养阴生津法，西药予补充血容量、补充能量等对应治疗。

方药：

沙参30g　　麦冬15g　　生地黄15g　　玄参15g

扁豆10g　　玉竹15g　　甘草10g　　佩兰15g

4 剂，每日 1 剂，水煎服，频频服之。

二诊：服药 4 日后，恶心呕吐消失，尿量 1400～1600ml/24h，盗汗显著缓解，纳尚可，出现腹泻便溏，一日数次。舌红边尖赤，舌面干，苔少微腻，左脉沉弦，右脉细弱。此津液不足之证缓解，而平素脾虚失运，以致泄泻。方药：原方加炒白术 15g 以健脾。

三诊：服药 3 日，腹泻止。方药：二诊方去炒白术，加玉竹 15g、石斛 15g。

四诊：服药 4 日，患者精神清爽，胃纳增，二便调，24 小时尿量 1300～1400ml，唇暗紫。舌淡红齿痕，苔薄白润，脉弦滑。BUN 11.33mmol/L，Scr 91.80μmol/L。肾功能恢复，病情好转出院。

【按语】此案患者原有心肾功能不全，因吐泻、盗汗，使津液迅速耗伤，导致血容量显著下降，以致肾功能急剧恶化。血容量不足是导致本病的诱发因素，亦称可逆性因素，中医称急性伤阴，在及时补充血容量、补充能量的基础上，急予中医甘寒生津之剂，在短短两周内使肾功能恢复到较好水平。足见及时发现和处理可逆性因素，在治疗慢性肾衰急剧进展期中具有举足轻重的作用。

2. 于某，男性，76 岁，1987 年 9 月 16 日初诊。

主诉：呕吐，腹泻两月余。

7 月中旬，患者因劳累过度，复感寒邪，致脘腹痞满，恶心呕吐，肠鸣，大便溏，每日行 3～4 次，面色萎黄，精神倦怠，疲乏无力。舌淡胖嫩，苔白腻微黄，舌尖边有 0.5cm 较深溃疡，脉细弦。BUN 16mmol/L，Scr 326μmol/L，血色素 85g/L，血压 150/100mmHg，B 超示双肾萎缩。

西医诊断：慢性肾功能衰竭，尿毒症期，口腔溃疡。

中医诊断：关格，舌糜。

辨证：中气不足，湿浊内蕴，寒热互结。

治则：健脾益气，祛寒清热，降逆止呕。

方药：甘草泻心汤。

| 生甘草 15g | 党参 15g | 黄连 10g | 黄芩 10g |
| 半夏 15g | 干姜 10g | 生姜 10g | 大枣 4 枚 |

14 剂，每日 1 剂，水煎服。

此方连服两周后，脘痞消、呕吐止，舌面溃疡消除，精神渐佳。舌淡红，苔薄白，脉沉缓。继以此方连服一月，诸症悉除。检查：BUN 10mmol/L，Scr 212μmol/L，血色素 95g/L，血压 140/90mmHg。遂以此方配成丸药以巩固疗效。

【按语】此案为慢性肾衰合并舌面溃疡，主证为脾虚气弱。脾为中州，为调节升降之枢机，又为调节寒热之关窍，所见诸症系在脾虚中气不足的基础上寒热失调，升降失宜，且患者口腔溃疡之病机亦为中州失调，拟方甘草泻心汤，以党参、生甘草、大枣补中虚，以黄芩、黄连苦降以清热，以半夏、生姜为温散辛开。药虽数味，但融辛开、苦降、甘补于一炉，达脾气健运，升降调和，邪热得除，而诸症得缓。此方证体现黄文政教授标本兼治、灵活应用经方的治疗特点，效如桴鼓。

第七节　阳痿

阳痿是指成年男子性交时，由于各种原因导致的阴茎痿软不举，或举而不坚，或坚而不久，无法进行正常性生活的病证。阳痿首载于《黄帝内经》，《灵枢·邪气脏腑病形》称阳痿为"阴痿"，《素问·痿论》中又称"宗筋弛纵"和"筋痿"。

一、病因病机

1. 病因

☆常用药对　☆医案集粹

（1）禀赋不足，劳伤久病

先天禀赋不足或纵欲、房劳过度，或早婚，或久病劳倦，均可造成精气亏损，肾阴阳不足，而致房事不举。《类证治裁·阳痿》则提道："阳之痿多由色欲竭精，或思虑劳神，或恐惧伤肾，或先天禀赋，或后天食少……而致阳痿者。"

（2）七情失调

情志不遂，或郁怒伤肝，而致气机郁滞，肝失条达，宗筋所聚无能，最终导致阳痿。此即《景岳全书·阳痿》所云："反思虑焦劳，忧郁太过者，多致阳痿"。《素问·痿论》又曰："思想无穷，所愿不得，意淫于外，入房太甚，宗筋弛纵，发为筋痿，及为白淫。"清代沈金鳌《杂病源流犀烛·前阴后阴源流》中指出："又有失志之人，抑郁伤肝，肝木不能疏达，致阴痿不起。"过度忧思伤脾，导致气血生化乏缘，宗筋失养，而致阳痿。又如惊恐伤肾，气机逆乱，作强不能而成阳痿。

（3）饮食不节

过食肥甘厚味、辛辣之品，损伤脾胃，导致脾胃运化水湿功能失常，水湿积聚日久，变生湿热，湿热下注肝经，致宗筋弛纵，而成阳痿。

（4）外邪侵袭

寒湿或湿热之邪外侵，导致寒湿伤阳，湿热下注，发为阳痿。此即《灵枢·经筋》曰："足厥阴之筋，其病……阴器不用，伤于内则不起，伤于寒则阴缩入，伤于热则纵挺不收。"

2. 病机

阳痿虽病位在宗筋，然而病变主要涉及心、脾、肝、肾。临证时可见虚实夹杂，虚证可见命门火衰、心脾两虚等，实证可见肝郁不舒、湿热下注等，上述均可导致宗筋弛纵，而发阳痿。

二、诊断要点

第一，成年男子性交时，由于各种原因导致的阴茎痿软不举，或举而不坚，或坚而不久，无法进行正常性生活。

第二，多有禀赋不足、纵情过度、郁证、消渴等病史。时常伴有身体乏力、腰膝酸软、畏寒肢冷，或有小便不畅，淋漓不尽等症状。

第三，排除药物及性器官发育不全而致的阳痿。

第四，获取病人及其伴侣的详尽病史十分重要，必要时进行夜间阴茎勃起试验等特殊检查。寻问泌尿生殖系统的手术病亦很重要，近年来前列腺根除术后阳痿的概率也在增加。

三、辨证论治

黄文政教授认为本病素体禀赋不足，肾虚火旺，故有汗出较多、腰酸痛，结合生活节奏较快、工作压力大遂致肝郁不疏，气机不畅，经络阻遏，故宗

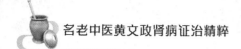

筋痿而不用。治疗当以疏肝解郁、滋阴益气、补肾壮阳为主。

1. 肝郁肾虚证

主症：阳事不起，心情抑郁，胸胁不适，神疲倦怠，畏寒肢冷，腰膝酸软，夜尿多。苔薄白，脉弦细或沉细。

治则：疏肝解郁，补肾益精。

方药：自拟经验方。

柴胡 10g	当归 10g	白芍 10g	熟地黄 25g
山茱萸 15g	山药 15g	丹参 30g	稽豆衣 30g
菟丝子 15g	沙苑子 15g	炙甘草 10g	浮小麦 30g
露蜂房 10g	淫羊藿 30g	巴戟天 10g	砂仁 10g（后下）

2. 心肾不交证

主症：阳事不举或举而不坚，腰酸乏力，夜寐多梦，梦遗，汗出。舌红，少苔，脉沉细。

治则：补心养血，益肾助阳。

方药：自拟方。

太子参 15g	天冬 10g	熟地黄 15g	黄柏 10g
丹参 15g	茯苓 10g	远志 10g	石菖蒲 10g
杜仲 10g	巴戟天 10g	菟丝子 15g	砂仁 6g（后下）
淫羊藿 15g	露蜂房 10g	山药 15g	炙甘草 15g

3. 湿热下注证

主症：阳事不举或举而不坚，阴囊潮湿，或伴有口苦口黏、胸闷纳呆、恶心呕吐、耳鸣、肢体困倦等，小便短赤。舌红，苔黄腻，脉滑数。

治则：清利湿热。

方药：龙胆泻肝汤合四妙散加减。

龙胆 10g	黄芩 15g	炒栀子 10g	川木通 6g

泽泻 15g	当归 15g	柴胡 10g	车前子 20g（包煎）
升麻 6g	橘核 10g	苍术 15g	荔枝核 10g
黄柏 10g	牛膝 10g	生薏苡仁 15g 炙甘草 10g	

四、临证备要

阳痿的发生肝郁为重要因素，生活节奏的加快、压力的加大、情志的影响逐渐增多，出现"因郁致痿"，故当今治疗阳痿重视解郁法是治疗中的重要环节。治疗过程中不应过于温补，疏补相得方见疗效。疏肝理气用柴胡、当归、白芍、炙甘草。补肾壮阳、顾护宗筋用菟丝子、沙苑子、露蜂房、淫羊藿、巴戟天。养血益阴选用熟地黄、山茱萸、山药、丹参，诸药合用肝肾同调，阴阳双补，共奏良效。

五、典型病案

王某，男，27 岁，2015 年 1 月 6 日初诊。

主诉：房事不举伴乏力、腰痛半年余。

患者长期以来工作劳累，近半年感觉疲乏困倦，腰痛，阳痿不举，入睡困难，寐而易醒，多梦，时有遗精。舌红，苔少，脉细弦。

中医诊断：阳痿。

辨证：心肾不交证。

治则：补心养血，益肾助阳。

方药：自拟方。

太子参 15g	麦冬 10g	生地黄 10g	丹参 15g
茯苓 10g	远志 10g	杜仲 10g	山茱萸 15g
山药 15g	炙甘草 10g	砂仁 6g	菟丝子 15g
淫羊藿 15g	天冬 10g	生、熟地黄各 10g	

14 剂，每日 1 剂，水煎服 150ml。

二诊：前症减轻。舌红，苔薄，脉细弦。方药：前方加韭菜子 10g、露蜂房 10g、威灵仙 10g。14 剂，每日 1 剂，水煎服，150ml。

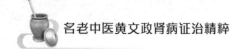

三诊：腰痛已愈，疲乏困倦、不寐症状均有改善。舌红，苔薄，脉细弦。方药：二诊方去远志，加柴胡 10g、升麻 6g。14 剂，每日 1 剂，水煎服，150ml。

四诊：患者述阳痿症状明显好转，遗精消失。舌红，苔薄，脉细弦。方药：继服三诊方。14 剂，每日 1 剂，水煎服，150ml。

【按语】黄文政教授认为患者所患阳痿与阴虚心火扰动、肾阴不足、阴火上乘、心肾不交有关。心主血脉，血脉空虚，心气不足，肾虚不能荣养阴器，肾阳亏虚，命门火衰而现阳痿。故用太子参、麦冬、茯苓、远志等养血安神，天冬、生熟地黄、杜仲、山茱萸、砂仁、韭菜子等补肾助阳，丹参、露蜂房辅助活血祛瘀，柴胡配升麻不仅能升脾胃清阳，亦能升举宗筋，改善阳痿症状。再嘱患者调畅情志，适当运动，释放压力对于本病的治疗也起到了很好的作用。

第二章　疾病篇

第一节　慢性肾小球肾炎

扫码立领
☆ 常用药对
☆ 医案集粹

慢性肾小球肾炎（CGN）简称慢性肾炎，以蛋白尿、血尿、高血压、水肿为基本临床表现，起病方式各有不同，病情迁延，病程缓慢，可有不同程度的肾功能减退，最终发展为慢性肾衰竭。

慢性肾小球肾炎特指原发性肾小球肾炎迁延演化的慢性疾病，其与继发性肾小球肾炎（糖尿病肾病、狼疮性肾炎等）和非肾小球疾病（原发性高血压性肾损害、慢性肾盂肾炎等）均有不同。在此，本章仅对严格意义上的慢性肾小球肾炎进行论述，对其他内容不再赘述。

有关慢性肾炎的临床表现，隶属于中医学的"水肿""虚劳""腰痛""眩晕"等病证的范畴。早在《黄帝内经》中就有类似的描述，如《素问》云："……水病下为附肿大腹，上为喘呼，不得卧者，标本俱病"颇与慢性肾炎水肿相似。《金匮要略》云："肾水者，其腹大，脐肿腰痛，不得尿"与慢性肾炎腰痛类似。由于慢性肾炎后期全身机能衰退，出现气血阴阳虚衰现象，类似中医学"虚劳"的表现。慢性肾炎合并高血压者类似中医头痛、眩晕等病证。基于古文献研究，并结合现代医学认识，目前中医以"尿血""水肿""尿浊""慢肾风"作为慢性肾小球肾炎的主要中医病名。

一、病因病机

1. 病因

古今医家根据长期的临床实践认为，本病发生是由风寒、风热、热毒、湿热等病邪反复入侵；加之内伤七情、饮食不节、酒色劳倦等各种因素造成脏腑虚损。特别是肺、脾、肾三脏功能失调，致使体内水精散布及气化功能发生障碍，脏腑日益虚损，而外邪反复迁延，导致脏腑之间、正邪之间的恶性循环，而形成了慢性肾炎反复发作，长期不愈的临床特点。现分述如下：

（1）*外邪侵袭*

感受外邪，反复不愈，伤及脏腑，肺气不宣，肃降失司而成风水。迁延不愈，导致脾肾阳气虚衰，水湿潴留或泛滥发为本病。

（2）*脾气虚弱*

脾气素虚或七情劳伤，饮食失节，损伤脾胃，运化失司，精微不生，水湿不运，停聚泛滥而成本病。

（3）*肾气不足*

素体肾气不足或房劳过度，劳倦内伤，肾气受损，开合及气化功能失调，水气阻滞，溢于肌肤；肾阳不足，不能温煦脾土，致脾阳运化功能失司，水湿不能输布，脾土既虚累及肺金，肺气通调无权，水气失于宣降。肺、脾、肾三脏相互影响，导致本病迁延日久。若肾阴不足，水不涵木，肝阳偏亢，则可导致水肿与眩晕并见的临床症状。

此外，肝失疏泄，气机不畅，气滞血瘀，也可致本病病情复杂而难以治愈。黄文政教授在肾炎患者漫长的治疗过程中，针对患者的不同的症候，根据中医辨证而给予对症治疗。其治疗慢性肾炎的方法可以概括为"肾病平稳治肾缓，兼证突出治标急"。

2. 病机

慢性肾小球肾炎的病机特点为本虚标实，以气阴两虚、脾肾亏虚为本，以瘀血、水湿、痰浊、浊毒、气滞等为标。

慢性肾小球肾炎患者可有正气亏虚，如其虚损在肾，肾不能运行水液，气化失司，水液不能在体内正常运行。足少阴肾为三阴之枢纽，与手少阳三焦同时肩负着一身气血津液转输的工作，肾虚往往影响三焦通利，造成水液运行受阻而停聚，最终发为水肿。肾虚也可以影响肾收纳封藏的功能，若肾不能摄纳精微，则多会导致体内精微物质随尿液排出，而见蛋白尿、血尿等。若患者病程较长，一身之气阴受损，则往往在肾虚不能气化、收纳的同时，也会伴见其他脏腑的功能失常，此时患者往往有一身之气不足，或气下陷加重体内精微物质的流失，造成严重的蛋白尿、血尿等症状，或气虚无力推动三焦运行，加重阴虚，三焦无水液可输布，造成三焦功能的进一步失常，水肿或更加难以消除。

慢性肾小球肾炎患者体内往往存在病邪，而随着其病程的延长，正气的异常，其体内的病邪可能愈发沉重、复杂。根据"久病多瘀""久病入络"的理论，慢性肾小球肾炎患者体内的病邪多为瘀滞、黏腻，其可能停伏于血络，阻塞机体气血津液的运行，且长期存在，难以速除。湿浊在内者，往往湿浊行于血络，导致血中秽浊，可有严重的血尿、贫血等。有热邪在里者，病邪可煎灼血络，引发血尿，耗灼肝肾之阴，导致高血压等阳偏亢症候的出现。

二、诊断及鉴别诊断

1. 诊断

凡尿化验异常（蛋白尿、血尿），伴或不伴水肿，伴或不伴高血压，病程达3个月以上，无论有无肾功能损害，均应考虑此病，在除外继发性肾小球肾炎及遗传性肾小球肾炎后，临床上可诊断为慢性肾小球肾炎。

2. 鉴别诊断

慢性肾小球肾炎是原发性的肾小球病，与遗传、其他疾病无关。慢性肾小球肾炎可导致蛋白尿、血尿、水肿、高血压等临床表现，与其他肾小球病或非肾小球病均有不同。慢性肾小球肾炎主要应与下列疾病相鉴别。

（1）继发性肾小球疾病

慢性肾小球肾炎应与狼疮性肾炎、过敏性紫癜肾炎、糖尿病肾病、乙型肝炎病毒相关性肾炎等相鉴别，依据相应的系统表现及特异性实验室检查、肾活检等可鉴别。

（2）Alport 综合征

本病常发于青少年（多在 10 岁之前），病人有眼（球形晶状体）、耳（神经性耳聋）、肾（血尿、蛋白尿及进行性肾功能损害）异常，并有阳性家族史（多为性连锁显性遗传）。

（3）其他原发性肾小球疾病

慢性肾小球肾炎应与无症状性血尿或（和）蛋白尿相鉴别，后者主要表现为无症状性血尿或（和）蛋白尿，无水肿、高血压、肾功能减退。

（4）感染后急性肾炎

慢性肾小球肾炎应与感染后急性肾炎相鉴别，后者有前驱感染，并以急性发作起病；两者潜伏期不同；两者显著区别在于是否有血清 C_3 的动态变化；两种疾病的转归不同，慢性肾小球肾炎无自愈倾向，呈慢性、渐进性，感染后急性肾炎与此不同。

三、辨证论治

黄文政教授治疗慢性肾小球肾炎，以辨证论治为核心，时时结合疾病发生、发展的阶段和过程，在中医辨证论治思想指导下，为本病构筑三条路线，并对每条路线细分为多种证型，以此作为临床辨证论治的框架。以下为三条路线及其详细证治。

1. 特色证治

（1）气阴两虚，湿热内蕴证

主症：气短疲乏，面色无华，或易感冒，腹胀纳少，口干咽燥或咽部暗红、咽痛，或口干不欲饮，午后低热，或手足心热，小溲黄赤、灼热或涩痛不利，大便或干，或溏泻，或黏腻不爽。舌红，苔少，脉细数。

治则：疏利少阳，益气养阴，清热利湿，活血化瘀。

方药：肾疏宁加减。

生黄芪 15g	太子参 10g	柴胡 10g	黄芩 10g
麦冬 10g	山茱萸 10g	丹参 20g	萹蓄 15g
草薢 15g	益母草 15g	蒲公英 15g	

肾病其本在肾、其标在肺、其制在脾，而"三焦主持诸气"，故治疗慢性肾炎首当疏利少阳，调节三焦气化。该方是在《伤寒论》小柴胡汤的基础上加减化裁而来，其一，以柴胡、黄芩疏利少阳、清解郁热、畅达三焦，从而恢复少阳三焦的枢机。其二，以黄芪、太子参、山茱萸补肾健脾、益气养阴，助其精微物质的生化与封藏，使精中生气，气中生精，精足气旺，从两方面补充其脾肾等脏之不足。其三，以益母草、蒲公英、萹蓄、丹参等清热解毒利湿、活血化瘀、清除停滞体内的水湿、热毒、瘀血等病邪。该方具有调节免疫、促进蛋白合成、调节脂质代谢、减轻肾炎病理损害、改善肾功能的作用。

（2）肝血肾阴亏虚证

主症：神疲，腰酸，口渴干燥，五心烦热，眼目干涩，头发花白或易脱落，指甲薄脆，女性月经量少，男子精液清稀或精弱，头晕耳鸣，夜间不寐。舌红，少苔，脉细弱或细弦。

治则：滋阴养血，补肾益肝。

方药：滋水清肝饮加减。

熟地黄 15g	当归 10g	白芍 10g	酸枣仁 15g
山茱萸 10g	茯苓 10g	山药 10g	柴胡 10g
山栀子 15g	牡丹皮 10g	泽泻 10g	黄芩 10g

（3）风入肾络证（肾风）

主症：面部浮肿，汗出恶风，腰背痛，肌肤色暗而黑，尿色黄或有泡沫。偏于风热者，伴咽喉红肿疼痛，舌质红，脉浮滑数；偏于风寒者，兼恶寒，咳喘，舌苔薄白，脉浮紧。

治则：祛瘀化浊，清热解毒散风。

方药：蝉蚕肾风汤加减。

蝉蜕6g	僵蚕6g	鸡血藤10g	茜草10g
益母草15g	土茯苓20g	党参10g	山药10g
生白术10g	熟地黄15g	当归10g	覆盆子10g
炙甘草6g			

（4）脾肾气虚，水湿内停证

主症：水肿明显，面色㿠白，腰脊酸痛或胫酸腿软，足跟痛，神疲，纳呆或便溏，遗精、阳痿、早泄或月经失调。舌嫩淡胖有齿痕，脉沉细或沉迟无力。

治则：健脾补肾，淡渗利水。

方药：真武汤合五苓散，或济生肾气汤、水陆二仙丹、金锁固精丸加减。

以猪苓、茯苓、泽泻、车前子、汉防己、川木通等利水渗湿之药治疗肾炎水肿，其利水强度虽不及逐水药，但不良反应小，一经辨证恰当配伍则利水效应倍增。同时配以健脾益气、温补肾阳、宣肺解表、理气运脾、活血化瘀诸法，往往可取得很好的利尿消肿效果。上药多含钾离子，故利尿后多不需补钾。肾阳虚常用仙茅、淫羊藿、巴戟天、菟丝子等温而不燥之药；肾阴虚常用熟地黄、山茱萸、枸杞子、女贞子、旱莲草等药。补肾药能减少蛋白尿，提高免疫功能，改善肾功能，临床上多与健脾药联合应用。

（5）风邪犯肺，热毒壅盛证

症状：眼睑浮肿，继则四肢及全身水肿，发病迅速，多伴有发热恶寒、肢节酸楚、小便不利等症。偏于风热者，伴咽喉红肿疼痛，舌质红，脉浮滑数；偏于风寒者，兼恶寒，咳喘，舌苔薄白，脉浮紧。

治则：疏风宣肺，清热解毒。

方药：银翘散，或五味消毒饮、越婢加术汤、麻黄连翘赤小豆汤加减。

热毒易诱发和加重慢性肾炎病情，初发多兼风热，日久则易伤阴。常以金银花、野菊花、蒲公英、紫花地丁、紫背天葵为基本方，根据感染不同部位随证加减，如伴有咽炎、扁桃体炎加黄芩、蝉蜕、僵蚕、连翘、桔梗、板蓝根、牛蒡子、重楼；伤阴加生地黄、麦冬、玄参；慢性肾炎患者伴皮肤感染者的中医治疗用药加牡丹皮、赤芍、地肤子、白鲜皮、苦参、蛇蜕；胃肠炎加黄连、葛根、马齿苋、地锦草等；血尿加小蓟、凤尾草、生地榆、马鞭草。

（6）湿热壅盛证

主症：周身浮肿，胸脘痞闷，烦热口渴，小便短赤，大便干结。舌红，苔黄腻，脉沉数或濡数。

治则：清热利湿。

方药：萆薢分清饮或五味消毒饮加减，阴虚挟湿热者可用猪苓汤。

慢性肾炎发展过程中湿热是贯穿始终的病邪，因此清利湿热是慢性肾炎祛邪的主要治法之一。清利湿热治法分三焦，总以宣畅气机、开郁行滞、疏利三焦，使湿热之邪得以消除。主要药物有菖蒲、荷叶、青蒿、厚朴、石韦、萹蓄、萆薢、茵陈、川黄柏、苍术、薏苡仁等，依据辨证分清上、中、下三焦选择应用。

（7）瘀水交阻证

主症：病史较长，四肢或全身浮肿，乏力，面色晦暗不泽，两目黑环，肌肤粗糙不荣，腰背酸痛或有刺痛，夜间加重，口唇紫暗。舌质紫暗或有瘀斑，脉沉紧或弦涩。

治则：活血化瘀利水。

方药：当归芍药散加减。

常用药物有当归、赤芍、川芎、丹参、桃仁、红花、益母草、虎杖、泽兰、刘寄奴、川牛膝等。使用同时尚需结合气血阴阳之正虚，水湿、湿热、湿浊之邪实加以配合应用，才能取得良好疗效。活血化瘀药可以改善微循环，消除抗原，抑制抗体形成，减少炎症渗出，抑制免疫细胞增生，从而减轻肾脏的病理损害。

2. 扶正法

慢性肾小球肾炎病程日久，机体正气可有受损，程度不一，其病位多在

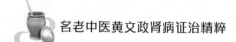

于肾，严重者可损及一身正气，因而可见四种症候。

（1）肾阴不足证

主症：头晕耳鸣，腰膝酸痛，失眠多梦，潮热盗汗，五心烦热，咽干颧红，男子兼见遗精，女子经少或经闭等。舌红少津，脉细数。

治则：滋肾益阴。

方药：六味地黄丸加减。

熟地黄 25g　　山茱萸 12g　　山药 12g　　　茯苓 10g

牡丹皮 10g　　泽泻 10g

（2）肾阳不足证

主症：神疲乏力，精神不振，活力低下，易疲劳；畏寒怕冷，四肢发冷，身体发沉；腰膝酸痛，腰背冷痛，筋骨痿软。

治则：温肾壮阳。

方药：济生肾气丸加减。

熟地黄 25g　　山茱萸 12g　　山药 12g　　　茯苓 10g

牡丹皮 10g　　泽泻 10g　　　肉桂 6g　　　制附子 6g（先煎）

牛膝 10g　　　车前子 30g（包煎）

（3）气阴两虚证

主症：形体日渐消瘦，神疲气短，腹胀纳差，面色萎黄，心慌气短，自汗盗汗，易感冒，手足心热，咽干口燥，口渴喜饮，腰酸腰痛，易患外感，头晕头疼等，或见小便浑浊，大便秘结。舌淡红有齿痕，苔薄，脉沉细或弦细。

治则：益气养阴。

方药：玉屏风散或参芪地黄汤加减。

玉屏风散方

生黄芪 10g　　生白术 10g　　防风 10g

参芪地黄汤方

生黄芪 15g　　太子参 10g　　生地黄 25g　　山茱萸 15g

山药 15g　　　茯苓 10g　　　牡丹皮 10g　　泽泻 10g

运用于脾虚气弱证，以黄芪、太子参、白术、山药、莲子、扁豆等性味平和之品，或合用当归、白芍、何首乌等养血之品，以益气养血，对水肿消退后或无水肿的蛋白尿者有效，并能提高血浆白蛋白水平。亦可应用大补元煎、参苓白术散、知柏地黄汤等加减。

（4）肾阴虚火旺证

主症：腰痛，耳鸣，潮热，颧红，盗汗，五心烦热；或性欲亢盛，男子梦遗早泄，女子梦交，尿黄。舌红，苔黄少津，脉细数。

治则：养阴清热。

方药：知柏地黄丸加减。

知母10g　　黄柏10g　　熟地黄25g　　山茱萸15g

山药15g　　茯苓10g　　牡丹皮10g　　泽泻10g

3. 祛邪法

（1）湿热下注证

主症：胸脘痞闷，烦热口渴，身重疲乏，小便短赤，大便干结。舌红，苔黄腻，脉沉数或濡数。

治则：清热利湿。

方药：小蓟饮子加减。

生地黄15g　　小蓟30g　　川木通10g　　滑石10g（包煎）

藕节30g　　淡竹叶10g　　当归10g　　蒲黄炭30g（包煎）

山栀子10g　　甘草10g

（2）阴虚内热证

主症：两颧红赤，形体消瘦，潮热盗汗，五心烦热，夜热早凉，口燥咽干。舌红，苔少，脉细数。

治则：滋阴清热。

方药：茜根散合二至丸或两地汤加减。

茜根散方

茜根15g　　黄芩10g　　炙甘草10g　　生侧柏叶30g

生地黄15g　阿胶10g（烊化）

二至丸方

女贞子15g　墨旱莲15g

两地汤方

生地黄15g　玄参10g　　白芍10g　　麦冬10g

地骨皮10g　阿胶10g（烊化）

（3）瘀血内阻证

主症：面色黧黑或晦暗，肌肤甲错或肢体麻木，口唇爪甲紫暗，腰痛固定或呈刺痛，或皮下紫斑，或肌肤微小血脉丝状如缕，或腹部青筋外露，或下肢青筋胀痛。舌色紫暗或有瘀点、瘀斑，血液流变学检测全血、血浆黏度升高。

治则：活血化瘀。

方药：化血丹加减。

煅花蕊石10g　　三七粉6g（冲服）　　血余炭10g

四、临证备要

黄文政教授认为慢性肾炎的发病主要是以肺、脾、肾三脏功能失调及气、血、精、阴、阳的亏损为内因，以风寒、水湿、瘀血、湿热、热毒等邪毒侵袭为外因，诱因则与饮食失调、劳倦过度、房室所伤有密切关系。其病机为正虚邪实，正虚以脾肾阴阳气血亏损为主，邪实则以水湿、热毒、瘀血为主。肺、脾、肾功能失调，则上不能治节水源，中不能运化水湿，下不能通利水道，正如《景岳全书》所说："上焦不治，则水泛高原；中焦不治，则水停中脘；下焦不治，则水乱二便。"水液代谢紊乱，湿浊无以运行，蕴积于体内，变生诸端。加之外感等邪侵扰，内外相合，形成本病。

1. 黄文政教授辨治慢性肾炎经验总结

《素问·水热穴论篇》指出："故其本在肾，其末在肺，皆积水也。……肾者，胃之关，关门不利，故聚水而从其类也。上下溢于皮肤，故为肿。"

《素问·至真要大论》又指出："诸湿肿满，皆属于脾。"张景岳也指出："凡水肿等证，乃肺脾肾三脏相干之病，盖水为至阴，故其本在肾；水化于气，故其标在肺；水唯畏土，故其制在脾。"明确指出了水肿与脾肾的关系及治疗上补脾治水的重要性。在症候特点上，由于脾肾同为脏而属阴，加之本病的病程较长，多表现为脾肾阳虚的一系列临床表现，如身肿以腰以下为甚，按之凹陷不起，腰痛腰酸，纳差乏力，腹胀便溏，小便量少或不利，甚或形寒肢冷，面色㿠白等。因而补脾益肾是其治疗的关键，健脾与温肾同时并进，而达到扶正固本之效。扶正以健脾、补肾和收涩固精为三大主要治疗法则。若以水肿为主，治疗则在淡渗利水的基础上结合宣肺、健脾、温肾、疏利三焦法，常用越婢加术汤、实脾饮、真武汤、济生肾气汤等。水肿消退或无水肿而以蛋白尿为主，则常用补中益气汤、玉屏风散以健脾；金匮肾气丸、六味地黄丸、五子衍宗丸、大补元煎以补肾；水陆二仙丹、金锁固精丸以收涩固精。血尿用小蓟饮子、猪苓汤，高血压用建瓴汤等治疗。

（1）清热、化湿、解毒、祛邪，治标法

慢性肾炎的病情发展缓慢，病程缠绵，大多都表现有不同程度的邪实存在，症候以虚中挟实为多见，其邪多为湿热毒邪。在病变过程中，由于脏腑亏损，正气不足，抵抗力下降，湿热毒邪乘虚蕴结于肾。因此，治疗时在扶正固本的基础上，应以祛邪为主，清热解毒、清利湿热、祛风胜湿和活血化瘀以祛邪为主要治疗法则。

1）清热解毒法

清热解毒法主要针对上呼吸道感染、扁桃体炎、皮肤感染等热毒壅盛而诱发或加重慢性肾炎的病情。初发多兼风热，日久则易伤阴，方用五味消毒饮加减，根据不同感染部位进行加减选药，如伴咽炎、扁桃体炎，可加黄芩、蝉蜕、僵蚕、连翘、重楼、桔梗、牛蒡子；伤阴者加生地黄、玄参、麦冬、沙参；伴皮肤感染加牡丹皮、赤芍、白蒺藜、地肤子、白鲜皮、苦参、蛇蜕；伴胃炎、肠炎者加川黄连、马齿苋、葛根、地锦草等；伴肝炎者可加柴胡、茵陈、鸡骨草、虎杖、苦丁茶、金钱草。清热解毒药具有抗菌抗病毒作用，也可以通过激发非特异性的免疫功能、抑制过度的炎症反应，从而减轻炎症和组织损伤。

2）清热利湿法

清热利湿法主要适用于慢性肾炎的湿热证。慢性肾炎缠绵难愈反复发作，除责之于脾肾亏损外，湿热病邪已成为突出的矛盾。因为肺脾肾气化不利、水湿潴留是肾小球疾病的病理基础。水湿郁久易于化热，湿与热合即为湿热之邪；感受热毒之邪，热淫水湿蕴结则湿从热化；气阴两虚者，气虚易留湿，阴虚易内热，故成湿热，而湿热之邪，亦易耗气伤阴，使之留滞难消。清热利湿法当以三焦论治：上焦，外感湿热伤于肌表，当疏表宣肺，清热化湿，方用藿朴夏苓汤、三仁汤等。中焦，湿热瘀阻，枢机不利，升降失和，当辛开苦降，醒脾燥湿清热，方用黄连温胆汤，又当芳香化湿、辟秽祛浊，常用鲜藿香、鲜佩兰等。下焦，湿热下注，膀胱气化不利，清浊相混，当清热泄湿，淡渗通利，分清泌浊，方用萆薢分清饮。清热利湿药具有利尿、抗菌、降压、降脂作用，还能增强抗感染免疫能力，抑制变态反应，从而减轻炎症的进展。

3）祛风胜湿法

对于湿邪久留、脾阳被困者应用芳香化湿、苦辛燥湿、淡渗利湿等均告无效时，可用祛风胜湿法，取风能胜湿之理，用苦辛温散、祛风除湿之法，以达湿邪祛除、脾运舒展之目的，方用羌活胜湿汤加减。服药后汗出并不明显，而外感明显减少，自觉周身温和舒适、饮食增加、浮肿消退、蛋白尿及高脂血症也随之减轻。尤其是原来治疗风湿性、类风湿性关节炎的卫矛科植物雷公藤，经大量的临床及实验研究证实，它是一种不同于激素和细胞毒药物的新型免疫抑制剂，对多种原发和继发性肾脏疾病都有良好疗效，是祛风胜湿法的代表药物。祛风胜湿药的作用机理主要为抑制免疫功能、抗变态反应，以消除炎症之病理损害。

4）活血化瘀法

瘀血与肾病关系密切。《金匮要略》云："血不利则为水。"《素问》云："瘀血不去，其水乃成。""孙络水溢，则经有留血。"活血化瘀法常用的方剂有桃红四物汤、补阳还五汤、血府逐瘀汤等。常用药物有当归、赤芍、川芎、丹参、桃仁、益母草、虎杖、泽兰、刘寄奴、川牛膝等，使用时尚需结合气血阴阳之正虚，水湿、湿热、湿浊之邪实，加以配合应用，才能取得良好疗效。活血化瘀法的作用机理主要是改善肾脏微循环，抑制血小板聚集，消除抗原，抑制抗体形成，减少炎症渗出，抑制炎症细胞增生，从而减轻肾脏病理性损害。

（2）久病入络，虫蚁搜剔法

络病理论源于《黄帝内经》和《伤寒杂病论》，实质是对一些久病难愈之顽症，采用通络法，即疏通络道之法。吴以岭院士在临床和实验的基础上归纳了络病的三大病机，即络脉瘀阻、络脉绌急和络虚不荣。黄文政教授临床应用虫蚁搜剔法治疗顽固性蛋白尿和血尿均取得了良好的效果。

1）虫蚁搜剔合辛香通络法

络脉瘀阻即病久气机郁滞、血行不畅、顽痰死血瘀阻于络脉，相当于血液黏度增高、红细胞变形能力减弱、血小板凝聚、血脂增高、血栓形成及动脉硬化，治以虫蚁搜剔合辛香通络，常用药如水蛭、土鳖虫、穿山甲、蜓蚰、守宫等。络脉瘀阻常见于肾病综合征，明显水肿，大量蛋白尿，顽固性血尿，病理上往往合并静脉微血栓形成或局灶性肾小球硬化、肾间质纤维化等，符合久病入络、顽痰死血留而不去之病机。黄文政教授曾反复指出："此时一般活血化瘀药如丹参、川芎、当归、赤芍等疗效欠佳，因一般活血化瘀药只能溶解微血栓之表面，而不能达到核心部位，唯虫蚁搜剔之剂方能深达微血栓核心部位而溶解之。"

2）虫蚁搜剔合解痉通络法

络脉绌急即病久内风萌动，络脉绌急挛缩，相当于微血管缺血痉挛，与血管内皮功能紊乱有关，内皮素增高，一氧化氮降低，治以虫蚁搜剔合解痉通络，常用药如全蝎、蜈蚣、蝉蜕、僵蚕、白花蛇舌草、乌梢蛇、蛇蜕等。络脉绌急常见于慢性肾脏病顽固蛋白尿，血压升高，高度浮肿，符合久病入络，内风萌动，脉络挛急之病机，故用虫蚁搜剔以息风解痉通络。用此类药当分轻重，轻者用蝉蜕、僵蚕、地龙；中度加全蝎；重度再加蜈蚣、白花蛇舌草、乌梢蛇以循序渐进，不可用之过猛以免耗伤气阴。

3）虫蚁搜剔合通络补虚法

络虚不荣即病久气血津液耗损，络脉不充，失于荣养，从而导致络脉瘀阻或络脉细急之症，治疗自当以扶正为主。络脉不荣之慢性肾脏病，是指络脉瘀阻、络脉细急的病机变化，均是在脾肾亏损、气血不足、气阴两虚等正虚的基础上产生的。故应用虫蚁搜剔之药，必须配合健脾补肾、补气养血、益气养阴、滋补肝肾等扶正之剂，切不可单独使用，以免攻伐太过，徒伤正气，其用量上应由小渐大，视患者体质和病情逐渐增加，调整好扶正祛邪之比例，取得疗效后应逐渐减量至停用，再以扶正培本以善其后。

（3）多法并进，扶正祛邪法

由于慢性肾炎邪正交织、错综复杂的病理机制，决定了扶正祛邪多法联合并进成为现在治疗慢性肾炎的主要治疗法则。扶正方面以益气养阴为主。在治疗上不宜过用辛燥、滋腻、苦寒及温阳之品；祛邪则包括前述的清热解毒、清利湿热、祛风胜湿和活血化瘀法，疏利少阳法则作为联系扶正与祛邪的重要纽带。黄文政教授采用疏利少阳，结合益气养阴、活血化瘀、清热解毒、利湿祛风诸法，研制出的"肾炎3号方"在治疗慢性肾炎上也取得了良好的疗效。

黄文政教授在肾炎患者漫长的治疗过程中，针对患者出现的不同症候，给予恰当的治疗，其治病方法可以概括为"肾病平稳治肾缓，兼证突出治标急"。

针对痰气交阻、化燥伤阴的咽干、咽痛患者，临床急则治标，应用《医学心悟》所载启膈散进行治疗，并合用麦门冬汤加减。启膈散由沙参、丹参、茯苓、川贝、郁金、砂仁等组成。

感受外邪，咽喉时痛，则用五味消毒饮清热利咽解毒，并合用四妙勇安汤或桔梗散以增加疗效；咽痛、咽干，有紧束感，加润燥之品，如百合、青果等；咽喉干痛，热邪已解，用麦门冬汤（以太子参易人参），去粳米、大枣合桔梗散，可加川贝、百合、知母、生地黄、熟地黄、女贞子、墨旱莲、沙参。

小便频数，尿中红细胞较多，需凉血止血，用小蓟饮子（小蓟、茜草、生地榆、白茅根、马鞭草等）。

总之，根据肾病不同症候、不同表现应当给予不同的治疗，掌握标本虚实，治疗上补虚与泻实有所侧重，坚持长期治疗，才能达到预期的疗效。

2. 黄文政教授运用蝉蚕肾风汤经验初探

慢性肾小球肾炎与中医所谓"肾风"有密切联系，风邪为百病之长，风邪在肾系疾病的发生发展中起着重要的作用。黄教授在临床治疗慢性肾小球肾炎中，注重从风邪入手阐释病机，治疗上运用祛风之法，应用验方"蝉蚕肾风汤"，根据病情加减化裁，辨证施治，取得良好疗效。

（1）肾风溯源

"肾风"一词初见于《黄帝内经·素问·奇病论》中，"有病庞然如有水状，切其脉大紧，身无痛者，形不瘦，不能食，食少，名为何病？岐伯曰：病生在肾，名为肾风"。提出了肾风的病名和基本临床表现。《黄帝内经·素问·风论》则以"肾风之状，多汗恶风，面庞然浮肿，脊痛不能正立，其色炲，隐曲不利，诊在肌上，其色黑"详细论述了"肾风"的临床表现。而《黄帝内经·素问·评热病论》中"有病肾风者，面浮庞然壅，害于言……少气时热，时热从胸背上至头，汗出手热，口干苦渴，小便黄，目下肿，腹中鸣，身重难以行，月事不来，烦而不能食，不能正偃，正偃则咳，病名曰风水"则指出了"肾风"与"风水"两病的关系。综上所述，在《黄帝内经》中，已经对"肾风"这一疾病有了一定的了解和认识，指出了该病和"风水"的关系，明确了该病病位在肾，病机为感受风邪而致肾脏受损、功能失司，症状有尿浊、水肿、腰痛等。在中医经典中，对"肾风"的治疗如《中藏经》《备急千金要方》中均有论述，治疗以灸肾俞为主。

（2）肾风病机

风为百病之长，风邪侵袭人体，循经入里，伤及肾脏而发为肾风。风邪是发病的外在因素，而先天禀赋不足、脏腑气血阴阳虚损等原因造成的肾元亏虚是发病的根本原因。如《素问·水热穴论》所言："勇而劳甚，则肾汗出；肾汗出逢于风，内不得入于脏腑，外不得越于皮肤，客于玄府，行于皮里，传为肿。本之于肾，名曰风水。""勇而劳甚"则脏腑虚损，肾气不足，加之"汗出逢于风"，风邪乘虚侵入人体而发病。故肾风是本虚标实之证，本虚责之于肺、脾、肝、肾，标实在早期为风邪夹杂寒、湿、热等合而为病，后期则可有湿浊和瘀血等病理产物致使病情迁延难愈。

（3）肾风治疗

《中医内科学》专设"肾风病"的章节，认为"肾风病是在肾元亏虚的基础上，风邪或兼夹其他病邪侵入肾体而发病"。明确指出"凡西医临床诊断分类中的慢性肾炎（高血压型和普通型），均可按肾风病辨证治疗"。治法"应在围绕调整阴阳的基础上，不忘记病因'风邪'"。黄文政教授在临床中抓住肾风病风毒为患的病因，应用蝉蚕肾风汤祛风化浊兼扶正气，根据病情加减化裁，在慢性肾炎的治疗中收效明显。

1）蝉蚕肾风汤的组成

任继学先生高徒石志超先生的经验方蝉蚕肾风汤是黄文政教授治疗肾风常用的基础方之一，原方药物组成为蝉蜕、僵蚕、鸡血藤、茜草、益母草、土茯苓、党参、山药、白术、熟地黄、当归、覆盆子、炙甘草。本方功效为疏风解毒、祛瘀化浊，兼补脾益肾、补气滋阴。方中以蝉蜕、僵蚕疏风解毒、化瘀散浊为君药；再辅以鸡血藤、茜草化瘀生新散邪，益母草、土茯苓化浊利湿解毒为臣药；配以党参、山药、白术、甘草益气温阳，熟地黄、当归、覆盆子滋阴固摄而为佐使。诸药合用，风毒瘀诸邪可祛，先后天阴阳正气得复，而收良效。

2）临床应用经验

黄文政教授临床处方时，蝉蜕、僵蚕二味为君药但用量不大，通常以蝉蜕 12g 配僵蚕 10g，此二味药物辛咸，无毒，但因肾病患者体虚，且病情缠绵，需长时间服药，若过用久用辛散之品，则恐有伤正之虞；鸡血藤、茜草各 15g，化瘀生新，药力平和，益母草、土茯苓用量大，一般各 30g，病情重者土茯苓可加至 60g，以达到迅速化浊利湿解毒的功用；扶正药物均取常量 10～15g，脾虚明显者山药用量宜达 30g，避免过分温燥和滋腻，平补以求长效。

临证加减方面，风毒瘀浊较甚者，加海风藤 15g、乌梢蛇 10g、水蛭 10～15g 以增强通络祛瘀之功；如兼风热毒邪袭肺者，去温性药物加牛蒡子 10g、金银花 15g，表证初起则予银翘散化裁合用；风寒袭肺表证初起则可化用葱豉桔梗汤；如阳气衰弱虚寒之象明显者，加生黄芪 15～30g、肉桂 6～10g；如阴虚兼尿血为主症者，加仙鹤草 15g、鹿衔草 15g、旱莲草 30g；气虚反复感冒者合用玉屏风散；水肿明显者加萆薢 15g、茯苓 15～30g、泽泻 15～30g、石韦 15～30g 利水消肿；以蛋白尿为主要临床表现者可加鬼箭羽 15g，血尿为主者加马鞭草 15～30g、苎麻根 15～30g、白茅根 15～30g，凉血止血，以增强疗效；久病入络，有瘀血征象者加用丹参 30g；风邪弥漫三焦者可将疏风解毒之法与疏利少阳之法同用，即用黄文政教授所创肾疏宁与蝉蚕肾风汤化裁，药用蝉蜕、僵蚕、柴胡、黄芩、丹参、生黄芪、太子参、土茯苓、当归、山药、覆盆子等，使风邪得疏，浊毒得散，正气得复。

五、典型病案

1. 路某，男，39 岁，2014 年 11 月 22 日初诊。

主诉：尿蛋白阳性及红细胞尿 1 年半。

2013 年 2 月尿检发现尿蛋白（+++），尿潜血（+++），入天津市某三甲医院住院治疗，诊为慢性肾炎，肾穿刺活检为局灶硬化性 IgA 肾病，予肾康、黄葵胶囊治疗，效不显。半月后出院，患者肾功能无异常，自觉疲乏无力，无浮肿，小便黄，尿泡沫多。舌红，苔白，脉弦数。

中医诊断：尿血病。

辨证：气阴两虚，湿热内蕴证。

治则：疏利少阳，益气养阴，清热利湿，活血化瘀。

方药：肾疏宁合蝉蚕肾风汤加减。

生黄芪 30g	太子参 15g	麦冬 15g	柴胡 15g
黄芩 10g	丹参 30g	莲子 15g	山茱萸 15g
萹蓄 15g	萆薢 15g	当归 10g	熟地黄 15g

蝉蜕10g　　僵蚕10g　　地龙15g　　茜草15g

苎麻根30g　鬼箭羽15g　覆盆子30g

14剂，每日2剂，水煎服，150ml。

二诊：小便泡沫减少，腰背疼痛不舒，尿常规示：尿潜血（+++），尿蛋白（++）。舌红，苔薄，脉细。方药：前方加补骨脂10g、仙鹤草30g。14剂，每日2剂，水煎服，150ml。

三诊：腰背疼痛减轻。舌红，苔薄，脉沉。方药：二诊方去蝉蜕，加乌梢蛇10g。14剂，每日1剂，水煎服，150ml。

四诊：腰背疼痛缓解，小便泡沫减少，尿常规示：尿潜血（+++），尿蛋白（+）。舌红，苔薄，脉细。方药：三诊方去补骨脂，加荠菜花30g。14剂，每日1剂，水煎服，150ml。

【按语】本例患者为局灶增生性IgA肾病，主要表现为持续性的镜下血尿伴蛋白尿，病机为本虚标实，本虚以脾肾两虚为主；标实则表现为瘀血阻络，且瘀血既是病理产物，又是促使IgA肾病发生发展的关键环节，黄文政教授首诊拟疏利少阳、活血益气之法，方用肾疏宁，又因时令冬春多风，夹寒邪侵袭人体，造成症状加重，风入肾络，使尿中泡沫较多，治疗过程中须注意风邪这一重要病因，故他合用蝉蚕肾风汤，疏风散邪与疏利少阳之法并用，取得良好疗效。

2. 杜某，女，13岁，2014年3月19日初诊。

主诉：镜下血尿7年。

患者7年前因受凉后出现尿频，遂就诊于当地医院。当时查尿常规：尿潜血（+），尿蛋白（-），未予重视及系统治疗。最近患者尿频较前加重，并伴尿浊遂来就诊。患者就诊时诉尿频、尿浊。舌红，苔薄微黄，脉弦细数。尿常规示：尿潜血（++），尿蛋白（-）。尿相差镜检：红细胞10200个/μl，90%为肾小球源性红细胞。

中医诊断：尿血病。

辨证：卫表不固，三焦不利，阴虚火旺证。

治则：益气固表，疏利三焦，滋阴泻火，凉血止血。

方药：玉屏风散合知柏地黄汤加减。

生黄芪15g	生白术10g	防风10g	柴胡15g
黄芩10g	生地黄15g	茯苓10g	牡丹皮10g
山药12g	山茱萸12g	泽泻10g	知母10g
黄柏10g	地锦草30g	荠菜花30g	苎麻根30g

每日2剂，水煎服，150ml。

二诊：患者尿液渐清，无明显不适症状。舌红，苔薄黄，脉细数。尿相差镜检：红细胞9800个/μl，90%为肾小球性红细胞。方药：前方增山药至15g。14剂，每日2剂，水煎服，150ml。

三诊：患者尿频、尿浊均消，无明显不适症状。舌红，苔薄黄，脉细，尺脉略大。方药：二诊方加龟甲15g（先煎）。14剂，每日2剂，水煎服，150ml。

四诊：患者白天小便偶有沉淀物。舌红，苔薄白，脉弦细。方药：三诊方加萆薢15g。14剂，每日2剂，水煎服，150ml。

五诊：前症悉减，舌红，苔薄略黄，脉细数。尿常规示：尿潜血（－），尿蛋白（－）。尿相差镜检：红细胞4500个/μl。方药：四诊方增萆薢至20g，加石韦20g。14剂，每日2剂，水煎服，150ml。

【按语】本例为慢性肾小球肾炎，病属"尿血"，证属卫表不固，三焦不利，阴虚火旺。治以益气固表、疏利三焦、滋阴泻火、凉血止血。患者年少，脏腑娇嫩，形气未充，体虚而正气不足，感受外邪后邪毒入里化热伤阴，热伤血络致血溢脉外故见尿血。黄教授治以玉屏风散合知柏地黄丸，以健脾益肺、固表治本，使其邪去而不复来，同时用知柏地黄丸以滋阴清热、凉血止血，使血分清凉，无发热之势，血流自然顺畅，而无溢血妄行之弊。患者证属本虚标实，本虚为肺肾气虚，标实为虚火灼络，治以标本兼顾，而虚实间当以疏利三焦为枢纽，配以柴胡、黄芩使其补而不滞、邪有所出。为加强其清热凉血之力同时配以地锦草、荠菜花等凉血止血之品以治其标。

3. 秦某，男，56 岁，2014 年 4 月 1 日初诊。

主诉：间断镜下血尿 5 年余。

5 年前患者因查体发现尿中有红细胞，隐血（++）。尿相差镜检：红细胞 177200 个/μL，多形性红细胞 >95%。血压 130～140/80～90mmHg。间断治疗，疗效欠佳。症见疲劳乏力，大便不成形，自觉无其他不适。舌红胖嫩，苔薄，脉细。

中医诊断：尿血病。

辨证：阴虚燥热，郁热伤络证。

治则：滋阴清热，化瘀止血。

方药：化血丹合猪苓汤加味。

猪苓 15g	煅花蕊石 10g	血余炭 10g	三七 6g（冲服）
茜草 20g	茯苓 15g	泽泻 15g	滑石 10g（包煎）
生地榆 30g	阿胶 30g（烊化）		

14 剂，每日 2 剂，水煎服，150ml。

二诊：查尿相差镜检：红细胞 28800 个/μl。方药：前方加苎麻根 30g。14 剂，每日 2 剂，水煎服，150ml。

三诊：尿潜血（－）。方药：予二诊方 14 剂，巩固疗效。

【按语】 肾性血尿是指肾小球疾病所引起的血尿，有别于外科性血尿等"非肾小球性血尿"。病机主要责之热伤脉络及脾肾不固，治疗往往困难，病程一般较长，导致久病入络，血络受阻，瘀血内停，而阴虚有热，灼伤络脉，血不归经则血尿加重。患者顽固性尿血，辨证阴虚燥热，瘀血伤络，兼有脾肾气虚，治以猪苓汤合化血丹滋阴清热、化瘀止血。肾病日久，易发生肾脏的微型"癥积"。瘀血滞留，阻隔脉络，其又是出血的病理实质，所以此方诸药合用，药简力专，共奏祛瘀止血、推陈出新之功，使瘀血得去，脉络通畅，气血调和，尿血病则可治愈。

第二节 肾病综合征

肾病综合征（NS）是指由多种病因造成的，以大量蛋白尿（≥3.5g/d）、低蛋白血症（血浆白蛋白≤30g/L）、水肿、高脂血症为临床主要表现（其中前两项为必备条件）的一组临床综合征，分为原发性和继发性。继发性肾病综合征常由感染、糖尿病、系统性红斑狼疮、过敏性紫癜、淀粉样变、肿瘤及药物等引发。原发性肾病综合征（PNS）是排除上述继发病因后以肾病综合征为首发病变的临床指征。

肾病综合征按其病因病机及临床表现可归属于"水肿""尿浊""关格""腰痛""虚劳""肾风""水气病"等范畴。基于古代医学文献研究，并结合现代医学认识，目前肾病综合征可参照中医"尿浊""水肿""水气病""肾风"进行辨证论治。

一、病因病机

1. 病因

扫码立领

☆常用药对 ☆医案集粹

（1）禀赋不足

肾为先天之本，《素问·逆调论》指出："肾者，水藏，主津液。"《素问·水热穴论》指出："故其本在肾，其末在肺，皆积水也。"此外，李中梓《医学入门》曰："水难制于脾，实则统于肾，肾本水脏，而元阳寓焉，命门火衰，既不能自制阴寒，又不能温养脾土，则阴不从阳而精化为水，故水肿之证，多属火衰也。"指出了肾脏亏虚，肾失开阖，气化失司，则水液排泄障碍形成水肿。

（2）饮食不节

《素问·至真要大论》云："诸湿肿满，皆属于脾。"《丹溪心法》云：

"水则肾主之，谷则脾主之，惟肾虚不能行水，惟脾虚不能制水。"脾主运化，嗜食肥甘厚味及辛辣刺激之品，久则湿热阻滞中焦脾胃，脾失健运，水湿内停，发为水肿。

（3）外邪侵袭

《诸病源候论·水肿候》指出："风水病者，由脾肾气虚弱所为也。肾劳则虚，虚则汗出，汗出逢风，风气入内，还客于肾，脾虚不能制于水，故水散溢皮肤，又与风湿相搏，故云风水也。"风邪外袭，肺失宣肃，肺脏通调，水道功能失司，发为水肿。严用和在《济生方》中提出：水肿由于疮毒内犯所致，"又有年少，血热生疮，变为肿满，烦渴，小便少，此为热肿"。《黄帝内经》认为："正气内存，邪不可干。"脾肾亏虚，正气不足，则湿热疮毒乘虚而入，湿热毒邪内犯，损伤脾肺，脾阳受损，脾失转输，气化不利，发为肿满。

（4）情志内伤

情志不遂，肝气郁结，肝脏疏泄功能失常，气能行津，气行则津布，气机阻滞，则津液输布代谢障碍，水湿内停，形成肿满。《庆云阁医学摘粹》曰："木郁而肝失疏泄之权，则水道不能清利，是以膀胱癃闭，水不归壑而逆行于胸腹，浸淫于经络，则肿胀之病作矣。"另外，肝主疏泄，肝气郁结亦可引起血瘀水停。

2. 病机

本病病因病机复杂，黄文政教授在"少阳主枢""三焦者决渎之官，水道出焉"等理论之基础上，提出少阳三焦枢机不利为本病的关键病机。少阳三焦枢机不利，则气化功能障碍，肺、脾、肾三脏功能失司，肺失通调、脾失转输、肾失开阖，三焦气化不利，水液代谢功能紊乱，导致输布、排泄不利，清浊不分，水液潴留。脾失统摄、肾失封藏，脾气下陷和肾不藏精、精气下泄，精微物质外泄而出现蛋白尿。故本病的病机之关键在于少阳三焦枢机不利，其基本病机为本虚标实，脾肾亏虚，机体正气不足则风寒湿热之邪侵袭肌表，外邪袭肺，导致肺失宣降，风水相搏，发为水肿，湿毒内犯肺脾，加之少阳三焦枢机不利，气化功能障碍进而导致水湿、热毒、瘀血等标实之证。

二、诊断及鉴别诊断

1. 诊断要点

肾病综合征的诊断标准有：①大量蛋白尿（≥3.5g/d）；②低蛋白血症（血清白蛋白≤30g/L）；③明显水肿；④高脂血症（血清胆固醇>6.5mmol/L），满足①②两条即可诊断。并排除糖尿病、系统性红斑狼疮、慢性乙型病毒性肝炎等继发性肾病综合征者，即可确诊为原发性肾病综合征（PNS）。

肾病综合征为一组临床症候群，是由不同的疾病、病理引起的综合征，故在临床中肾病综合征不应作为最后的诊断，需要行肾活检确定病理类型。原发性肾病综合征常见的病理类型有微小病变肾病、膜性肾病、IgA肾病、局灶节段性肾小球硬化、系膜毛细血管性肾炎。

2. 鉴别诊断

肾病综合征首先应排除继发性肾病综合征。继发性肾病综合征的原因很多，小儿应除外遗传因素及感染，中青年应除外结缔组织病，老年则应除外代谢性疾病。

肾病综合征还应与肝源性水肿、心源性水肿、内分泌性水肿、营养不良性水肿相鉴别。分别从水肿的开始部位、可凹性、是否伴有腹水、发展速度、伴随症状及相关脏器的损伤来进行鉴别。心源性水肿从足部开始，具有可凹性，常伴有腹水，病情进展缓慢，可有心脏增大、肝大、颈静脉怒张等伴随症状。肝源性水肿从足部开始，常伴随肝脾大、黄疸、肝掌、蜘蛛痣、腹壁静脉曲张。内分泌性水肿常从胫前或眼眶周围开始，疾病发展缓慢，伴有畏寒、反应迟钝、心悸或心动过缓等症状。营养不良性水肿常从足部开始，伴有消瘦、体重下降、皮脂减少等症状。

三、辨证论治

前贤论治水肿，总不离乎肺、脾、肾三脏。如张景岳云："凡水肿等证，乃肺脾肾三脏相干之病。盖水为至阴，故其本在肾；水化于气，故其标在肺；水惟畏土，故其治在脾。"可知攻水与补虚乃治疗水肿两大法则。对病程长，肿势严重且正气已虚者，治之较难。若径直用攻逐利水之法，虽可取快于一时，但复伤正气，终非良策。黄教授认为，肾病综合征从中医辨证分析多呈本虚标实之证，由于脾虚不摄，肾气不固，精微物质（蛋白）则从小便渗漏不止；土不制水，气不化水，是以肿势滔天。故对病程较长的患者，治疗时始终以培补脾肾为主，利尿消肿为辅，虽然水肿消退缓慢，但整体病情日趋好转，尿蛋白渗漏逐渐减少，收效稳妥，所谓"王道无近功"是也。黄教授在长期的临床实践中，将肾病综合征患者分为两大类，一为本虚为主，一为表实为主，具体如下：

1. 本虚证

（1）脾肾阳虚证

主症：肢体高度浮肿，以下肢为甚，按之凹陷不易恢复，形寒肢冷，神疲乏力，面色㿠白，少气懒言，四肢倦怠，小便量少，口淡不渴，腰背冷痛，纳少便溏。舌质淡胖嫩，有齿痕，脉沉缓或沉弱。

治则：健脾益肾，温阳利水。

方药：真武汤合金匮肾气丸加减。

茯苓30g	生白术20g	白芍15g	制附子15g（先煎）
干姜15g	肉桂10g	山药15g	山茱萸10g
泽泻15g	牡丹皮10g	熟地黄15g	巴戟天15g
仙茅10g	淫羊藿30g	胡芦巴10g	炙甘草10g

（2）气阴两虚证

主症：肢体水肿迁延不愈，肿势不甚，或者水肿不明显，神疲乏力，面色㿠白，少气懒言，口干舌燥，五心烦热，腰膝酸软，潮热盗汗，甚者可出现头晕、耳鸣。舌淡红，少苔或无苔，脉细数。

治则：健脾补肾，益气养阴清热。

方药：参芪地黄汤合二至丸加减。

生黄芪30g	太子参15g	熟地黄20g	山茱萸15g
山药15g	茯苓20g	泽泻15g	牡丹皮10g
女贞子20g	旱莲草20g	玄参15g	麦冬15g
车前草15g	泽兰15g	丹参15g	甘草10g

（3）肝肾阴虚证

主症：肢体水肿迁延不愈，肿势不甚，或水肿不明显，两目干涩，或视物模糊，头晕耳鸣，五心烦热，口燥咽干，腰脊酸痛。舌红绛，少苔或无苔，脉弦细或细数。

治则：滋阴降火，益肾养肝。

方药：知柏地黄汤合滋水清肝饮加减。

知母20g	黄柏15g	熟地黄20g	山茱萸15g
山药15g	茯苓15g	泽泻15g	牡丹皮10g
当归10g	白芍10g	柴胡15g	炒栀子10g
女贞子15g	旱莲草15g	黄精15g	地骨皮15g
炙甘草10g			

（4）肺脾气虚证

主症：头面部、上肢浮肿为主，下肢微肿或不肿，精神萎靡，气短乏力，或兼咳嗽、咯痰等，声低懒言，面白无华，食少纳呆，腹胀便溏。舌淡，苔白滑，脉细弱，或浮细无力。

治则：健脾补肺，益气养血。

方药：参苓白术散合四物汤加减。

生黄芪30g	太子参15g	炒白术20g	山药20g
莲子肉15g	白扁豆10g	炒薏苡仁10g	桔梗10g
当归10g	白芍10g	制何首乌10g	熟地黄15g
生地黄15g	丹参10g	鸡血藤20g	炙甘草10g

2. 标实证

（1）风邪犯肺证

主症：眼睑浮肿，继则四肢及全身水肿，发病迅速，伴有发热恶寒、肢节酸楚、小便不利。偏于风热者，伴咽喉红肿疼痛，舌质红，脉浮滑数。偏于风寒者，兼恶寒，咳喘，舌苔，薄白，脉浮紧。

治则：疏风宣肺，清热解毒。

方药：麻黄连翘赤小豆汤或越婢加术汤加减。

炙麻黄 5g	连翘 20g	赤小豆 30g	生石膏 20g（包煎）
炒白术 15g	杏仁 6g	防风 15g	茯苓 20g
桑白皮 20g	车前草 15g	炙甘草 6g	大枣 5 枚

生姜 2 片

（2）水湿内停证

主症：全身水肿，双下肢尤甚，按之凹陷，身体困重，腰酸痛，小便量少，胸闷，纳食不佳。苔白腻，脉濡缓。

治则：健脾利水，通阳化湿。

方药：防己黄芪汤合五皮饮加减。

汉防己 10g	生黄芪 30g	茯苓 20g	生白术 15g
防风 15g	陈皮 10g	生姜 2 片	桑白皮 20g
大腹皮 15g	泽泻 15g	猪苓 15g	桂枝 10g
冬瓜皮 30g	泽兰 15g	川椒目 15g	炙甘草 6g

大枣 6 枚

（3）湿热壅盛证

主症：周身浮肿，身体困重，烦热口渴，胸脘痞闷，大便干结，小便短赤，或有血尿。舌红，苔腻或黄腻，脉沉数或濡数。

治则：清热利湿，泻下利水。

方药：萆薢分清饮合己椒苈黄丸加减。

| 萆薢 20g | 石菖蒲 10g | 炙甘草 6g | 葶苈子 15g（包煎） |

桂枝 6g	汉防己 10g	川椒目 10g	生薏苡仁 15g
熟大黄 15g	大枣 5 枚	没药 6g	茯苓 20g
川木通 6g	泽兰 30g	浮萍 30g	车前草 30g

（4）瘀血内阻证

主症：肢体水肿迁延不愈，皮肤瘀点、瘀斑，腰部刺痛，痛处固定不移，且夜间尤甚，皮肤甲错，时伴有血尿。舌下脉络青紫或舌有瘀斑、瘀点，苔薄，脉涩滞。

治则：活血化瘀，利水消肿。

方药：当归芍药散合桃红四物汤或大黄䗪虫丸加减。

当归 15g	赤芍 10g	川芎 10g	丹参 20g
桃仁 15g	红花 10g	益母草 15g	桂枝 6g
炒白术 20g	川牛膝 15g	酒大黄 15g	茜草 25g
泽兰 20g	炙水蛭 10g	茯苓 15g	泽泻 15g

三、临证备要

辨证立法、选方用药皆本中医之原则，只要方证对应，不仅能消除症状，且降低异常生化指标。黄文政教授体会，生黄芪、山药、益母草、土茯苓等药有消除尿蛋白，改善肾功能的作用。生黄芪配山药可补益脾肾，固涩肾精，充实腠理，防止尿蛋白从肾中漏泄。现代药理研究显示黄芪具有降低尿蛋白、提高血浆白蛋白、保护肾功能、增强机体免疫力等作用。将其用于肾病综合征的治疗，具有较好的临床效果。益母草、土茯苓活血和络，利尿消肿，化湿泄浊。脾肾气旺，气血流畅，则尿蛋白可除，肾功能可复。遇到水肿身重之证，见白腻之苔，沉滑之脉，辨证当为湿邪久留脾阳被困无疑，以往治疗燥湿、渗湿、芳香化湿之法均未奏效，可见湿邪缠绵难消之特征，故唯有祛风胜湿一法可用，风药之用不在于解表发汗，而取其风能胜湿，方以羌活胜湿汤、参苓白术散化裁，令湿邪尽散，脾阳重振，故水肿消退，清阳得升，精微归于正化而蛋白尿不治自消矣。

黄文政教授在临床中还抓住肾风病风毒为患的病因，应用蝉蚕肾风汤祛风化浊兼扶正气，根据病情加减化裁，在肾病综合征的治疗中收效明显。"肾风"一词最早见于《素问·奇病论》："有病庞然如有水状，切其脉大紧，身无痛者，形不瘦，不能食，食少，名为何病？岐伯曰：'病生在肾，名为肾风。'"《素问·风论》云："肾风之状，多汗恶风，面庞然浮肿，脊痛不能正立，其色焙，隐曲不利，诊在肌上，其色黑。"黄文政教授临床遣方时，蝉蜕、僵蚕二味为君药，但用量不大，通常以蝉蜕10g配僵蚕10g，此二味药物辛咸，无毒，但因肾病患者体虚，且病情缠绵，需长时间服药，若过用久用辛散之品，则仍恐有伤正之虞；鸡血藤、茜草各15g，化瘀生新，药力平和。益母草、土茯苓用量宜大，一般各30g，病情重者土茯苓可加至60g，以达到迅速利湿泄浊解毒的功用；扶正药物均取10～15g，脾虚明显者山药用量宜达30g，应避免过分温燥和滋腻，平补以求长效。临证加减方面，风毒瘀浊较甚者，加海风藤15g、乌梢蛇10g、水蛭10～15g，以增强通络祛瘀之功；如兼风热毒邪袭肺者，去温性药物，加牛蒡子10g、金银花15g，表证初起则化裁银翘散合用；风寒袭肺表证初起则可化裁应用葱豉桔梗汤；如阳气衰弱虚寒之象明显者，加生黄芪15～30g、肉桂6～10g；如阴虚兼尿血为主症者，加鹿衔草15g、墨旱莲30g、马鞭草15～30g、苎麻根15～30g、白茅根15～30g，凉血止血，增强疗效；气虚反复感冒者，合用玉屏风散；水肿明显者加萆薢15g、茯苓15～30g、泽泻15～30g、石韦15～30g以利水消肿；蛋白尿为主要临床表现者，可重用芡实30g、金樱子30g、覆盆子30g。久病入络，有瘀血征象者加用丹参30g、鬼箭羽15g；风邪弥漫三焦者可将疏风解毒之法与疏利少阳之法同用，使风邪得疏，浊毒得散，正气得复。

关于蛋白尿的治疗：蛋白尿因脾肾亏损，脾不升清，肾不固摄，精微下泄而致湿热、热毒、瘀血之干扰，可加重蛋白尿，故其辨治有健脾补肾固精、祛湿清热、治瘀法。健脾法，常用参苓白术散、补中益气汤等，党参、黄芪为常用之药。补肾法，补阳用金匮肾气丸、右归丸；补阴用六味地黄丸、知柏地黄丸等。固精法，应用收涩固精之剂治疗蛋白尿，如水陆二仙丹、桑螵蛸散、金锁固精丸等。祛湿法，湿邪是使蛋白尿渗出和加重的因素之一，当用化湿法，如萆薢分清饮。湿邪久留当用祛风胜湿法，如羌活胜湿汤、雷公藤、昆明山海棠等。清热法，上呼吸道及其他感染或长期应用激素，形成热毒或湿热，使蛋白尿加重，宜清热解毒，如黄连解毒汤，五味消毒饮，清利方（徐嵩年方）等。化瘀法，肾病日久水病及血久病入络，使蛋白尿持续不减，当用活血化瘀法，如桃红四物汤、血府逐瘀汤。久病入络又当用软坚散结法，如海藻玉壶汤、消瘰丸等。

关于低蛋白血症和高脂血症的治疗：低蛋白血症根据不同见证分别应用健脾和胃、益气健脾、养血益精法。健脾和胃有香砂六君子汤、二陈汤；益气健脾有党参、黄芪、白术、山药、莲子、芡实；养血益精有当归、阿胶、龟甲胶、鹿角胶、紫河车；高脂血症责之于痰瘀互结，故宜化痰活血消导之法，如玉楂冲剂（玉竹 30g、山楂 30g）、脉安冲剂（麦芽 30g、山楂 30g）、白金丸（白矾 30g、郁金 30g）。

感染的防治，在肾病综合征的治疗中具有重要意义。肾病综合征的复发因素很多，但最主要的是感染。在大剂量激素疗法中，常易出现上呼吸道及皮肤感染。在临床上出现皮肤痤疮、咽喉肿痛、大便干结、小便赤热、口苦口黏、舌红苔黄腻，脉来弦滑而数，此为湿热或热毒蕴结，治宜清热利湿或清热解毒，方用五味消毒饮、银蒲甘桔汤等。

另外，感冒对诱发肾病综合征的复发也起着不可忽视的作用。反复感冒者，多为肺气不足、卫表不固，应加用玉屏风散，对于提高机体免疫功能、预防感冒、减少复发很有帮助。

活血化瘀中药的应用：肾病综合征多有高凝状态。尤其是膜性肾病和膜增生性肾小球肾炎，易发生血栓形成。临床上常见面色暗滞、舌有瘀斑等。瘀血见证当属久病入络、瘀血内停，治宜活血化瘀，用桃仁、红花、益母草、泽兰等。此类中药能改善微循环，抑制血小板聚集，改善毛细血管通透性，防止血栓形成，如药力不足可应用虫类药，如大黄䗪虫丸、百劳丸等。结合辨证论治法宗健脾补肾、利水消肿，方中可加入穿山甲、土鳖虫、水蛭、全蝎、蜈蚣、地龙等，可使部分顽固病例蛋白尿减少或消失，尿量增加。

关于肾病水肿的治疗及评价：水肿当予利水，《黄帝内经》云："去菀陈莝……开鬼门，洁净府。"也就是攻泻逐水、宣肺发汗和渗湿利水为治疗水肿的主要方法，意在水湿有出路，总以祛邪为主。①峻泻攻下法，是使水从大便排出的方法。在肾病综合征高度水肿伴胸腔积液、腹水，经其他利水法无效而正虚不显著者可用此法。常用方如十枣汤、舟车丸、卢氏肾炎丸等。常用药物如大戟、甘遂、芫花、炙商陆、牵牛子等。②宣肺发汗法，是通过疏风宣肺达到发汗利尿以消除水肿的方法。肾病综合征因上呼吸道感染引起急性发作之全身水肿，以头面为重者可用此法。常用方剂如麻黄加术汤、越婢加术汤，常用药物如麻黄、桂枝、浮萍、防风、紫苏、香薷等。③渗湿利水法，是应用淡渗之药物通过利小便达到消肿的目的。常用五皮饮、五苓散等方，常用药物有茯苓、猪苓、泽泻、车前子、防己、滑石、通草等。渗湿利水与行气、活血、温肾、健脾法合用，可提高疗效。④温肾利水法，以渗湿利水法为基础，加附子、肉桂、仙茅、仙灵脾、巴戟天、胡芦巴等温肾阳药。⑤健脾利水法，包括健脾益气利水法和燥湿运脾利水法，前者如防己黄芪汤，后者如胃苓汤等。⑥行气利水法，即行气、理气法与渗湿利水药合用，也称通利三焦法，如在温肾利水法中少加木香、砂仁可增强利水之功效。⑦活血利水法，是活血化瘀与利水消肿合用，如当归芍药散，"去苑陈莝"也包含活血化瘀以消除水肿之意。

此外，中医分阶段的辨证论治：其目的在于减轻激素的不良反应，提高临床疗效及减少疾病的复发。激素首始治疗阶段的中医辨治：激素的大剂量疗法，易导致阳亢耗阴，而出现阴虚火旺之证，表现为颧赤盗汗、五心烦热、少寐、口干咽燥、舌红、少苔、脉来细数。治疗当滋阴降火，方用大补阴丸、二至丸、知柏地黄丸等，可明显减轻上述的不良反应。激素撤减治疗阶段的中医辨治：在激素撤减至20mg/d时，容易出现不同程度的反跳，称皮质激素撤减综合征。患者常表现为气阴两虚症候，如气短神疲、纳呆、腰膝酸软、口干舌燥、舌淡红、苔薄白、脉沉缓等。治疗宜益气养阴，方用参芪地黄汤、大补元煎等。一般用药应随着激素的递减而增加益气药，在养阴的同时适量加用温润的补肾药，如此可减少人体对激素的依赖、防止反跳和出现激素撤减综合征。激素维持治疗阶段的中医辨治：此时大多为缓解期，中医辨治的目的在于防止复发。治疗宜益气健脾、温阳补肾，方用四君子汤、金匮肾气丸等。

如对水肿的治疗用攻泻逐水法、宣肺发汗法、渗湿利水法（其中包括温肾利水法、健脾利水法、行气利水法、活血利水法）。对蛋白尿的治疗用健脾法、补肾法、固精法、祛湿法、清热法、化瘀法。对低蛋白血症和高脂血症的治疗用健脾和胃、益气健脾、养血益精。中医认为高脂血症责之于痰瘀互结，宜用化痰、活血、消导之法，如玉楂冲剂（玉竹30g、山楂30g）。在活血化瘀中药的应用方面中医认为肾病综合征多有高凝状态，尤其是膜性肾病和膜增生性肾小球肾炎中易发生血栓，治宜活血化瘀，可加虫类药如大黄䗪虫丸、百劳丸等。结合辨证论治，于健脾补肾、利水消肿药方加入穿山甲、土鳖虫、水蛭、全蝎、蜈蚣、地龙等。激素治疗存在阴虚火旺，宜滋阴降火，方用大补阴丸、二至丸、知柏地黄丸；或可见湿热蕴结或湿毒壅盛之证，又当清利湿热或清热解毒，方用萆薢分清饮、五味消毒饮。激素撤减阶段容易出现不同程度的复发或反跳，患者常表现为脾虚气弱或肾阳不足，治以益气健脾或温阳补肾，方用四君子汤合金匮肾气丸。

四、典型病案

1. 李某，女，45岁，2015年4月7日初诊。

主诉：双下肢水肿1月余。

患者双下肢水肿1月余。尿常规示：尿蛋白（++++）。水肿，24小时尿蛋白定量4.5g，近日出现双下肢高度浮肿，时咳嗽，无痰，纳可，寐欠安，小便量少，大便尚调。舌红，苔薄黄，脉涩。

西医诊断：肾病综合征。

中医诊断：水肿病。

辨证：三焦不利，湿热内蕴，瘀水互结证。

治则：疏利三焦，清热利湿，活血利水。

方药：肾康宁合当归芍药散加减。

| 生黄芪30g | 太子参15g | 柴胡15g | 黄芩10g |

当归 10g	白芍 10g	茜草 10g	海螵蛸 10g
黄柏 10g	山药 15g	芡实 10g	车前子 15g（包煎）
草薢 20g	红藤 30g	炒白果 10g	

7 剂，每日 1 剂，水煎服。

二诊：浮肿减轻，无咳嗽、咯痰，小便增多。舌红，苔薄黄，脉弦。方药：前方去炒白果 10g，加泽泻。7 剂，每日 1 剂，水煎服。

三诊：24 小时尿蛋白定量 2.06g，水肿较前减轻，身有痒疹。舌红，苔黄，脉细弦。方药：二诊方去草薢、红藤，加银柴胡 10g、防风 10g、乌梅 6g、五味子 6g、蝉蜕 10g、僵蚕 10g。7 剂，每日 1 剂，水煎服。

四诊：水肿基本消退，身痒已消。舌红，苔薄黄，脉弦。方药：三诊方去银柴胡、防风、乌梅、五味子，加炮山甲 6g。7 剂，每日 1 剂，水煎服。

【按语】 患者双下肢水肿，24 小时尿蛋白定量 4.5g，舌红，苔薄黄，脉涩，根据舌脉中医辨证属三焦不利，湿热内蕴，瘀水互结之证，选取肾康宁合当归芍药散加减，以达疏利三焦、清热利湿、活血利水之功效。其后患者周身瘙痒，选用现代名医祝谌予之效验方过敏煎加减，药简力专，直击病原，取得佳效。黄文政教授认为肾病久病入络，脉络瘀阻，久病气机郁滞，血行不畅，顽痰死血瘀阻于络脉，形成瘀水互结之证，临床常有血小板凝聚、红细胞变形、血栓形成及动脉硬化等表现，常见于肾病综合征明显水肿、大量蛋白尿时，故于四诊加入炮山甲，以搜剔络脉瘀血。

2. 王某，女，32 岁，2015 年 4 月 11 日初诊。

主诉：双下肢水肿 3 月余，加重伴蛋白尿 2 周。

患者双下肢水肿 3 月余，2015 年 4 月 1 日就诊于天津医科大学总医院。尿常规示：尿蛋白（+++），BLD（++）。24 小时尿蛋白定量 9.5g，抗核糖体核糖核蛋白（rRNP）抗体（+）。诊断为肾病综合征，不典型膜性肾病，结缔组织病。予甲强龙 32mg，口服，每日 1 次。近 2 周患者出现双下肢高度浮肿，时心悸，纳可，寐欠安，小便有泡沫，大便尚调。舌红，苔薄黄，脉沉。

西医诊断：肾病综合征，不典型膜性肾病，结缔组织病。

中医诊断：水肿病。

辨证：脾肾亏虚，风邪袭表，湿热内蕴证。

治则：健脾益肾，祛风除湿。

方药：蝉蚕肾风汤合四妙勇安汤加减。

蝉蜕10g	僵蚕20g	生黄芪30g	党参15g
生白术10g	山药30g	当归10g	熟地黄15g
土茯苓30g	茜草15g	益母草15g	鸡血藤15g
覆盆子15g	金银花30g	玄参30g	甘草30g

7剂，每日1剂，水煎服。

二诊：患者双下肢浮肿减轻，小便泡沫略减。舌红，苔薄，脉沉。方药：前方加冬瓜皮15g、车前子15g（包煎）。7剂，每日1剂，水煎服。

三诊：24小时尿蛋白定量4.3g，水肿较前减轻，小便泡沫。舌红，苔薄，脉沉细。方药：

生黄芪30g	党参15g	生白术15g	山药30g
蝉蜕10g	僵蚕10g	乌梢蛇10g	草薢30g
丹参30g	当归10g	熟地黄15g	青风藤15g
益母草15g	鸡血藤15g	覆盆子30g	

14剂，每日1剂，水煎服。

四诊：水肿基本消退，余无明显不适。舌红，苔薄，脉弦。24小时尿蛋白定量1.78g。方药：继服三诊方。

【按语】 本例为肾病综合征、不典型膜性肾病，黄文政教授认为本病病机为脾肾亏虚，风邪袭表，湿热内蕴。治当健脾益肾、祛风除湿，故黄文政教授初诊选用石志超教授经验方蝉蚕肾风汤合四妙勇安汤加减。方中以蝉蜕、僵蚕疏风解毒，化瘀散浊为君药；再辅以茜草化瘀生新散邪，益母草、土茯苓化浊利湿解毒为臣药；配以党参、山药、白术、甘草益气温阳，熟地黄、当归、覆盆子滋阴固摄而为佐使，健脾补肾，扶正固本以恢复体质兼祛风除湿。

3. 苗某，男，31 岁，2015 年 4 月 7 日初诊。

主诉：双下肢浮肿 7 月余。

患者 7 个月前无明显诱因双下肢浮肿，尿中泡沫多，尿常规示：PRO（+++）。24 小时尿蛋白定量 7.8g。遂于当地医院住院治疗。诊为肾病综合征，经对症治疗缓解，浮肿消。近来，患者双下肢浮肿甚，遂来黄文政教授门诊就诊。刻下症见头晕，恶心呕吐，胫肿，纳可，便秘，口干，心烦。舌红，苔黄腻，脉弦细。化验结果显示：Scr 115.54μmol/L，TG 2.28mmol/L，TC 7.58mmol/L，AST 45U/L，CK 255U/L，LDH 254.2U/L，24 小时尿蛋白定量 5.58g。

西医诊断：肾病综合征。

中医诊断：水肿病。

辨证：脾肾阳虚，肾络瘀阻证。

治则：健脾温肾，活血利水。

方药：真武汤加减。

生黄芪 30g	党参 15g	生白术 15g	制附子 15g（先煎）
白芍 15g	生姜 3 片	半夏 10g	土茯苓 30g
鬼箭羽 30g	酒大黄 10g	丹参 30g	甘草 10g
桃仁 10g	肉桂 6g	砂仁 6g	

14 剂，每日 1 剂，水煎服。

二诊（2015 年 4 月 21 日）：浮肿减轻，尿中泡沫减少，恶心呕吐止，余症同前。舌暗，苔黄腻，脉弦细。尿常规示：PRO（++）。观舌象，舌色偏暗，考虑瘀血仍在。方药：前方加川芎 15g。继服 14 剂，煎服法同前。

三诊（2015 年 5 月 5 日）：浮肿渐消退，尿中泡沫较少，头晕、口干心烦症状消失，觉肢冷。舌黄，脉弦细。24 小时尿蛋白定量 2.5g。患者肢冷畏寒，考虑阳虚失于温煦。方药：二诊方加巴戟天 15g、仙茅 10g、淫羊藿 30g、鹿角霜 10g。继服 28 剂，煎服法同前。

四诊（2015 年 6 月 3 日）：浮肿消退，尿中少许泡沫，畏寒肢冷症状消失。舌红，苔黄，脉弦细。24 小时尿蛋白定量 0.52g。方药：三诊方制附子改为 10g。

【按语】 结合患者西医化验诊断，黄文政教授诊断患者为肾病综合征。肾病综合征属中医"水肿""尿浊""虚劳"范畴。黄文政教授指出，该患者脾肾阳虚，肾阳失于温煦，水湿停聚不化，故成水肿；脾虚运化失司，清阳不升，水谷精微下陷，肾虚失于固摄，精微物质外泄，故出现大量蛋白尿。同时，脾肾阳虚，水液输布失常，停聚体内，阻滞血行，肾络瘀阻，属本虚标实之证。治当健脾温肾，兼活血利水。方选真武汤，并配合活血化瘀药治疗。方中附子为君药，温肾助阳，化气行水，兼暖脾土，以运化水湿；茯苓利水渗湿，使水湿从小便排出，白术健脾燥湿，两者为臣药；佐生姜温散，既助附子温阳散寒，又合茯苓、白术宣散水湿，白芍利小便以行水气，并可防附子燥热伤阴。黄教授认为，水湿为阴，水得温则化，水液输布赖肾阳的温煦气化，故加巴戟天、仙茅、淫羊藿、鹿角霜等温补肾阳之品，以助气化。他在治疗肾病综合征时，常配伍少量活血化瘀药，如常用当归、赤芍、川芎、丹参、桃仁、红花、益母草、泽兰、牛膝等，改善患者高凝状态，以防血栓形成，使肾脏病加重。现代药理研究表明，活血化瘀药可以改善微循环，消除抗原，抑制抗体形成，减少炎症渗出，抑制免疫细胞增生，从而减轻肾脏的病理损害。

4. 患者孙某，男，37 岁，2015 年 4 月 4 日初诊。

主诉：浮肿，伴蛋白尿 3 年半。

患者 2012 年 11 月份，无明显诱因双下肢浮肿。尿常规显示：PRO（++），未经系统治疗。至 2013 年浮肿加重，于北京某医院行肾穿刺手术，病理报告显示：膜性肾病Ⅱ期，应用糖皮质激素、环孢素 A、雷公藤总甙片治疗，24 小时尿蛋白定量在 6～18g 之间。刻下：双足足踝浮肿，小便泡沫较多，腰酸乏力。舌红，苔薄，脉弦细。相关化验检查示：PRO（+），BLD（++），Scr 56μmol/L，24 小时尿蛋白定量 9.3g。

西医诊断：肾病综合征。

中医诊断：水肿病。

辨证：脾肾两虚，风湿瘀结。

治则：益气健脾，祛风化浊。

方药：蝉蚕肾风汤加减。

生黄芪 30g	党参 15g	生白术 15g	山药 30g
当归 15g	熟地黄 15g	蝉蜕 10g	僵蚕 10g
土茯苓 30g	茜草 15g	蒲公英 15g	白花蛇舌草 30g
鸡血藤 20g	覆盆子 30g	汉防己 15g	砂仁 6g（后下）

14 剂，每日 1 剂，水煎服。

二诊：浮肿减轻，小便泡沫仍较多。舌红，苔薄，脉弦细。尿常规示：PRO（＋），BLD（＋）。方药：前方加益母草 20g。继服 14 剂，煎服法同前。

三诊：足踝肿消，小便泡沫减少，腹胀时疼，舌红少苔，脉弦细。尿常规示：PRO（＋），BLD（＋），24 小时尿蛋白定量 1.2g。方药：二诊方去汉防己、砂仁，加地锦草 30g、荠菜花 30g、苎麻根 20g。继服 28 剂，煎服法同前。

四诊：前症悉减。舌红，苔薄，脉弦细。24 小时尿蛋白定量 0.25g，生化检查未见异常。方药：三诊方加焦槟榔 10g、狗脊 15g。

【按语】患者浮肿、蛋白尿 3 年半，经肾穿刺病理检查示膜性肾病Ⅱ期，西医诊断为肾病综合征、膜性肾病Ⅱ期。初诊时患者双足足踝浮肿，小便泡沫较多，舌红，苔薄，脉弦细，依此中医辨病为肾风病，辨证属脾肾两虚，风湿瘀结证，治疗以蝉蚕肾风汤加减。"肾风"一词首见于《黄帝内经》。《素问·奇病论》："病生在肾，名曰肾风"，指出肾风证的病位在肾。黄文政教授认为肾风的根本病机为正虚邪实，正虚即脏腑阴阳气血亏虚，其中以脾肾两虚为主；邪实指风邪夹杂的寒、湿、热、瘀、浊等。总的发病过程是内外合邪、肾络痹阻、脏腑虚损、浊毒内蕴。蝉蚕肾风汤是著名医家石志超的经验方，本方功用为疏风解毒、祛瘀化浊，兼补脾益肾、补气滋阴。黄教授临床常运用此方治疗脾肾两虚，风毒外侵，湿瘀夹杂的肾脏病，如慢性肾炎、肾病综合征等表现为水肿、蛋白尿、血尿者。方中蝉蜕甘寒清热，质轻上浮，长于疏散肺经风热，以宣肺利喉；僵蚕辛散，祛外风，散风热，味咸能软坚散结，二药疏风解毒，化瘀散浊为君药，二药辛咸，用量不宜大，虽无毒，但因肾病患者体虚，病情缠绵难愈，需长期服药，故不可过用久用辛散之品，恐有伤正之虞。黄教授临床常用蝉蜕12g、僵蚕10g左右。茜草味苦性寒，善走血分，既能通肾络，行瘀滞，又能凉血止血；鸡血藤苦而不燥，温而不烈，行血散瘀，药力平和；益母草苦泄辛散，主入血分，善活血祛瘀，又能利水消肿；土茯苓甘淡渗利，既能化浊解毒利湿，又能通利关节，黄教授土茯苓用量一般较大，多用30~60g，四药化瘀利湿解毒共为臣药。黄芪甘温，为补气要药，既能补气固卫表，又能利水消肿；配党参、白术、山药、甘草以益气养阴；熟地黄、当归甘温质润，滋肾阴，填精髓，养血活血；覆盆子补益肝肾，收涩固精，诸药共为佐使。本例患者兼有血尿，故加荠菜花、苎麻根、地锦草清热凉血止血。若蛋白尿较多，黄教授常加芡实、金樱子等补肾固精。

5. 李某，男，21岁，2012年10月20日初诊。

主诉：间断双下肢水肿，伴蛋白尿、血尿2年余。

患者1年半前以双下肢间断水肿，伴蛋白尿、血尿6月余就诊于北京大学第一医院。根据临床表现诊断为肾病综合征。行肾活检诊断为不典型膜性肾病。对症治疗后病情反复间断发作，遂就诊于黄文政教授处。就诊时理化检查显示：Scr 363μmol/L，BUN 8.86mmol/L，24小时尿蛋白定量16.24g，TG 2.92mmol/L。刻下：面黄，双下肢皮肤色黑、粗糙浮肿，畏凉，腰痛，健忘，脱发，恶心，纳呆。舌红，苔薄，脉沉细。

西医诊断：肾病综合征，不典型膜性肾病。

中医诊断：水肿病。

辨证：脾肾亏损，水湿停蓄，久病入络。

治则：健脾益肾，温阳利水，活血通络。

方药：防己黄芪汤合桃核承气汤加减。

生黄芪30g	白术20g	汉防己15g	防风15g
茯苓15g	泽泻30g	白芍15g	制附子15g（先煎）

| 丹参 15g | 桃仁 10g | 酒大黄 10g | 生甘草 10g |
| 炙水蛭 10g | 土鳖虫 10g | 生姜 2 片 | 砂仁 10g（后下） |

7 剂，每日 1 剂，水煎服。

二诊：患者疲乏感减轻，尿量增多，下肢仍水肿但皮色渐浅。舌红，苔薄，脉沉。方药：二诊方增量至生黄芪 60g、制附子 20g、汉防己 30g，加地龙 30g、桂枝 15g、鬼箭羽 20g、土茯苓 30g。7 剂，每日 1 剂，水煎服。

三诊：服前方 1 周后，双下肢浮肿较前减轻但仍肿，余症悉减。舌红，苔薄，脉沉细。方药：予二诊方加乌梢蛇 10g。7 剂，每日 1 剂，水煎服。

四诊：症状如前。方药：三诊方加炮山甲 5g。前方随证加减续服 1 月，双下肢已不肿，24 小时尿蛋白定量 2.0g，余理化检查结果亦趋于平稳。

【按语】根据患者症状及理化检查结果，黄教授认为此患者证属脾肾亏损，水湿停蓄，久病入络，治宜健脾益肾、温阳利水、活血通络。方以防己黄芪汤合桃核承气汤加减，防己黄芪汤健脾益肾利水，桃核承气汤以活血通络防止血栓形成。重用虫类药搜剔络脉，初诊加用虫类药炙水蛭 10g、土鳖虫 10g，效不佳时，陆续加地龙 30g、乌梢蛇 10g、炮山甲 5g，搜剔力度逐渐加强，疗效显著。此病案诠释了黄教授对肾病综合征的治疗重用虫药，搜剔通络；循序渐进，免伤气阴；扶正补虚，忌攻伐太过的临床经验。

第三节　微小病变肾病

微小病变肾病（MCD）又称微小病变性肾小球病，是一组临床以单纯性肾病综合征为表现的疾病。光镜下肾小球基本正常，可有轻度的系膜增生，近曲小管上皮细胞可见空泡变性。电镜下肾小球特征性表现为足细胞足突广泛消失，肾小球内一般无电子致密物沉积。免疫荧光下肾小球内各种免疫球蛋白及补体均为阴性。微小病变型肾病占成人原发性肾病综合征的 10%，好发于 8 岁以下儿童，男孩多于女孩，为儿童最常见的肾病综合征类型。

　　微小病变肾病在中医古籍中无对应病名，按其病因病机及临床表现可归属于"水肿""尿浊""关格""腰痛""虚劳""肾风""肾水病"等范畴。基于古文献研究，并结合现代医学认识，目前中医以"水肿""尿浊""虚劳"作为微小病变型肾病的主要中医病名。

一、病因病机

1. 病因

　　根据黄文政教授长期的临床实践，他认为，本病发生于儿童是由于素体体弱，抗邪能力较差，加之外感风寒、风热、热毒、湿热或饮食不节等原因，造成脏腑功能受损。特别是肺、脾、肾三脏功能失调，气化不利，体内水谷精微散布发生障碍，久之脏腑功能日益虚损，而外邪反复感染，导致脏腑之间、正邪之间的恶性循环，形成了全身水肿及尿浊反复发作、长期不愈的临床特点。小儿的生理特点：脏腑娇嫩，形气未充。小儿时期机体器官的形态发育和生理功能都是不成熟和不完善的，五脏六腑的形和气都是相对的不足，尤其是肺、脾、肾三脏更为突出。小儿的生理特点概括为"稚阴稚阳"，也就是中医看来小儿的器官尚未成熟，器官的生理功能尚未完善。小儿的病理特点：发病容易，传变迅速，而且小儿对疾病的抵抗力较差，加上寒暖不能自调，饮食不可自节，一旦调护失宜，则外易为六淫所侵，内易为饮食所伤，因此外感时邪和肺、脾、肾三脏的病证多见。根据小儿的生理病理特点，现将较常见的病因分述如下：

　　（1）风邪袭表

　　风为六淫之首，每夹寒夹热夹湿，风寒、风热或风湿之邪，侵袭肺卫，肺失通调，风水相搏，发为水肿，此即《景岳全书·肿胀》篇所言："凡外感毒风，邪留肌肤，则亦能忽然浮肿。"

　　（2）禀赋不足

　　肾为先天之本，《素问·逆调论》指出："肾者，水脏，主津液"，《素问·水热穴论》指出："故其本在肾，其末在肺，皆积水也。"此外，李中梓

《医学入门》曰："水难制于脾，实则统于肾，肾本水脏，而元阳寓焉，命门火衰，既不能自制阴寒，又不能温养脾土，则阴不从阳而精化为水，故水肿之证，多属火衰也。"指出了肾脏亏虚，肾失开阖，气化失司，则水液排泄障碍形成水肿。

（3）脾气虚弱

脾为后天之本，脾胃为气血生化之源，《诸病源候论·水肿候》指出："风水病者，由脾肾气虚弱所为也。肾劳则虚，虚则汗出，汗出逢风，风气入内，还客于肾，脾虚不能制于水，故水散溢皮肤，又与风湿相搏，故云风水也。"《素问·至真要大论》说："诸湿肿满，皆属于脾"，脾主运化。小儿素体脾胃虚弱或饮食失节，损伤脾胃，运化失司，水谷精微不得化生，或脾虚致水湿不运，停聚泛滥而成本病。

（4）肺气不足

肺主一身之气，为生气之源，与人体元气的生成密切相关，肺为水之上源，肺气宣发、肃降则能布散津液，下输肾与膀胱，如通调失常，水液停滞，可发为水肿等症。此外，肺外合皮毛而卫外，调节卫气，肺气虚弱，风邪外袭，肺失宣肃，肺脏通调水道功能失司，发为水肿。

2. 病机

在慢性肾脏病的治疗上，黄文政教授在中医"少阳主枢""少阳三焦为气化之枢"等理论指导下，提出少阳三焦枢机不利为本病的关键病机。少阳三焦枢机不利，则气化功能障碍，肺、脾、肾三脏功能失司，肺失通调、脾失转输、肾失开阖，三焦气化不利，水液代谢功能紊乱，导致输布、排泄不利，清浊不分，水液潴留。脾失统摄、肾失封藏，致脾气下陷和肾不藏精、精气下泄，进而致精微物质外泄而出现蛋白尿。故本病的病机之关键在于少阳三焦枢机不利，其基本病机为本虚标实，肺、脾、肾亏虚。小儿正气不足则风寒湿热等邪气侵袭肌表，外邪袭肺，导致肺失宣降，风水相搏，发为水肿，湿毒内犯肺脾，加之少阳三焦枢机不利，气化功能障碍进而导致水湿、热毒、瘀血等标实之证。

二、诊断及鉴别诊断

1. 临床表现

常突然起病，常表现为肾病综合征，水肿一般比较明显，血尿不突出，约20%的患者仅有轻微的镜下血尿。血压大多正常，大多数患者肾功能正常。肾病综合征表现以大量蛋白尿（>3.5g/d）、低蛋白血症（血浆白蛋白<30g/L）、水肿、高脂血症为临床主要表现（其中前两项为必备条件）的一组临床综合征。

2. 病理诊断

光镜下肾小球基本正常，可有轻度的系膜增生，近端小管上皮细胞可见脂肪变性。电镜下肾小球特征性表现为足细胞足突广泛消失，肾小球内一般无电子致密物沉积。免疫荧光阴性。

3. 鉴别诊断

临床上微小病变型肾病需与其他类型的肾病综合征相鉴别，包括原发性肾病综合征，如膜性肾病、IgA肾病、系膜增生型肾小球肾炎；继发性肾病综合征，如狼疮性肾炎、妊娠高血压肾损害、糖尿病肾病。临床上不难鉴别，可以从肾穿刺病理回报、病史、年龄、理化检查等加以鉴别，此型微小病变型肾病对激素相对敏感，临床预后较好。

三、治疗思路

黄文政教授认为对于微小病变型肾病综合征，此型属于激素敏感性肾病，临床证明约90%的患者经糖皮质激素的治疗可使肾病综合征缓解，下肢及颜面水肿、蛋白尿、血脂异常等能得到控制，但易复发。经糖皮质激素治疗，可出现缓解、复发、激素敏感、激素抵抗、激素依赖、难治性肾病综合征的特点，因此，临床上黄教授建议，微小病变型肾病综合征比较严重者，可使用糖皮质激素使肾病综合征尽早缓解，待后期激素维持治疗阶段，治疗的重点应放在维持缓解、防止复发上，此时可以充分体现中医治疗的优势。中医在后期治疗激素不良反应和维持疾病缓解状态及后期防止复发有很大的优势，中医对于微小病变肾病综合征的辨证施治一般从肺、脾、肾论治，以补脾益肺为主，增强体质，防止复发。

四、辨证论治

根据小儿的症状和体征，微小病变型肾病综合征分型与原发性肾病综合征证型大体相同，根据小儿生理病理特点，健脾益胃法应贯穿治疗始终。我院已故中医儿科先驱李少川名老中医即曾提出过，小儿肾病的治疗，应"肾病治脾"。下面就几个临床常见证型分析如下：

1. 从本虚论治

(1) 肺脾气虚证

主症：全身浮肿，面目为著，尿量减少，面白身重，气短乏力，纳呆便溏，自汗出，易感冒，或有上气喘息，咳嗽。舌淡胖，脉虚弱。

治则：益气健脾，宣肺利水。

方药：防己黄芪汤合参苓白术散加减。

太子参10g	生黄芪10g	炒白术10g	防风10g
汉防己10g	茯苓20g	桂枝10g	山药10g
莲子6g	白扁豆6g	薏苡仁10g	白芍10g
桔梗10g	陈皮10g	炙甘草10g	砂仁6g（后下）

(2) 脾肾阳虚证

主症：全身明显浮肿，按之深陷难起，腰腹及下肢尤甚，面白无华，畏寒肢冷，神疲倦卧，小便短少不利，可伴有胸腔积液、腹水，纳少便溏，恶心呕吐。舌质淡胖或有齿印，苔白滑，脉沉细无力。

治则：温肾健脾，化气利水。

方药：金匮肾气丸合真武汤加减。

茯苓15g	炒白术15g	白芍10g	制附片10g（先煎）

桂枝 6g	山药 15g	山茱萸 10g	泽泻 10g
牡丹皮 10g	熟地黄 10g	巴戟天 10g	胡芦巴 10g
仙茅 10g	淫羊藿 10g	生姜 3 片	炙甘草 10g

（3）肝肾阴虚证

主症：浮肿或轻或重，头痛头晕，心烦躁扰，口干咽燥，手足心热或面色潮红，眼睛干涩或视物不清，痤疮，失眠多汗、舌红，苔少。脉弦细数。该证型多见于使用大量激素后的肾阴亏虚，过用温燥或利尿药物，尤多见于大量使用激素者，水肿或轻或无。

治则：滋肾养阴，清肝泄热。

方药：知柏地黄汤合滋水清肝饮加减。

知母 10g	黄柏 10g	熟地黄 10g	山茱萸 10g
山药 10g	茯苓 10g	泽泻 10g	牡丹皮 6g
当归 10g	白芍 10g	柴胡 15g	黄精 6g
地骨皮 10g	炙甘草 6g		

（4）气阴两虚证

主症：面白无华，神疲乏力，汗出，易感冒或有浮肿，时头晕，口干咽燥或长期咽痛，咽部暗红，手足心热。舌质暗红，舌苔少，脉细弱。该证型多见于使用大量激素后。

治则：健脾补肾，益气养阴。

方药：参芪地黄汤加减。

生黄芪 10g	太子参 10g	熟地黄 10g	山茱萸 6g
山药 10g	茯苓 10g	泽泻 6g	牡丹皮 6g
玄参 10g	麦冬 10g	牛膝 10g	泽兰 10g
丹参 10g	炙甘草 6g		

2. 从标实论治

（1）风邪袭表证（可以发于肾病的各个阶段，初期或复发期）

主症：全身水肿或不肿，可伴有发热恶寒，肢节酸楚，小便不利，偏于

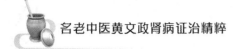

风热者，或伴咽喉红肿疼痛，舌质红，脉浮滑数；偏于风寒者，兼恶寒，咳喘，舌苔薄白，脉浮紧。

治则：外感风热，辛凉宣肺祛风利水；外感风寒，辛温宣肺祛风利水。

风热：葱豉桔梗汤合越婢加术汤加减。

葱白 3 段	淡豆豉 10g	玉竹 10g	白薇 10g
桔梗 10g	连翘 10g	麻黄 10g	薄荷 6g（后下）
生石膏 6g	甘草 6g	炒白术 10g	生姜 3 片

大枣 4 枚

风寒：麻黄连翘赤小豆汤加减。

炙麻黄 5g	连翘 10g	赤小豆 30g	生石膏 10g（包煎）
炒白术 15g	杏仁 6g	防风 15g	茯苓 10g
泽泻 10g	车前草 10g	炙甘草 6g	生姜皮 10g

（2）湿热内蕴证（多见于长期使用激素后期）

主症：遍体浮肿，胸脘痞闷，烦热口渴，或口黏口苦、口干不欲饮，脘闷纳差等，或小便频数不爽、量少、有灼热或刺痛感、色黄赤浑浊，小腹坠胀不适，或有大便干结。舌质红，苔黄腻，脉滑数。

治则：清热解毒利湿，泻下利水。

方药：萆薢分清饮加减。

萆薢 15g	石菖蒲 10g	丹参 10g	炒白术 10g
薏苡仁 10g	益母草 10g	茯苓 10g	黄柏 10g
石韦 10g	白茅根 10g	蒲公英 10g	陈皮 6g
炙甘草 6g	砂仁 6g（后下）		

（3）水湿内停证

主症：全身水肿，肿甚者皮肤光亮，双下肢尤甚，按之凹陷，或胸闷气短、心下痞满，甚则喘咳，小便量少，纳差。苔白腻，脉濡缓。

治则：健脾利水，通阳化湿。

方药：防己黄芪汤合五皮饮加减。

| 生黄芪 10g | 汉防己 10g | 茯苓 10g | 白术 10g |

防风 10g	陈皮 6g	生姜皮 10g	桑白皮 15g
大腹皮 10g	泽泻 6g	桂枝 6g	泽兰 15g
冬瓜皮 30g	炙甘草 6g	大枣 6 枚	

（4）血瘀水停证

主症：面色紫暗或晦暗，皮肤不泽或肌肤甲错，或有紫纹，常伴有腰痛或胁下癥瘕积聚，唇色紫暗。舌有瘀点或瘀斑，苔少，脉弦涩等。本证多见于难治性肾病或长期应用足量激素之后。

治则：活血化瘀，利水消肿。

方药：当归芍药散合桃红四物汤加减。

当归 10g	炒白术 10g	川芎 10g	白、赤芍各 10g
桃仁 10g	红花 10g	熟地黄 10g	茯苓 10g
川牛膝 10g	丹参 10g	当归 8g	炙水蛭 10g
泽兰 10g	泽泻 10g	炙甘草 6g	

黄文政教授认为本病稳定期偏于虚证，以及激素后体质变化，应以肺脾气虚、卫表不固为基本病机。微小病变型肾病服用激素病情得以控制后，其治疗的重点应放在补脾益肺、防止复发上。小儿一般从肺脾肾论治，以补脾益肺为主，增强体质，以防止复发为主。

3. 肺脾两虚，气血不足

主症：屡受外邪，易外感，水肿及尿浊反复发作，平素面黄少华，厌食，或恣食肥甘生冷，肌肉松弛，或大便溏薄，多汗，唇口色淡。舌质淡红，脉数无力，指纹淡。

治则：健脾益气，补肺固表，调和营卫。

方药：玉屏风散合蝉蚕肾风汤加减。

生黄芪 20g	炒白术 10g	防风 10g	党参 10g
柴胡 10g	当归 10g	熟地黄 10g	山药 10g
僵蚕 10g	蝉蜕 10g	炙甘草 6g	砂仁 6g（后下）
生姜 3 片	大枣 4 枚		

4. 肾阴不足，命门火旺

主症：病程日久，小便频数或短赤，低热，盗汗，颧红，五心烦热，咽干口渴，唇干。舌红，舌苔少，脉细数。

治则：滋阴补肾。

方药：六味地黄丸加减。

熟地黄 10g	山药 10g	山茱萸 10g	茯苓 10g
泽泻 10g	牡丹皮 10g	麦冬 10g	女贞子 10g
旱莲草 10g	炙甘草 6g	砂仁 6g（后下）	

五、临证备要

在微小病变型肾病综合征的中医治疗上，黄文政教授不仅重视了微小病变型肾病的西医病理特点及治疗特点，并且在中医辨证角度形成了自己一套治疗思路，中医临床中该病发作期多以肺脾气虚型、脾肾阳虚型较常见，临床最常见的是西医激素或免疫抑制剂控制后稳定期的肺脾两虚证、气血不足证、肾阴不足证、命门火旺证，他主要从以下几个方面发挥中医的特色优势。

1. 中医优势

黄教授认为儿童微小病变型肾病综合征临床上主要表现为低蛋白血症、高脂血症、水肿、大量蛋白尿等，其中大量蛋白尿和低蛋白血症是本病的最基本特征。这种病理类型相对于其他病理类型例如局灶硬化型肾病、IgA 肾病、膜性肾病来说，属于比较轻的病理类型。本病的特点为激素敏感性肾病，糖皮质激素冲击治疗可以取得较好的疗效。目前西医控制水肿和蛋白尿，首选糖皮质激素、免疫抑制，但西医仍缺乏特效的治疗方案，而且长期应用糖皮质激素治疗，给小儿生长发育会带来很大的不良反应，常形成肾阴不足，命门火旺的体质。与此同时本病临床常反复发作，呈发作性加重趋势，尤以感染是本病复发的主要诱因。中医药在这方面的治疗有一定的优势，稳定期根据小儿的生理病理特点，多从肺脾论治，以补益为主，增强体质，防止感染，预防再次发作。

2. 激素后遗症及中医药治疗

微小病变型肾病可以防止复发，有的儿童不接受激素治疗方案，而寻求中医方法。黄文政教授治疗原发性小儿微小病变型肾病综合征，根据患者临床特点，一般是表现为肾病综合征，对于 24 小时尿蛋白定量超过 6g 以上者，早期建议西医激素治疗，但是激素治疗就会面临着缓解、复发、激素敏感、激素抵抗、激素依赖、难治性肾病综合征等问题。激素在中医学属于温热性药物范畴，临床长期应用激素的患者可表现为湿热内蕴证或肾阴亏虚证。应用激素配合中药汤剂治疗可以尽可能地减少激素带来的不良反应，充分发挥中医优势。其次有些儿童病情较轻，不欲应用激素治疗，转而寻求中医的治疗方法，临床可根据辨证论治，选择合适的方药，先力求使疾病得以控制，再追求病情、病证的缓解。

3. 辨证分型的特点

根据小儿生理病理特点，小儿辨证分型包括肺脾气虚型、脾肾阳虚型、肾阴不足型、命门火旺型，这是区别于成人原发性肾病综合征的辨证分型，黄文政教授认为儿童一般病证尚较单一，且急性期变化快，用药方面讲究用方小而精，所以体现出"小方小药治大病"的特点。此外中医辨证治疗过程中，调护脾胃应贯穿疾病治疗始终。

4. 本病稳定期的治疗，是中医治疗的优势所在

临床上多见的也是小儿微小病变肾病综合征，得到控制后稳定期的治疗，黄文政教授根据小儿的生理病理特点，整体调节，辨证论治，以治疗肺、脾、肾为主，调护脾胃，以增强体质，防止复发。他认为待肾病综合征得到控制后，一般轻者经中医辨证治疗，是可以治愈的，治疗疗程在 1.5 年左右。

六、典型病案

1. 王某，男，13 岁，2015 年 2 月 10 日初诊。

主诉：双下肢水肿 1 年余。

患者 2014 年 1 月主因感冒高热后全身浮肿，尿常规示蛋白尿（+++），尿潜血（++），遂于天津医科大学总医院肾内科住院治疗，入院查血生化示血清总蛋白 30g/L，血总胆固醇 10.18mmol/L，低密度脂蛋白 6.00mmol/L，血肌酐 80μmol/L，尿素氮 6.52mmol/L，诊为肾病综合征，肾穿刺报告示微小病变型肾病，予激素大剂量冲击疗法治疗后病情缓解并好转，后长期服用激素美卓乐 2 片，每日 1 次。后患者体质虚弱，反复外感，继而全身浮肿，间断住院治疗，病情控制不佳。现面色少华，下肢轻度浮肿，尿中泡沫多，纳差，疲倦乏力，恶风，易外感，口干咽燥，咽部不适，手心热。舌质暗红，苔少，脉细弱。检查：尿蛋白（+++），尿潜血（+），血总胆固醇 6.18mmol/L，低密度脂蛋白 3.15mmol/L，血肌酐 65μmol/L，血尿素氮 7.52mmol/L，24 小时尿蛋白定量 3.201g。

西医诊断：肾病综合征，微小病变型肾病。

中医诊断：水肿病。

辨证：气阴两虚证。

治则：健脾补肾，益气养阴。

方药：参芪地黄汤加减。

生黄芪 30g	太子参 15g	生地黄 10g	山茱萸 6g
山药 15g	茯苓 10g	泽泻 6g	牡丹皮 6g
玄参 10g	麦冬 10g	牛膝 10g	泽兰 10g
丹参 10g	木蝴蝶 9g	炙甘草 6g	砂仁 6g（后下）

14 剂，每日 1 剂，水煎服。

二诊：双下肢轻度水肿，咽部不适较前好转，纳食增加，小便泡沫减少，无明显其他不适。舌红苔薄，脉细弱。方药：前方去木蝴蝶、麦冬，加萆薢

15g、青风藤 10g。14 剂，每日 1 剂，水煎服。

三诊：双下肢轻度水肿，受风后咳嗽、咽痛，少痰，右侧淋巴结肿大，纳少，小便泡沫较前增多，大便干燥。舌红苔黄，脉浮数。尿常规示尿蛋白（+++），尿潜血（++）。

西医诊断：肾病综合征，微小病变型肾病。

中医诊断：水肿病。

辨证：风邪袭表证。

治则：辛凉宣肺，祛风利水。

方药：葱豉桔梗汤合越婢加术汤。

葱白 3 段	淡豆豉 10g	栀子 6g	淡竹叶 6g
桔梗 10g	连翘 10g	炙麻黄 10g	薄荷 6g（后下）
柴胡 15g	黄芩 10g	葛根 10g	生石膏 6g（包煎）
炙甘草 6g	生姜 3 片	大枣 4 枚	

7 剂，每日 1 剂，水煎服。

四诊：患者咳嗽咽痛好转，无痰，双下肢轻度浮肿，小便泡沫多，疲倦乏力。舌红，苔薄，脉细弱。

辨证：气阴两虚证。

治则：健脾补肾，益气养阴。

方药：参芪地黄汤加减。

生黄芪 30g	太子参 15g	熟地黄 10g	山茱萸 6g
山药 15g	茯苓 10g	泽泻 6g	牡丹皮 6g
玄参 10g	炒白术 10g	防风 10g	泽兰 10g
丹参 10g	炙甘草 6g	砂仁 6g（后下）	

14 剂，每日 1 剂，水煎服。

五诊：患者双下肢水肿好转，小便泡沫明显减少。舌红苔薄，脉细弦。24 小时尿蛋白定量 2.101g。方药：四诊方 14 剂，每日 1 剂，水煎服。

患者自诉期望停用激素治疗，视病情稳定后，嘱患者每周减 1/2 片激素，密切监测病情变化，不适随诊。

六诊：患者双下肢无水肿，纳少，疲倦乏力，怕风，小便泡沫少。舌红，苔薄白，脉细弦。24 小时尿蛋白定量 0.521g。

辨证：肺脾气虚，气血不足。

治则：健脾益气，补肺固表，调和营卫。

方药：玉屏风散合蝉蚕肾风汤加减。

生黄芪 10g	炒白术 10g	防风 10g	防己 10g
柴胡 10g	当归 10g	党参 10g	熟地黄 10g
僵蚕 10g	蝉蜕 10g	山药 10g	砂仁 6g（后下）
生姜 3 片	大枣 4 枚	炙甘草 6g	

28 剂，每日 1 剂，水煎服。

七诊：现患者激素已停，双下肢无水肿，纳可，汗出恶风好转，小便泡沫少，未诉其他明显不适。舌红，苔薄白，脉细。24 小时尿蛋白定量 0.201g。方药：六诊方 14 剂，每日 1 剂，水煎服。

八诊：双下肢无水肿，纳可，小便泡沫少，无其他不适。舌红，苔薄白，脉细。24 小时尿蛋白定量 0.101g。方药：六诊方 14 剂，每日 1 剂，水煎服。

嘱患者 14 剂药后服用肾炎康复片 3 月余，检测 24 小时尿蛋白定量，可配合服用玉屏风颗粒补益脾肺之气，增强体质，以防复发。

1 年内定期随访，嘱患者控制饮食，增强体质，预防感冒，患者病情控制尚平稳，平素间断服用肾炎康复片，24 小时尿蛋白定量波动在 0.1 ~ 0.25g 之间。

【按】患者属于微小病变型肾病，初期典型表现为肾病综合征，西医大剂量激素冲击疗法后虽然临床疗效显著，明显好转，但仍面临着疾病反复发作和大量激素使用不良反应等问题。此患者是稳定期，由于体虚外感后肾病反复发作并加重，黄教授认为，使用大剂量激素后中医辨证属脾肾两虚、气阴两虚型，予健脾益肾、益气养阴治疗大法，选用参芪地黄汤加减治疗。治疗过程中患者因体质虚弱复外感，黄教授及时调整方药，分清缓急，不忘其本，辨证为风邪袭表证，治以辛凉宣肺祛风利水，选用葱豉桔梗汤合越婢加术汤加减，外感治疗好转后，蛋白尿得以控制。后期患者的疾病较稳定好转，黄教授辨证为肺脾两虚，气血不足，选用玉屏风散合蝉蚕肾风汤加减，以补脾益肺为主，增强体质，以防止复发。

2. 胡某，女，15 岁，2013 年 3 月 26 日初诊。

主诉：双下肢水肿 5 年余。

患者 2008 年主因浮肿、蛋白尿阳性，曾于北京大学医学部第一医院肾病科住院治疗，肾穿刺示微小病变型肾病，经用激素等治疗后缓解，出院以后反复发作。2013 年 9 月 10 日于本院检查示尿蛋白（+++），尿潜血（+），血清白蛋白 25g/L，血总胆固醇 8.18mmol/L，低密度脂蛋白 4.00mmol/L，血肌酐 77μmol/L，尿素氮 5.52mmol/L，24 小时尿蛋白定量 3.25g。现每天服用激素 1 片。现症见：颜面部轻度浮肿，体型偏胖，胸闷痞闷，纳食增加，口苦、口干不欲饮，小便色黄，大便干结。舌红，苔黄腻，脉滑数。

西医诊断：肾病综合征，微小病变型肾病。

中医诊断：水肿病。

辨证：湿热内蕴证。

治则：清热利湿，活血利水。

方药：萆薢分清饮加减。

萆薢 15g	石菖蒲 10g	丹参 10g	生白术 10g
薏苡仁 10g	益母草 10g	茯苓 10g	黄柏 10g
郁李仁 10g	蝉蜕 10g	僵蚕 10g	汉防己 10g
地龙 10g	益母草 30g	炙甘草 6g	

14 剂，每日 1 剂，水煎服。

二诊：浮肿较前减轻，小便泡沫多，口干、口苦较前好转，小便增多，大便每日 1 次。舌红，苔薄黄，脉濡。方药：前方去黄柏，加泽泻 10g。7 剂，每日 1 剂，水煎服。

三诊：水肿减轻，身有痒疹。舌红，苔薄黄，脉濡数。尿常规示：尿蛋白（++），尿潜血（+），24 小时尿蛋白定量 2.06g，血生化示血清白蛋白 32g/L，血总胆固醇 5.18mmol/L，低密度脂蛋白 3.15mmol/L，血肌酐 56μmol/L，尿素氮 3.42mmol/L，血尿酸 356μmol/L。方药：二诊方去丹参、地龙、郁李仁，加银柴胡 10g、防风 10g、乌梅 6g、五味子 6g。7 剂，每日 1 剂，水煎服。

四诊：水肿基本消退，身痒已消。舌红，苔薄黄，脉细。尿常规示：尿蛋白（+），尿潜血（+），24 小时尿蛋白定量 0.86g。方药：三诊方去银柴胡、防风、乌梅、五味子，加炮山甲 6g。7 剂，每日 1 剂，水煎服。

五诊：晨起双下肢可见轻度浮肿，身痒已消。舌红，苔薄黄，脉细。尿常规示：尿蛋白（+），尿潜血（-），24 小时尿蛋白定量 0.51g。方药：四诊方 14 剂，每日 1 剂，水煎服。

六诊：浮肿明显减轻，时有盗汗，烦热口渴。苔少，脉细数。

辨证：肾阴不足，命门火旺。

治则：滋阴补肾法。

方药：六味地黄丸加减。

熟地黄 10g	山药 10g	山茱萸 10g	茯苓 10g
泽泻 10g	牡丹皮 10g	麦冬 10g	女贞子 10g
旱莲草 10g	炙甘草 6g	砂仁 6g（后下）	

14 剂，每日 1 剂，水煎服。

七诊：双下肢无浮肿，盗汗好转，偶有口渴。苔少，脉细数。24 小时尿蛋白定量 0.12g。方药：六诊方 14 剂，每日 1 剂，水煎服。

【按语】患者双下肢水肿，24 小时尿蛋白定量 3.25g，舌红苔薄黄，脉涩，根据症候、舌脉，中医辨证属湿热内蕴证，选取草薢分清饮加减，以清热利湿、活血利水为主。其后患者周身瘙痒，选用现代名医祝谌予之效方过敏煎加减，药简力专，直击病原，取得佳效。黄文政教授认为肾病久病入络，脉络瘀阻，气机郁滞，血行不畅，顽痰死血瘀阻于络脉，形成瘀水互结之证，化验指标体现于血小板凝聚、红细胞变形、血栓形成及动脉硬化等，常见于肾病综合征、明显水肿、大量蛋白尿时，故在四诊方中加入炮山甲，以搜剔络脉瘀血，后期患者病情好转稳定后，属于激素使用后期导致肾阴不足，命门火旺，治以滋阴补肾，选用六味地黄丸加减，病情好转，24 小时尿蛋白定量 0.12g，嘱患者原方继服以善后调理。

第四节　系膜增生性肾小球肾炎

系膜增生性肾小球肾炎（MsPGN）是原发性肾小球疾病的一种病理类型。根据其肾活检免疫情况的不同，可分为 IgA 肾病（IgAN）和非 IgA 系膜增生性肾小球肾炎（non–IgAMsPGN）。本节内容将主要针对非 IgA 系膜增生性肾小球肾炎进行论述。其中非 IgA 系膜增生性肾小球肾炎光镜下以肾小球呈弥漫性系膜细胞增生及不同程度系膜基质增多为主要病理特征。

根据 MsPGN 的临床表现特点，中医学中的"水肿""尿浊""尿血""腰痛"等病中有类似记载。且随着 MsPGN 病程延长，病情进展，患者多出现全身机能衰退，气血阴阳俱衰，可归纳为中医学中"虚劳"这一病。此外，随着高血压的发生，其临床表现也有"头痛""眩晕"的表现。

一、病因病机

扫码立领
☆ 常用药对
☆ 医案集粹

1. 病因

黄文政教授根据多年的临床经验，认为本病的发生多由风寒、风热、热毒、湿热病邪入侵人体，加之七情所伤，饮食不节，劳倦过度等各种因素造成脏腑虚损。尤其是青少年时期，气血未达全盛，而情志不舒、饮食不节等又损伤气血津液，更易伤及脏腑阴阳。

肺、脾、肾三脏功能失调，是本病发病和进展的关键。此肺、脾、肾三脏气机不利，可致体内精气、水液输布及气化障碍，进而导致气血毒邪壅滞，或脏腑虚损。而此时若有外邪侵袭，导致脏腑阴阳盛衰、正邪交争，便可导致 MsPGN 发生。同时，若长期有外邪侵袭，往往可导致其微观病变加重，造成病情进展，迁延不愈。现对其中的重点过程分述如下：

（1）外邪侵袭

感受外邪，反复不愈，伤及脏腑，使肺、脾、肾三脏功能失调，水液代谢紊乱而发病。风邪外束，肺气不宣，肃降失司而成风水；或脾肾阳气虚衰，水湿潴留或泛滥肌肤而发为本病。机体正气亏虚，突感外邪侵袭机体，往往可导致急性起病，多病情严重。

（2）脾气虚弱

多为脾气素虚或饮食不节、情志所伤，损伤脾脏的生理功能所致。脾胃为一身气机升降出入之本。脾气虚弱，胃气不能相合，气机升降不畅，三焦不利，外邪乘虚而入，反复发作，最终发为本病。

（3）肾气不足

素体肾气不足或房劳过度，劳倦内伤，肾气受损，肾之开阖及气化功能失调，肾气不能化气行水，水气阻滞，犯溢肌肤；肾阳不足，不能温煦脾土，脾之运化功能失司，水湿不能输布，脾土亏虚累及肺金，肺气通调失职，水气失于宣降。肺、脾、肾三脏相互影响，导致本病迁延日久，难以治愈。若肾阴下足，水不涵木，肝阳偏亢，则可导致水肿、眩晕并见的临床症状。

在此基础上，黄文政教授认为上述病因有其先后缓急之分，在分析病情、辨证论治时，应"肾病平稳治肾缓，兼证突出治标急"。

2. 病机

MsPGN 的病机特点为本虚标实，以气阴两虚、脾肾亏虚为本，兼有瘀血、水湿、痰浊、浊毒、气滞等为标。

当 MsPGN 正气亏虚，其肾主封藏往往受到影响。若肾不能固涩精微，则常导致体内精微物质随尿液排出，发为蛋白尿；若兼有脾虚损不能统血，更可发为血尿。长期肾气不能固涩，机体精微物质流失，不仅会加重肾之虚损，更可进一步引起一身之脏腑不足、机能不利，或伤及一身之正气，或伤及脾气而下陷，加重体内精微物质的流失，造成恶性循环，蛋白尿、血尿逐渐加重，机体更为虚弱，甚或有"虚极羸弱"的状态。

若 MsPGN 患者体内长期存在病邪，随着病程的延长，正气不足，体内的病邪缠绵复杂。根据"久病多瘀""久病入络"的理论，MsPGN 患者体内病邪多瘀滞、黏腻，常盘踞血络，阻塞机体气血津液的运行，长期存在，难以速去。若有湿浊在里，行于血络，可致营血污秽，引起肾功能不全之浊毒内蕴证的表现；若有邪热在里，煎灼血络，可煎灼肝肾真阴，导致高血压之肝阳上亢证的表现。

二、诊断及鉴别诊断

1. 诊断

参照 1985 年 9 月中华肾脏病学会第二次全国学术会议肾脏病协作组确定的《关于原发性肾小球疾病的病理类型及命名的建议》及邹万忠主编的《肾脏病理与临床》。光镜：弥漫性肾小球系膜细胞增生伴基质增多为系膜增生性肾炎的特征性改变。根据系膜增生的程度分为三级：①轻度，增生的系膜宽度不超过毛细血管的直径，毛细血管呈开放状，无挤压现象。②中度，增生的系膜宽度超过毛细血管的直径，毛细血管呈轻重不等的挤压现象。③重度，增生的系膜在弥漫性指状分布的基础上，呈团块状聚集，系膜基质明显增多，在团块状聚集增生的部位，毛细血管结构破坏，血管消失。毛细血管壁及毛细血管基底膜无明显病变。

免疫荧光：在系膜区常见以 IgG 或 IgM 为主的免疫球蛋白和 C_3 呈颗粒状或团块状沉积、弥漫分布，但有时也呈灶状节段性分布，强度不一致，有的很强，有的则很弱，除系膜区沉积外，尚可伴有毛细血管壁的沉积，部分病例呈阴性反应。电镜：系膜细胞增生，系膜基质增多，有时可见云雾状或细颗粒状电子致密物在系膜区沉积。毛细血管基底膜基本正常，有时可见不规则增厚，上皮细胞肿胀，并可见节段性足突融合。

2. 鉴别诊断

MsPGN 为原发性肾小球疾病的一种，在鉴别诊断时，需与继发性肾小球疾病和其他原发性肾小球疾病鉴别。

（1）继发性肾小球疾病

MsPGN 应与糖尿病肾病、狼疮性肾炎、过敏性紫癜性肾炎、遗传性肾病、类风湿性关节炎肾脏损害等相鉴别。鉴别依据是病史、临床表现、特异性实验室检查、肾穿刺活检等。

（2）其他原发性肾小球疾病

通过肾穿刺活检及免疫病理检查，可基本将 MsPGN 与其他原发性肾小球疾病进行区分。但 MsPGN 与 MCD、FSGS 两者相似，在病理表现上，三者存在一定的重叠和转换，应仔细鉴别，必要时应重复肾穿刺活检检查。

三、辨证论治

黄文政教授治疗 MsPGN，以辨证论治为核心，重视疾病发展的过程及阶段，在中医学辨证论治的思想指导下，提出了基于"疏利少阳，标本兼治"这一原则的"益气养阴，清热利湿"治疗大法。同时，对于属"慢肾风"范畴者，采取"祛瘀化浊，清热解毒散风"的方法，这也是他的创新治法。

此外，对于不同的症候类型，黄教授基于"扶正法"和"祛邪法"，亦有独到的见解。现将各治疗法则列述如下：

1. 特色证治

（1）气阴两虚，湿热内蕴证

主症：气短疲乏，面色无华，或易感冒，腹胀纳少，口干咽燥或咽部暗红、咽痛，午后低热，或手足心热，小溲黄赤、灼热或涩痛不利，面目或肢体浮肿，腰酸腰痛。舌红，苔少，脉细数。

治则：疏利少阳，益气养阴，清热利湿，活血化瘀。

方药：肾疏宁加减。

生黄芪 30g	太子参 15g	柴胡 15g	黄芩 10g
麦冬 15g	山茱萸 15g	丹参 30g	萹蓄 15g
草薢 15g	益母草 15g	蒲公英 15g	

（2）风入肾络证

主症：眼睑浮肿，继则四肢及全身水肿，发病迅速，伴有发热恶寒，肢节酸楚，小便不利。偏于风热者，伴咽喉红肿疼痛，舌质红，脉浮滑数。偏于风寒者，兼恶寒，咳喘，舌苔薄白，脉浮紧。

治则：祛瘀化浊，清热解毒散风。

方药：蝉蚕肾风汤加减。

蝉蜕 10g	僵蚕 10g	鸡血藤 15g	茜草 15g
益母草 30g	土茯苓 30g	党参 15g	山药 15g
白术 15g	熟地黄 15g	当归 10g	覆盆子 30g
炙甘草 10g			

2. 扶正法

MsPGN 发展至正气已损，气机不利之时，随病程延长，机体正气虚损可加重，程度不一。其常有饮食不节、七情内伤之因，病位多在于肾，严重者可损伤脾胃，影响脾胃气机升降，进而影响一身正气，故常见以下三种症候。

（1）肾阴不足证

主症：头晕耳鸣，腰膝酸痛，失眠多梦，潮热盗汗，五心烦热，咽干颧红，男子兼见遗精，女子经少或经闭等。舌红少津，脉细数。

治则：滋肾益阴。

方药：六味地黄丸加减。

| 熟地黄 30g | 山茱萸 15g | 山药 15g | 茯苓 10g |
| 牡丹皮 10g | 泽泻 10g | | |

（2）肾虚火旺证

主症：腰痛，耳鸣，潮热，颧红，盗汗，五心烦热，或性欲亢盛，男子梦遗早泄，女子梦交，尿黄。舌红，苔黄少津，脉细数。

治则：养阴清热。

方药：知柏地黄丸加减。

| 知母 10g | 黄柏 10g | 地黄 15g | 山茱萸 12g |

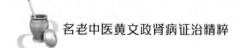

山药 12g　　　茯苓 10g　　　　牡丹皮 10g　　泽泻 10g

（3）气阴两虚证

主症：形体日渐消瘦，神疲气短，腹胀纳差，面色萎黄，心慌气短，自汗盗汗，易感冒，手足心热，口咽干燥，口渴喜饮，腰酸腰痛，易患外感，头晕头疼等，或见小便浑浊，大便干燥。舌淡红有齿痕，苔薄，脉沉细或弦细。

治则：益气养阴。

方药：玉屏风散合参芪地黄汤加减。

生黄芪 15g　　白术 10g　　　防风 10g　　　泽泻 15g

太子参 15g　　生地黄 25g　　山茱萸 15g　　牡丹皮 15g

山药 15g　　　茯苓 15g

3. 祛邪法

（1）湿热下注证

主症：胸脘痞闷，烦热口渴，身重疲乏，小便短赤，大便干结。舌红，苔黄腻，脉沉数或濡数。

治则：清热利湿。

方药：小蓟饮子加减。

生地黄 15g　　小蓟 30g　　　川木通 10g　　滑石 10g（包煎）

藕节 30g　　　淡竹叶 10g　　当归 10g　　　生蒲黄 10g（包煎）

山栀子 10g　　甘草 10g

（2）阴虚内热证

主症：两颧红赤，形体消瘦，潮热盗汗，五心烦热，夜热早凉，口燥咽干。舌红，少苔，脉细数。

治则：滋阴清热。

方药：茜根散或二至丸或两地汤加减。

茜根散方

茜根 15g　　　黄芩 10g　　　生侧柏叶 30g　阿胶 10g（烊化）

生地黄 15g   炙甘草 10g

二至丸方

女贞子 15g   墨旱莲 30g

两地汤方

生地黄 15g   玄参 10g   白芍 10g   麦冬 10g

地骨皮 10g   阿胶 10g（烊化）

（3）瘀血内阻证

主症：面色黧黑或晦暗，肌肤甲错或肢体麻木，口唇爪甲紫暗，腰痛固定或呈刺痛，或皮下紫斑，或肌肤微小血脉丝状如缕，或腹部青筋外露，或下肢青筋胀痛。血液流变学检测全血、血浆黏度升高。舌色紫暗或有瘀点、瘀斑。

治则：活血化瘀。

方药：化血丹加减。

煅花蕊石 10g   三七粉 6g（冲服）   血余炭 10g

四、临证备要

1. 辨证治疗系膜增生性肾炎的临床症状（水肿、蛋白尿、血尿）

健脾温肾，淡渗利水消肿：黄文政教授认为，本病病机属本虚标实证，本虚为脾肾两虚，标实多为湿热瘀毒。水肿为本病最常见的症状，其发生与脾肾虚损密切相关。故在临床治疗水肿时在淡渗利水基础上结合宣肺、健脾、温肾和疏利三焦之气等法。常用方剂如越婢加术汤、胃苓汤、实脾饮、真武汤等。黄教授在用利水药时，往往会加用温肾药，如制附子、肉桂、仙茅、淫羊藿、巴戟天、胡芦巴等，以增强利水效果。

健脾补肾，收涩固精消尿蛋白：尿蛋白是本病的重要指标，尿蛋白的多少直接反映着本病的发展进程。其发生主要在脾和肾两脏。黄教授在临床中往往采用健脾补肾，收涩固精为治疗大法。常用健脾益气方如玉屏风散、补中益气汤、参苓白术散等。补肾填精常用方如六味地黄丸、金匮肾气丸、五子衍宗丸、大补元煎等。阳虚常选用肉桂、仙茅、淫羊藿、巴戟天等药，慎用干姜、鹿角霜、鹿茸、附子等刚燥之剂；阴虚用枸杞子、生地黄、山茱萸、女贞子、旱莲草等滋而不腻之剂；血虚选用熟地黄、白芍、当归、何首乌、阿胶等诸药。收涩固精常用方如水陆二仙丹、金锁固精丸，收涩固精药需与健脾补肾药配合应用方能取效。

清热凉血，活血通络以除血尿：黄教授认为，血尿病因一是热伤血络，血溢脉外。宜清热凉血，方用小蓟饮子。常选用小蓟、侧柏叶、荠菜花、生地黄、凤尾草、白茅根、地榆、地锦草等。二是久病多瘀，血尿虽不重，但顽固难消，且易反复发作。证属于瘀血阻滞，临床治宜凉血活血。常选用丹参、牡丹皮、泽兰、赤芍、益母草等凉血活血药。

2. 重视"疏利少阳"法在本病中的应用

黄文政教授提出应用"疏利少阳"治疗系膜增生性肾炎。他认为，系膜增生性肾炎既有脾肾气阴亏虚，又有湿热瘀毒蕴阻，导致该病缠绵难愈，其关键在于少阳三焦枢机不利。所以，治疗应重点发挥少阳三焦的整体疏导调节作用，协调各脏腑的功能活动，因此提出了疏利少阳这一治疗大法，以少阳为中介，融益气养阴、活血化瘀、清热解毒利湿为一体，通过疏利少阳三焦，使气机得以疏转，脏腑功能得以协调，从而恢复人体内环境的动态平衡。肾疏宁是在小柴胡汤基础上的加减方，主要由柴胡、黄芩、黄芪、丹参等组成。

近年来黄教授在中医药防治肾小球硬化、肾小管间质损伤方面做了大量的临床研究和实验研究，并创制了肾疏宁等系列制剂。提出了少阳三焦枢机不利是肾小球硬化病机关键的假说，证实了疏利少阳标本兼治法之肾疏宁对大鼠肾小球硬化的确切疗效。提出以"和"的理念治疗肾脏疾病。发现肾小球硬化模型肾组织中肾小球系膜细胞、肾小管上皮细胞和肾间质成纤维细胞均存在表型转化现象。

黄文政教授结合系膜增生性肾炎伴肾小管间质损害的临床表现，在传统中医少阳三焦气化学说理论的基础上，提出少阳三焦枢机不利为系膜增生性肾炎伴肾小管间质损害的病机关键。实验研究发现，作为细胞间质网状纤维结构的细胞色素 C 氧化酶Ⅲ在系膜增生性肾炎肾小管间质损害的早期阶段起着十分重要的作用；而 FN 早期阶段表达量较少，后期则大量表达；α–SMA 细胞早期位于小球及间质，随着病变进展，逐渐波及小管，说明间质成纤维细胞的表型转化早于小管上皮细胞。

五、典型病案

陈某，女，31 岁，2010 年 11 月 30 日初诊。

主诉：发热伴尿检异常 3 月。

患者今年 8 月 16 日受凉后出现发热，尿色深，有泡沫，于天津某医院门诊就诊，尿常规 PRO（++），BLD（+），遂收住院。经肾穿刺活检确诊为轻度系膜增生性肾小球肾炎，予黄葵胶囊及金水宝胶囊口服、输注灯盏花注射液，症状减轻后出院。后又查尿常规 PRO（++），BLD（++），为求进一步治疗，遂来黄文政教授处就诊。刻下症见：口苦，口渴，午后低热，腰酸腰痛，夜寐欠安，小便色红。舌红，苔微黄，脉弦细。

西医诊断：轻度系膜增生性肾小球肾炎。

中医诊断：尿血病。

辨证：气阴不足，湿热内蕴，血络不畅证。

治则：益气养阴，清热利湿，凉血止血。

方药：肾疏宁加减。

生黄芪30g	太子参15g	麦冬15g	柴胡15g
黄芩10g	石韦15g	丹参30g	山茱萸15g
萹蓄15g	小蓟30g	地锦草30g	荠菜花30g
酸枣仁15g	夜交藤30g	鹿衔草15g	白花蛇舌草30g
苎麻根30g			

14 剂，每日 1 剂，水煎服。

二诊：睡眠症状好转，余症如前。尿常规：PRO（+），BLD（++），红细胞 20~30 个/μl。舌红，苔微黄，脉细数。方药如下：

生黄芪 30g	太子参 15g	麦冬 15g	柴胡 15g
黄芩 10g	萹蓄 15g	丹参 30g	山茱萸 15g
地骨皮 15g	白茅根 30g	萆薢 15g	车前子 15g（包煎）
小蓟 30g	仙鹤草 30g	茜草 15g	鹿衔草 15g
蒲公英 15g	白花蛇舌草 30g		

14 剂，每日 1 剂，水煎服。

三诊：手胀，困顿。尿 BLD（＋），红细胞 20 个/μl。舌红，苔少，脉细数。方药：二诊方加络石藤 15g、桑枝 30g。14 剂，每日 1 剂，水煎服。

四诊：尿 BLD（＋），红细胞 10 个/μl，手胀消，困顿减，上唇左侧单纯疱疹，咽干、咽痛。舌红苔薄黄，脉细数。患者口唇疱疹、咽干、咽痛，为上呼吸道感染所致。辨证为湿热内蕴，复感风热，治以辛凉解表，凉血止血。方药：

金银花 30g	连翘 15g	僵蚕 10g	炒牛蒡子 10g
板蓝根 30g	黄芩 10g	蒲公英 15g	升麻 10g
柴胡 10g	赤芍 15g	甘草 10g	白茅根 30g
地锦草 30g	荠菜花 30g		

14 剂，每日 1 剂，水煎服。

五诊：夜寐欠安，足下凉。舌红，苔薄黄，脉细数。患者夜寐欠安、足下凉，为心肾不交之证，治以交泰丸，取黄连降心火，肉桂暖水脏，寒热并用，则水火既济。方药：

北沙参 15g	麦冬 10g	黄连 6g	肉桂 6g
酸枣仁 15g	茯苓 10g	夜交藤 30g	炙甘草 10g
丹参 15g	仙鹤草 30g	地锦草 30g	砂仁 10g（后下）
苎麻根 30g			

14 剂，每日 1 剂，水煎服。

六诊：咽疼如刺。尿 BLD（＋），红细胞 20 个/μl。舌红，苔薄黄燥，脉细数。患者复感风热，仍治以辛凉解表，凉血止血。方药：

金银花 30g	连翘 15g	麦冬 15g	黄芩 10g
桔梗 10g	石韦 15g	僵蚕 10g	板蓝根 15g
山豆根 10g	地锦草 30g	白茅根 30g	炒牛蒡子 10g
荠菜花 30g	甘草 10g	竹叶 10g	

14 剂，每日 1 剂，水煎服。

七诊：咽疼减轻，尿 BLD（++），红细胞 20 个/ul。舌红尖赤，苔薄黄，脉细数。方药：六诊方去山豆根，加小蓟 30g、藕节 30g。14 剂，日 1 剂，水煎服。

八诊：烦热，手足心热。舌红，苔薄中黄，脉细数。尿常规（-）。患者烦热，手足心热，脉细数，均为心气不足，内有瘀热之象，治用《千金方》之五参丸。方药：

太子参 15g	麦冬 15g	丹参 30g	北沙参 15g
玄参 15g	苦参 15g	地骨皮 15g	炙甘草 10g

14 剂，日 1 剂，水煎服。

【按语】本例患者为轻度系膜增生性肾小球肾炎，主要表现为持续性的镜下血尿，病机为本虚标实，本虚以气阴两虚为主；标实则表现为湿热内蕴、血络不畅。针对上述病机，黄教授拟用疏利少阳、益气养阴、清热利湿、活血通络为治法的肾疏宁，方中柴胡、黄芩疏利少阳、清解郁热为君；黄芪、太子参、麦冬、山茱萸益气养阴为臣；石韦、萹蓄、白花蛇舌草清利湿热；丹参、鹿衔草活血通络。全方配伍之妙在于以疏利少阳气机为基础，气机调畅则诸药各归其所，各得所用。慢性肾炎发病过程中，患者常有因上呼吸道感染所致咽痛、血尿加重等症，黄教授治以辛凉解表、凉血止血之法，用自拟方治疗，常用药物有金银花、连翘、麦冬、白茅根、荠菜花等。

第五节　膜性肾病

膜性肾病（MN）是以肾小球基底膜上皮细胞下免疫复合物沉积伴基底

膜弥漫增厚为特征的一组疾病，因病因未明故称为特发性膜性肾病（IMN）。通常所指的膜性肾病为特发性膜性肾病（IMN），约80%患者以肾病综合征为主要表现，部分患者可伴有镜下血尿、血压轻度升高、肾功能损害，可合并肾病综合征的常见并发症，以血栓、栓塞事件最为常见。IMN的诊断主要依据肾脏病理，病变主要累及肾小球基底膜，光镜下早期表现为肾小球基底膜空泡样改变、弥漫增厚、钉突形成，晚期表现为基底膜明显增厚，可呈链环状；免疫荧光表现为以 IgG 和 C_3 为主的沿毛细血管壁的颗粒样沉积；电镜下可见基底膜增厚、上皮细胞足突广泛"融合"及上皮细胞下颗粒状电子致密物沉积。发病机制尚为复杂，目前认为是循环免疫复合物或原位免疫复合物的沉积，由于肾小球足细胞某些成分如内肽酶、M 型磷脂酶 A2 受体与其相应的自身抗体结合沉着于上皮细胞下，在激活补体引起的损害。膜性肾病是中老年原发性肾病综合征的常见肾脏病理类型，发病的高峰年龄为 40～50 岁，但之前之后都有下降趋势，发生于小于 16 岁的患者仅占 1%。近年来膜性肾病发病率呈上升趋势，据相关研究表明未经治疗的膜性肾病患者中 50%～60% 在 10～20 年内可进展至终末期肾病（ESRD），另有 30% 左右可以自发性缓解，肾功能持续减退及持续严重蛋白尿等是预后不佳的重要指标。黄文政教授认为，随着年代的不同，肾脏病的疾病谱也在发生着变化，近 10 年来，临床观察膜性肾病的发病率逐年上升，而且年龄跨度较以前范围广，占我国原发性肾小球疾病的 13.5%，肾病综合征的 16.6%。

膜性肾病在中医古籍中无其对应病名，按其病因病机及临床表现可归属于"水肿""尿浊""关格""腰痛""虚劳""肾风""肾水病"等范畴。基于古文献研究，并结合现代医学认识，目前中医以"水肿""尿浊""肾风"作为膜性肾病的主要中医病名。

一、病因病机

1. 病因

根据黄文政教授长期的临床实践，他认为素体禀赋不足、年老体衰、饮食不节或情志不畅等原因导致体质虚弱、肾精亏虚、湿浊内盛、瘀血内阻加之外感风寒、风热、热毒、湿热等原因，造成脏腑功能受损。特别是肺、脾、肾三脏功能障碍，水液气化不利，散布障碍，久而久之脏腑功能日益虚损。而正虚外感邪气，导致脏腑之间、正邪之间的恶性循环，形成了全身水肿及尿浊等症状特点。现将较常见的病因分述如下：

（1）禀赋不足

肾为先天之本，《素问·逆调论》指出："肾者，水脏，主津液"，《素问·水热穴论》指出："其本在肾，其末在肺，皆积水也。"此外，李中梓《医学入门》曰："水难制于脾，实则统于肾，肾本水脏，而元阳寓焉，命门火衰，既不能自制阴寒，又不能温养脾土，则阴不从阳而精化为水，故水肿之证，多属火衰也。"指出了肾脏亏虚，肾失开阖，气化失司，则水液排泄障碍形成水肿。

（2）外邪侵袭

《诸病源候论·水肿候》指出："风水病者，由脾肾气虚弱所为也。肾劳则虚，虚则汗出，汗出逢风，风气入内，还客于肾，脾虚不能制于水，故水散溢皮肤，又与风湿相搏，故云风水也。"风邪外袭，肺失宣肃，肺脏通调水道功能失司，发为水肿。严用和在《济生方》中提出水肿由疮毒内犯所致，"又有年少，血热生疮，变为肿满，烦渴小便少，烦渴，小便少，此为热肿"。《黄帝内经》认为"正气内存，邪不可干"，脾肾亏虚，正气不足，则湿热疮毒乘虚而入，湿热毒邪内犯，损伤脾肺，脾阳受损，脾失转输，气化不利，发为肿满。

（3）脾肾亏虚

《景岳全书·肿胀》指出："凡水肿等症，乃肺、脾、肾三脏相干之病。盖水为至阴，故其本在肾；水化于气，故其标在肺；水惟畏土，故其制在脾。今肺虚则气不化精而化水；今脾虚土不制水而反克；肾虚则水无所主而妄行。"《丹溪心法·水肿》云："惟肾虚不能行水，惟脾虚不能制水，故肾水泛滥，反得以浸渍脾土，水渗于皮肤，注于肌肉而发肿矣。"《诸病源候论》云："水病者由脾肾俱虚故也，肾虚不能宣通气、脾并不能制水，故水气盈溢，渗透皮肤，流遍四肢，所以通身肿也"，脾主升清，主运化水液，若脾虚则不能运化水液，水湿内停，气机不利，气停则水停，导致水液在体内停积。《素问·逆调论》指出："肾者，水脏，主津液"，肾脏调节全身机体的水液代谢，具有蒸腾气化功能，肾脏气化功能失司，肾失开阖，气化不利，则水湿内停。

（4）瘀血内阻

《血证论·瘀血》指出："瘀血化水亦发水肿，是血病而兼水也"，唐容川指出："血积既久，亦能化为痰水"，《金匮要略·水气病脉证治篇》云："血不利则为水"，气滞血瘀，瘀血内阻，水瘀互结，水肿缠绵日久难以治愈。《诸病源候论》云："肿之生也，皆由风邪湿热毒气客于经络，使血涩不通，瘀血而肿也。"

（5）饮食不节

《素问·至真要大论》指出："诸湿肿满，皆属于脾"，《丹溪心法》云："水则肾主之，谷则脾主之，惟肾虚不能行水，惟脾虚不能制水"，脾主运化，嗜食肥甘厚味以及辛辣刺激之品，久则湿热阻滞中焦脾胃，脾失健运，水湿内停，发为水肿。

（6）情志内伤

情志不遂，肝气郁结，肝脏疏泄功能失常，气能行津，气行则津布，气机阻滞，则津液输布代谢障碍，水湿内停，形成肿满。《医学摘粹》曰："木郁而肝失疏泄之权，则水道不能清利，是以膀胱癃闭，水不归壑而逆行于胸腹，浸淫于经络，则肿胀之病作矣。"另外，肝主疏泄，肝气郁结亦可引起气滞水停或日久气滞血瘀水停。

2. 病机

本病病因病机复杂，黄文政教授在"少阳主枢""三焦者决渎之官，水道出焉"等理论之基础上，提出少阳三焦枢机不利为本病的关键病机。少阳三焦枢机不利，则气化功能障碍，肺、脾、肾三脏功能失司，肺失通调、脾失转输、肾失开阖，三焦气化不利，水液代谢功能紊乱，导致输布、排泄不利，清浊不分，水液潴留。脾失统摄、肾失封藏，脾气下陷和肾不藏精、精气下泄，精微物质外泄而出现蛋白尿。故本病的病机之关键在于少阳三焦枢机不利，其基本病机为本虚标实，脾肾亏虚，机体正气不足则风寒湿热之邪侵袭肌表，外邪袭肺，导致肺失宣降，风水相搏，发为水肿，湿毒内犯肺脾，加之少阳三焦枢机不利，气化功能障碍进而导致水湿、热毒、瘀血等标实之证。

中医学认为本病的基本病机主要是本虚标实、虚实夹杂，以脾肾亏虚为本，兼夹水湿、疮毒、瘀血等标实之证。脾肾亏虚为本，脾失转输、肾失开阖，三焦气化不利，水液代谢功能紊乱，水湿内停而出现水肿，脾失统摄，肾失封藏，肾虚不能固涩，脾虚不能升清，脾肾气虚，脾气下陷、肾不藏精、精气下泄，精微物质随尿液外泄而出现蛋白尿，气虚则无力运化血行，血液停滞而出现瘀血之标实之证。本虚与标实交织为病，瘀血与水湿形成瘀水互结之证。

二、诊断要点及鉴别诊断

1. 诊断要点

第一，临床表现为肾病综合征（"三高一低"，即大量蛋白尿、高度水肿、高脂血症、低蛋白）或无症状双下肢或颜面水肿，蛋白尿，镜下血尿，伴或不伴有血压轻度升高。

第二，病理诊断：①免疫荧光下表现为以 IgG 和 C_3 为主的沿毛细血管壁的颗粒样沉积；②光镜下早期表现为肾小球基底膜空泡样改变、弥漫增厚、钉突形成，晚期表现为基底膜明显增厚，可呈链环状；③电镜下肾小球毛细血管袢基膜上皮侧见电子致密物沉积。Ⅰ期：上皮侧电子致密物较小，呈散在性分布，基膜结构完整。Ⅱ期：上皮侧电子致密物增多，基膜样物质增生，向上皮侧凸起形成钉突。Ⅲ期：基膜样物质进一步包绕电子致密物至膜内，基膜明显增厚，出现不规则分层。Ⅳ期：基膜内大部分电子致密物被吸收，而表现为与 GBM 密度接近。

2. 鉴别诊断

临床上特发性膜性肾病以蛋白尿、浮肿为主要表现，轻者多见无症状蛋白尿、轻度浮肿，重者多表现为肾病综合征，临床需与继发性膜性肾病相鉴别，如膜型狼疮性肾炎、乙型肝炎病毒相关性肾炎、肿瘤相关性膜性肾病、药物或毒物相关性等，还应与其他类型的肾病综合征，如 IgA 肾病、系膜增生型肾小球肾炎、狼疮性肾炎、妊娠高血压肾损害、糖尿病肾病等相鉴别，临床上多不难鉴别，可以从肾穿刺病理回报、病史、年龄、理化检查等加以鉴别，继发性膜性肾病单用激素治疗常无效，临床表现复杂。

三、治疗思路

黄文政教授认为，对于特发性膜性肾病，是肾病综合征常见的病理类型之一，病情缠绵难愈。西医主要是用激素、免疫抑制剂、细胞毒类药物（环磷酰胺、吗替麦考酚酯、环孢素 A）等药物治疗，而此类型肾病单独使用糖皮质激素治疗常无效，属于激素不敏感型，临床疗效不佳且副作用比较大，治疗效果往往不太满意，多归属于难治性肾病。黄教授认为此时寻求中西医结合治疗，更好地发挥中西医综合治疗的优势。中西医结合治疗，不仅减轻了西药的不良反应，而且改善了临床症状，提高了治疗效果。

黄教授一般把膜性肾病分为非肾病水平蛋白尿和肾病水平蛋白尿两种治疗思路，前者多见于膜性肾病 I 期患者，临床多表现为蛋白尿和轻度浮肿，多选用中药汤剂治疗；后者见于膜性肾病 II ~ IV 期患者，临床多表现为肾病综合征，多选用中药和免疫抑制剂，与此同时对应用激素疗效不显著患者，临床中他尽量减激素用量，以免增加不良反应。中医对于膜性肾病的早期辨证施治一般从本虚、标实论治，本虚多见于脾肾阳虚型、肺脾气虚型、肝肾阴虚型、气阴两虚型，治疗多以温补脾肾，化瘀利水为主；标实多见于风邪袭表型、湿热内蕴型、水湿内停型、瘀毒水停型，治疗多以利水渗湿、祛瘀解毒为主；稳定期多见于脾肾两虚型、肾阴不足型，治疗多以健脾益肾、祛瘀化浊解毒为主，通过临床明确分期，明确治疗大法，指导进一步治疗。膜性肾病通过中医的辨证分型论治，力求达到"先控制后好转"的临床疗效。

四、辨证论治

膜性肾病一般单用激素治疗无效，属于激素不敏感性肾病，临床对于肾病水平的膜性肾病可以认为是难治性肾病综合征，临床治疗比激素敏感性肾病复杂，黄教授临床多配合免疫抑制剂——雷公藤总甙片、白芍总苷胶囊、来氟米特片等，通过中西医结合治疗，使此类型肾病得以控制和缓解。根据患者的症状和体征辨证施治，因患者多表现为肾病综合征，故其中医分型与肾病综合征证型有相似之处，根据此种肾病的病理特点，其普遍存在高凝状态、高度浮肿、肾脏血流量减少等征象，活血化瘀法应贯穿治疗始终。

辨证分型如下：

1. 从本虚论治

（1）脾肾阳虚证

主症：肢体高度浮肿，以下肢为甚，按之凹陷不易恢复，形寒肢冷，神疲乏力，面色㿠白，少气懒言，四肢倦怠，小便量少，口淡不渴，腰背冷痛，纳少，便溏。舌质淡胖嫩，有齿痕，脉沉缓或沉弱。

治则：健脾温肾，利水消肿。

方药：真武汤合金匮肾气丸加减。

生黄芪30g	炒白术20g	茯苓30g	白芍15g
肉桂6g	山药15g	山茱萸10g	制附片15g（先煎）
泽泻10g	牡丹皮10g	熟地黄15g	巴戟天10g
丹参10g	淫羊藿10g	胡芦巴10g	

（2）肺脾气虚证

主症：全身浮肿，以头面部浮肿为主，可见下肢微肿或水肿，平素体质虚弱，自汗出，易感冒，精神萎靡，面白无华，声低懒言，或伴少量咳嗽、咯痰，食少纳呆，腹胀便溏。舌淡，苔白滑，脉细弱，或浮细无力。

治则：益气健脾，温阳利水。

方药：防己黄芪汤合参苓白术散加减。

生黄芪 30g	汉防己 10g	炒白术 15g	茯苓 30g
桂枝 10g	生姜 3 片	大枣 4 枚	制附片 15g（先煎）
山药 10g	白扁豆 6g	陈皮 10g	砂仁 6g（后下）
丹参 30g	益母草 30g	炙甘草 10g	

（3）肝肾阴虚证

主症：浮肿或轻或重，水肿迁延不愈，头痛头晕，口干咽燥，五心烦热或面色潮红，目睛干涩或视物不清，失眠多汗，腰脊酸痛。舌红绛，少苔或无苔，脉弦细或细数。

治则：滋肾养阴，清肝泄热。

方药：知柏地黄汤合滋水清肝饮加减。

生黄芪 30g	汉防己 10g	知母 10g	黄柏 10g
熟地黄 15g	山茱萸 10g	山药 10g	泽泻 10g
牡丹皮 6g	当归 10g	白芍 10g	柴胡 15g
土鳖虫 10g	益母草 10g	炙甘草 6g	

（4）气阴两虚证

主症：肢体水肿迁延不愈，肿势不甚，或者水肿不明显，神疲乏力，面色㿠白，少气懒言，口干舌燥，五心烦热，腰膝酸软，潮热盗汗，甚者可出现头晕、耳鸣。舌淡红，少苔或无苔，脉细数。

治则：健脾补肾，益气养阴清热。

方药：参芪地黄汤加减。

生黄芪 30g	太子参 10g	汉防己 10g	防风 10g
熟地黄 10g	山茱萸 6g	山药 15g	茯苓 15g
泽泻 6g	牡丹皮 6g	女贞子 30g	旱莲草 30g
益母草 30g	泽兰 10g	炙甘草 6g	

2. 从标实论治

（1）风邪袭表证（可以出现在肾病的各个阶段，初期或缓解期）

主症：全身浮肿或不肿，伴有发热恶寒，肢节酸楚，小便不利。偏于风热者，兼咽喉红肿疼痛，舌质红，脉浮滑数。偏于风寒者，兼恶寒，流清涕，咳喘，舌苔薄白，脉浮紧。

治则：外感风热，辛凉宣肺祛风利水；外感风寒，辛温宣肺祛风利水。

风热方药：葱豉桔梗汤合越婢加术汤加减。

葱白 3 段	淡豆豉 10g	淡竹叶 10g	山栀子 10g
桔梗 10g	连翘 10g	炙麻黄 10g	薄荷 6g（后下）
生石膏 6g	甘草 6g	生姜 3 片	大枣 4 枚

风寒方药：麻黄连翘赤小豆汤加减。

炙麻黄 6g	连翘 10g	赤小豆 30g	生石膏 10g
炒白术 15g	杏仁 6g	防风 15g	茯苓 10g
泽泻 10g	车前草 10g	生姜皮 10g	炙甘草 6g

（2）湿热内蕴证（多见于长期使用激素后期）

主症：全身浮肿或不肿，胸脘痞闷，烦热口渴，或口黏口苦、口干不欲饮、脘闷纳差，或小便频数不爽、量少、有灼热或刺痛感、色黄赤浑浊、小腹坠胀不适，或有大便干结。舌质红，苔黄腻，脉滑数。

治则：清热利湿，泻下利水。

方药：萆薢分清饮加减。

萆薢 15g	石菖蒲 10g	丹参 15g	生白术 10g
黄柏 10g	益母草 30g	茯苓 20g	生薏苡仁 20g
猪苓 10g	白茅根 10g	泽泻 30g	陈皮 6g
青风藤 10g	炙甘草 6g	砂仁 6g（后下）	

（3）水湿内停证

主症：全身水肿，肿甚者皮肤光亮，双下肢尤甚，按之凹陷，或胸闷气短心下痞满，甚则喘咳，小便量少，纳差。苔白腻，脉濡缓。

治则：淡渗利湿，通阳利水。

方药：防己黄芪汤合五皮饮加减。

生黄芪 30g	汉防己 10g	防风 10g	茯苓 10g
炒白术 10g	陈皮 6g	生姜皮 10g	桑白皮 15g

| 大腹皮 10g | 土鳖虫 10g | 益母草 30g | 桂枝 6g |
| 泽兰 15g | 冬瓜皮 30g | 炙甘草 6g | |

(4) 瘀毒水停证（多见于难治性肾病或长期应用足量激素不敏感患者）

主症：面色紫暗或晦暗，皮肤不泽或肌肤甲错，或有紫斑，常伴有腰痛或胁下癥瘕积聚，唇色紫暗。舌有瘀点或瘀斑，苔少，脉弦涩等。

治则：活血化瘀利水，解毒消肿。

方药：当归芍药散合四妙勇安汤加减。

当归 10g	赤芍 10g	川芎 10g	炒白术 15g
玄参 15g	金银花 30g	茯苓 15g	泽兰 10g
川牛膝 10g	丹参 10g	炙水蛭 10g	胡芦巴 10g
土鳖虫 10g	益母草 30g	炮山甲 6g	甘草 6g

黄教授认为膜性肾病后期本病稳定期多偏于虚、瘀、浊毒，同时激素或免疫抑制剂应用后体质变化，多见脾肾两虚型、阴虚火旺型、湿浊内蕴型。本病稳定期的治疗重点多在补脾益肾、祛瘀化浊散风，防止疾病进展和复发。

3. 脾肾两虚，浊毒瘀血

主症：病程较长，周身水肿或不肿，按之凹陷不易恢复，形寒肢冷，神疲乏力，面色㿠白，小便有泡沫，腰背冷痛。舌质暗淡，苔白腻，边有齿痕，脉沉缓、沉弱或细涩。

治则：健脾益肾，祛瘀化浊。

方药：蝉蚕肾风汤加减。

生黄芪 30g	炒白术 20g	防风 10g	汉防己 10g
柴胡 10g	当归 10g	熟地黄 10g	巴戟天 10g
山药 10g	僵蚕 10g	蝉蜕 10g	益母草 30g
丹参 30g	胡芦巴 10g	炙甘草 6g	

4. 肾阴不足，湿热内蕴

主症：病程日久，小便频数或短赤，低热，盗汗，颧红，五心烦热，咽干口渴，唇干。舌红，苔少，脉细数。

治则：滋阴补肾。

方药：六味地黄丸合萆薢分清饮加减。

生黄芪30g	防风10g	熟地黄10g	山药10g
山茱萸10g	茯苓10g	泽泻10g	牡丹皮10g
麦冬10g	萆薢15g	石菖蒲15g	女贞子10g
旱莲草10g	炙甘草6g	砂仁6g（后下）	

五、临证备要

黄文政教授在膜性肾病的常见临床症状和西医病理，以及治疗特点的研究基础上，通过中医辨证论治形成了一套比较完整的治疗思路，中医主要以本虚标实论治，临床黄文政教授主要从以下几个方面发挥中医的特色优势。治疗上多体现了大剂量生黄芪的应用，虫类药应用的独到见解，疏利三焦、通调水道之肾病综合征顽固性水肿的治疗等方面。

1. 大剂量生黄芪的应用

生黄芪性甘，温。归肺、脾经。功效：补气固表，利尿排毒，排脓敛疮生肌。用于气虚乏力，食少便溏，中气下陷，久泻脱肛，便血崩漏，表虚自汗，气虚水肿，痈疽难溃，久溃不敛，血虚萎黄，内热消渴，慢性肾炎蛋白尿，糖尿病等。

黄教授认为膜性肾病患者多表现为水肿、蛋白尿，或肾病综合征，久病脾肾亏虚，浊毒内蕴，水液运化失常，水肿较重。但在水肿明显加重，或出现大量蛋白尿时，他尤其倡导重用生黄芪，以扶正培本，黄芪用量可用到40～60g。他认为大剂量黄芪有益气健脾、温中散寒、解毒化湿之功，黄芪以补虚为主且有补而不腻的特点。临床上对于治疗水肿、减轻蛋白尿、改善患者营养状态，具有明显增强免疫活性的作用，能促进体液免疫，对调节机体免疫状态有明显疗效。临床生黄芪一般多是从30g开始应用，效差时开始加量，可加量至60g，这个过程一般比较谨慎，对证施治。黄教授临床上比较重视生黄芪用量的调整，随病人的症状变化而增减用量，尤其是夏季注意减量，以防"上火"，加重病情。

2. 虫类药应用的独到见解

慢性肾脏病病程冗长，病情多变，属沉疴痼疾，其病机往往以虚、风、湿、热、痰、瘀、毒共患，一般草本类药物难以取效，虫类药物可谓"无微不入，无坚不破"，非常切合慢性肾脏病的病机。对虫类药合理的研究使用，有助于延缓慢性肾脏病的进展。现代药理研究亦证实虫类药具有抗变态反应、抗凝、改善微循环、增强免疫力等作用。

黄教授临床上也不单用或滥用虫类药物，他有自己独到的见解。慢性肾脏病常用的虫类药大致分为两大类：一类效专活血通络，如地龙、土鳖虫、水蛭、穿山甲等；一类效专息风镇痉通络，如蝉蜕、僵蚕、蜈蚣、全蝎、乌梢蛇等。黄教授强调应用虫类药治疗慢性肾脏病时当分轻重，轻者用蝉蜕、僵蚕、土鳖虫、地龙，中度加全蝎，重度再加蜈蚣、乌梢蛇、水蛭、穿山甲。临床上不宜单用大量虫类药，应注意顾护正气，多配伍补气活血药物。与此同时临床运用虫类药物应注意：①有是证用是药，不可不加辨证，胡乱用之；②用时宜循序渐进，用量上由小渐大，视患者体质和病情变化，不可过猛以免耗伤气阴；③药物合理配伍以防其药性峻烈，制其偏性，缓制其毒；④有些虫类药的有效成分难溶于水，不宜入煎剂，同时为保虫类药药效，避免其性味难闻，可以研末装胶囊吞服；⑤虫类药为"血肉有情之物"，含有丰富的蛋白质，且多为异体蛋白，使用后根据体质的不同可能会出现荨麻疹、哮喘等一系列过敏反应，应及时停药并对症施治。

3. 疏利三焦，通利水道——中医治疗顽固性水肿的优势

水肿是体内水液潴留，泛溢肌肤，表现以头面、眼睑、四肢、腹背，甚至全身浮肿为特征的一类病证，西医主要是给予利尿等药物治疗或根据相应的器质性病变给予对症治疗。黄教授认为中医治疗水肿病，多以治本为主，对于不明原因功能性水肿，西医还没有很有效的治疗方法，中医擅长治疗无

明显原因的功能性水肿，并不是单纯的利尿消肿，多从阳虚、血瘀、气虚、湿热等方面论治，根据中医体内水液代谢的生理病理特点及疾病的病理特点，临床根据辨证选用相应的治疗大法，疗效显著。此外，对于一些顽固性水肿的治疗，黄文政教授根据久病入络与久病必瘀的理论，认为一般的活血化瘀药物，只可以到达微血栓的表面，而唯有虫类药物才可以进入微血栓的核心部位，可更好地发挥其破血化瘀之效。对于顽固性水肿，黄教授临床上每每善用虫类药物进行加减治疗，常获佳效。

4. 体现了络病学思想

叶天士在《临证指南医案》中云："初病在经，继病在络，经病不愈，当以治络。"黄教授认为慢性肾脏病总的病机在于脾肾衰败，久病入络。"久病入络"根据吴以岭院士络病学的研究又可分为三类：即络脉瘀阻、络脉绌急和络脉不荣。

络脉瘀阻，即久病气血运行不畅，顽痰瘀血留而不去，阻于络脉。常见于肾病综合征，可见高度水肿、大量蛋白尿、顽固性血尿，病理上可见局灶性肾小球硬化、肾间质纤维化或静脉微血栓形成等，符合久病入络、顽痰瘀血阻于络脉之病机。黄教授认为此时一般活血化瘀药，如丹参、赤芍、川芎、益母草等疗效欠佳，唯有虫蚁搜剔之药能深达微血栓核心部位而溶解之，其主导作用在促进纤维蛋白溶解系统。诚如叶天士所言："久则邪正浑处其间，草木不能见效，当以虫蚁药疏通诸邪"，黄教授治以虫蚁搜剔合辛香通络，以活血通络类为主，常用水蛭、土鳖虫、穿山甲等。

络脉绌急，即久病导致内风萌动，脉络绌急挛缩。常见于原发或继发肾小球疾病，见顽固性蛋白尿、血压升高、无浮肿或仅轻度浮肿，临床上此类患者常存在小血管痉挛、内皮素升高、一氧化氮降低。黄教授对此病证治以虫蚁搜剔以息风解痉通络，常用药有蝉蜕、僵蚕、地龙、全蝎、蜈蚣、乌梢蛇、蛇蜕等。

络脉不荣，乃久病导致气血津液耗损、络脉失养，进而可导致络脉瘀阻或络脉绌急的形成。黄教授认为此时在应用虫蚁搜剔之品时，必须配合健脾

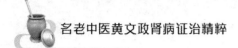

补肾、益气养阴、补益气血等扶正之剂，切不可单独使用虫类药，以免攻伐太过，徒伤正气。

5. 本病对于非肾病水平蛋白尿的治疗效佳，是中医特色治疗的优势所在

临床上可见非肾病水平蛋白尿的肾病，多见于膜性肾病Ⅰ期，通过中医辨证论治，临床疗效较好，早期辨证施治，稳定期以肺、脾、肾治疗为主，调护脾胃，以增强体质，防止复发。黄教授认为此型肾病临床中医可以控制，通过中医辨证治疗，是可以治愈的，治疗疗程在1.5年左右。

六、典型病案

1. 李某，男，52岁，2014年9月13日初诊。

主诉：浮肿、蛋白尿7月余。

患者7个月前无明显诱因出现双眼睑轻度浮肿，于天津市武清区中医医院检查，尿常规示：尿蛋白（++），尿潜血（+-）。后经天津医科大学第二附属医院肾穿刺病理活组织检查诊为膜性肾病Ⅰ期，尿常规示：尿蛋白（++），尿潜血（-），24小时尿蛋白定量2.376g，肾功能正常。刻下：双下肢轻度浮肿，疲乏无力，腰酸，纳差，精神倦怠，时有便溏，尿中可见少量泡沫。舌质紫暗，苔腻，脉沉细涩。

西医诊断：慢性肾小球肾炎，膜性肾病Ⅰ期。

中医诊断：水肿病。

辨证：脾肾两虚，浊毒瘀血。

治则：健脾益肾，祛瘀化浊。

方药：蝉蚕肾风汤加减。

生黄芪30g	党参15g	炒白术15g	山药15g
当归10g	熟地黄10g	蝉蜕10g	僵蚕10g
乌梢蛇6g	土茯苓30g	茜草10g	鸡血藤10g

覆盆子10g   益母草30g   炙甘草6g

14剂，每日1剂，水煎服。

二诊：浮肿、疲乏、腰酸均减轻，足心痒，足跟痛。24小时尿蛋白定量1.699g。舌质暗红苔薄，脉细涩。方药：前方去覆盆子，加地肤子15g、白鲜皮15g、麦冬10g。14剂，每日1剂，水煎服。

三诊：足心痒已消，未诉其他明显不适。舌暗红，苔薄，脉细涩。24小时尿蛋白定量2.531g。方药：二诊方去地肤子、白鲜皮、麦冬，加穿炮山甲6g、炙水蛭10g。14剂，每日1剂，水煎服。

四诊：患者无明显不适。舌质暗，苔薄，脉细。24小时尿蛋白定量0.896g。方药：三诊方去乌梢蛇。14剂，每日1剂，水煎服。

五诊：久行腰不舒。24小时尿蛋白定量示0.722g。舌红，苔薄，脉细弦。方药：四诊方加桑寄生15g、狗脊10g，另改炮山甲为5g×14剂，研末入胶囊。14剂，每日1剂，水煎服。

六诊：腰部不适较前好转。舌红，苔薄白，脉细弦。24小时尿蛋白定量0.312g。方药：五诊方14剂，每日1剂，水煎服。

一年内定期随访，嘱患者控制饮食，增强体质，预防感冒，患者病情控制尚平稳，平素间断服用肾炎康复片，24小时尿蛋白定量控制在0.5g以内。

【按】患者浮肿、蛋白尿7月余，经肾穿刺病理检查示膜性肾病I期，初诊时患者双下肢轻度浮肿、腰酸、乏力，舌红苔薄，脉沉细，依此辨病为肾风病，辨证属脾肾两虚，浊毒瘀血证，治以健脾益肾、祛瘀化浊，选用蝉蚕肾风汤加减。14剂后患者症状减轻，尿蛋白定量由2.376g减至1.699g，可见辨证准确，效果明显。于2014年11月15日患者尿蛋白定量2.531g，可见病情缠绵易反复的特点。黄教授在二诊方基础上加炮山甲6g，服药14剂后，患者无明显不适，尿蛋白定量减至0.896g，可见虫药效果显著，但其为贵重药材，故后改为研末装胶囊口服，以继续巩固疗效，六诊时患者尿蛋白定量0.312g，在正常范围内，嘱患者控制饮食，增强体质，以防感冒，停药初期间断服用肾炎康复片以巩固疗效，此患者属于非肾病水平的蛋白尿，肾穿刺报告提示膜性肾病I期，中医治疗每每临床疗效尚佳，以供参考。

2. 孙某，男，47岁，2016年1月26日初诊。

主诉：双下肢浮肿、蛋白尿2年。

患者2年前无明显诱因出现双下肢浮肿、泡沫尿，于天津医科大学第二附属医院经肾穿刺提示膜性肾病Ⅱ期，入院查尿蛋白定量3.9g，血生化示ALB 29.1g/L，TC 9.45mmol/L，Scr 83.4μmol/L，诊为肾病综合征、膜性肾病Ⅱ期，未用糖皮质激素治疗，予对症治疗后出院。出院后间断治疗未见明显好转，蛋白尿反复发作并呈渐进加重趋势。现24小时尿蛋白定量10.720g，血生化示ALB 30.1g/L，TC 8.45mmol/L，Scr 77.4μmol/L，症见双下肢高度水肿伴有阴囊水肿，小便泡沫多，尿少，平素体质虚弱，自汗出，易感冒，精神萎靡，面白无华，声低懒言，疲倦乏力，食少纳呆，腹胀便溏，自觉味觉消失，口淡饮食无味。舌淡，苔白滑，脉细弱或滑而无力。

西医诊断：肾病综合征，膜性肾病Ⅱ期。

中医诊断：水肿病。

辨证：肺脾气虚。

治则：益气健脾，温阳利水。

方药：防己黄芪汤合参苓白术散加减。

生黄芪30g	汉防己10g	防风10g	炒白术15g
蝉蜕10g	僵蚕10g	桂枝10g	益母草30g
胡芦巴10g	党参15g	茯苓30g	山药15g
白扁豆6g	炙甘草6g	生姜3片	大枣4枚

7剂，每日1剂，水煎服。

二诊：患者双下肢水肿、阴囊水肿略减，小便泡沫多，口淡无味，纳差，舌红苔薄，脉沉。尿常规示尿蛋白（+++），尿潜血（－），24小时尿蛋白定量示：9.901g。方药：前方增生黄芪至40g，加冬瓜皮15g、覆盆子10g、车前子15g（包煎）。14剂，每日1剂，水煎服。

三诊：双下肢水肿稍减，阴囊水肿消，自觉口中味觉有所恢复，小便仍有泡沫，尿量增多。尿常规示：尿蛋白（+++），尿潜血（－），24小时尿蛋白定量示 5.062g。舌红，苔白，脉沉。方药：二诊方增生黄芪至 60g，加萆薢 15g、青风藤 15g、益母草 30g、鸡血藤 15g，去桂枝 10g、生姜 3 片、大枣 4 枚、白扁豆 6g。14 剂，每日 1 剂，水煎服。

四诊：双下肢水肿较前明显减轻，精神和疲倦乏力好转，纳食增加，小便泡沫减少，自觉尿量正常，无明显其他不适。24 小时尿蛋白定量 3.781g，血生化示 ALB 33.1g/L、TC 6.45mmol/L、Scr 65.4μmol/L，肝功能正常。舌红，苔薄，脉沉。方药：三诊方 14 剂，日 1 剂，水煎服。

五诊：双下肢轻度水肿，精神好转，未诉明显疲倦乏力，纳食正常，小便泡沫较前明显减少。24 小时尿蛋白定量 1.781g。舌红，苔薄，脉沉。方药：四诊方去车前子。14 剂，每日 1 剂，水煎服。

六诊：患者小便泡沫减少，无明显不适。24 小时尿蛋白定量 0.521g。舌红，苔薄，脉细弦。方药：五诊方 14 剂，每日 1 剂，水煎服。

七诊：患者小便泡沫明显减少，双下肢未见明显浮肿。24 小时尿蛋白定量 0.201g。舌红，苔薄，脉细弦。方药：六诊方，共研细末，炼蜜为丸，每丸重 10 克，每次 1 丸，每日服 2 丸。服用 1 月余，以巩固疗效。

【按】患者无明显诱因起病，肾穿刺提示膜性肾病 Ⅱ 期，考虑到患者病情较长，反复发作，大量蛋白尿，全身高度浮肿状态。首先可见味蕾水肿导致患者自觉味觉消失；其次患者纳差可能与体内胃肠道水肿的状态有关，嘱患者食用松软食物，以防划伤食道；最后是患者阴囊部位水肿不适，此案例患者属于临床肾病水平蛋白尿，较临床非肾病水平蛋白尿治疗较为棘手和复杂。就诊时患者血生化示 ALB 30.1g/L、TC 8.45mmol/L、Scr 77.4μmol/L，24 小时尿蛋白定量 10.720g，双下肢高度浮肿、少尿、尿中泡沫增多，西医诊断为肾病综合征。据其舌脉，中医诊为水肿病、肾风病，辨证为肺脾气虚、水湿内盛，治宜益气健脾、温阳利水，佐以祛风、利湿、化瘀之品，用防己黄芪汤合参苓白术散加减，经治后患者临床症状明显缓解，尿蛋白定量明显减少，呈缓解并好转趋势，六诊时患者 24 小时尿蛋白定量为 0.321g，此时患者属于非肾病水平的蛋白尿，肾穿刺报告提示膜性肾病 Ⅱ 期，临床表现为高度水肿、大量蛋白尿，治疗起来较为棘手和复杂，中医治疗多抓主症，善用虫类药入络搜剔，治疗起来尚有一定优势，在稳定的基础上力求缓解，临床疗效尚可，最后嘱患者服用原方丸剂1月余，以巩固疗效。

第六节　IgA 肾病

IgA 肾病是以 IgA 为主的免疫复合物在肾小球系膜区沉积，肾小球系膜增生为基本组织学改变的肾小球肾炎，临床上可表现为孤立性血尿、反复发作性肉眼血尿或镜下血尿、无症状性血尿和（或）伴有不同程度的蛋白尿，也可合并有水肿、高血压、肾功能减退等疾病。

IgA 肾病属于现代医学病名，中医文献中并无记载，但根据其临床表现、疾病转归可将其归属于"尿浊""尿血""水肿""腰痛"等的范畴。

一、病因病机

扫码立领
☆ 常用药对
☆ 医案集粹

1. 病因

（1）禀赋不足，劳倦内伤

先天禀赋不足，素体肺、脾、肾虚弱，是本病发展过程中的易感因素，或者久病，内伤劳倦损伤肺、脾、肾。肺气不足，卫外不固，易于感受外邪；脾气不足，运化功能失调，水湿内生，水湿停聚日久，积而化热，变生湿热；肾气不足，是本病发生的内在基础。

（2）饮食不节

嗜食肥甘辛辣刺激之品或饮酒无度，湿热内生，损伤脾胃，以致健运失司，脾失健运，脾气亏虚，导致中气下陷，而成尿浊。脾气虚则不能升清，精微物质失于固摄，也可致病。

（3）感受外邪

本病六淫之邪皆可以致病，但是在临床中以风热、热毒之邪居多。外感风热之邪侵袭肺卫或热毒之邪、外束卫表，上客咽喉或者直接侵犯咽喉，风热犯肺，因肾经上络于咽喉，热邪或热毒之邪循经亦可入肾，灼伤脉络，血液溢出脉外；或风热湿热直接灼伤肾之脉络，均可致血液不循常道，血溢脉外，而成血尿。

2. 病机

黄文政教授认为 IgA 肾病的病机主要是本虚标实。本虚是阴虚、气虚或气阴两虚，标实是风热、湿热、瘀血、痰浊等。

上述均可导致气血运行失常，少阳三焦枢机不利，影响到脾、肺、肾等脏的功能，而使水湿浊邪内壅，病久形成湿热、瘀血等标实之证。素体气虚卫外不固，则易反复招致外邪侵袭；风热犯肺，母病及子，则热邪入肾，肾经上络于咽，热邪循经亦可入肾。阴虚火旺，灼伤脉络，血液溢出脉外；或风热湿热灼伤脉络，或气虚帅血无力，或邪热耗津炼液形成内停瘀血，均可致血液不循常道，血溢脉外，导致以血尿为主的主要临床表现。

二、诊断及鉴别诊断

1. 诊断要点

（1）孤立性血尿、反复发作性肉眼血尿或镜下血尿、无症状性血尿和（或）伴有不同程度的蛋白尿，也可合并有水肿、高血压、肾功能减退等疾病。

（2）病理诊断：①免疫病理，肾活检病理检查主要表现为以肾小球系膜区 IgA 或 IgA 为主的颗粒样沉积，可伴有 IgG 和 IgM 的沉积。有些患者可伴有 C_3 的沉积。免疫病理的改变是诊断 IgA 肾病的必要检查。②光镜下可见肾小球系膜区表现为系膜增生和系膜基质的增多。IgA 肾病的组织学改变可从肾小球基本正常，到弥漫系膜基质增多性病变，再到新月体形成，严重的可见局灶节段性肾小球硬化。临床表现及预后和病理类型有一定的关系。③电镜下可见肾小球系膜区电子致密物的沉积，少数在肾小球内皮下可见节段性电子致密物。

（3）分级诊断（IgA 肾病的 Lee 分级）：主要是根据 IgA 肾病的病情、症状进行，以及肾穿刺检查进行分级，分级有利于临床治疗。具体分级如下：

①Ⅰ级：此期肾小球光镜下绝大多数正常，偶尔可见轻度系膜增宽，伴或不伴细胞增生，肾小管和肾间质则没有改变，属于分级中最轻的一级。

②Ⅱ级：此期肾小球光镜下可见局灶系膜增殖和硬化（＜50%），有罕见的小新月体形成，肾小管和肾间质无损害。此期相对于第一期来说病变较重。

③Ⅲ级：此时肾小球光镜下呈弥漫性系膜增殖和增宽，偶尔可见局灶节段、小新月体形成；肾小管和肾间质呈现出局灶性肾间质水肿，偶见细胞浸润，罕见肾小管萎缩。

④Ⅳ级：肾小球光镜下病变呈重度弥漫性系膜增生和硬化，部分或全部肾小球硬化，可见新月体形成（＜45%）、肾小管萎缩，肾间质浸润，偶见肾间质泡沫细胞。患者处于此分级中，如果不及时治疗，当新月体超过肾小球总数的50%以上时，即可诊断为新月体 IgA 肾病，它是国内除狼疮性肾炎之外最常见的Ⅱ型—免疫复合物性新月体肾炎，其严重程度不言而喻。

⑤Ⅴ级：肾小球病变的性质类似Ⅳ级，但更严重，肾小球新月体形成＞45%；肾小管和肾间质病变类似于Ⅳ级，但更严重。此期 IgA 肾病的病变是 IgA 肾病中最严重的，临床治疗最困难，周期相对较长。

2. 鉴别诊断

（1）原发性和继发性 IgA 肾病的鉴别

肾脏的免疫病理检查主要表现为以肾小球系膜区 IgA 沉积的疾病时，应该根据患者的病史和辅助检查相鉴别，继发性的 IgA 肾病可见于过敏性紫癜、系统性红斑狼疮、病毒性肝炎、类风湿性关节炎、肿瘤、艾滋病等，在临床中只要继发因素的存在，就应该首先考虑继发性的 IgA 肾病。

（2）与其他主要表现为血尿的疾病相鉴别

由于 IgA 肾病的主要表现为孤立性血尿、反复发作性肉眼血尿或镜下血尿、无症状性血尿，因此应该与其他主要表现为血尿的疾病相鉴别，如薄基底膜肾病、Alport 综合征、尿路感染、肿瘤等。可根据家族史、临床表现、实验室检查相鉴别。

三、辨证论治

1. 卫表不固，下焦湿热证

主症：平素易于感冒，汗出，乏力，怕冷，时有腰疼，小便色红。舌红，苔薄，两寸脉弱而尺脉滑。

治则：益气固表，滋阴清热，凉血止血。

方药：玉屏风散合知柏地黄丸加减。

生黄芪 20g	防风 10g	白术 15g	知母 10g
黄柏 10g	熟地黄 15g	山药 20g	山萸肉 15g
茯苓 15g	泽泻 15g	牡丹皮 15g	白茅根 15g
小蓟 20g	茜草 15g	地锦草 30g	荠菜花 20g

2. 风热犯肺证

主症：发热，微恶风，汗出，口干，咽痒微痛，腰部疼痛，小便时有色红，尿时灼热。舌红，苔薄黄，脉浮数。

治则：清热解表，凉血止血。

方药：银翘散加减。

金银花 20g	连翘 10g	竹叶 10g	荆芥 10g
淡豆豉 15g	蝉蜕 6g	牛蒡子 10g	薄荷 6g（后下）
白茅根 30g	荠菜花 30g	地锦草 30g	生甘草 6g

3. 风入肾络证

主症：眼睑浮肿，继则四肢及全身水肿，发病迅速，伴有发热恶寒，肢节酸楚，小便不利，或伴咽喉红肿疼痛。舌质红，脉浮滑数。

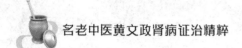

治则：祛瘀化浊，清热解毒散风。

方药：蝉蚕肾风汤加减。

蝉蜕6g	僵蚕6g	鸡血藤10g	茜草10g
益母草15g	土茯苓20g	党参10g	山药10g
生白术10g	熟地黄15g	当归10g	覆盆子10g

4. 湿热内蕴证

主症：胸脘痞闷，烦热口渴，身重疲乏，小便短赤，大便干结。舌红，苔黄腻，脉沉数或濡数。

治则：清热利湿，凉血止血。

方药：小蓟饮子加减。

生地黄15g	小蓟30g	川木通10g	滑石10g（包煎）
藕节30g	淡竹叶10g	当归10g	蒲黄炭30g（包煎）
山栀子10g	甘草10g	荠菜花30g	白茅根30g

5. 气阴两虚，湿热未净证

主症：气短疲乏，面色无华，或易感冒，腹胀纳少，口干咽燥或咽部暗红、咽痛，午后低热，或手足心热，小溲黄赤、灼热或涩痛不利，面目或肢体浮肿，腰酸腰痛。舌红，苔微黄，脉象细数。

治则：疏利少阳，益气养阴，清热利湿，活血化瘀。

方药：肾疏宁加减。

生黄芪15g	太子参10g	柴胡10g	黄芩10g
麦冬10g	山茱萸10g	丹参20g	萹蓄15g
草薢15g	益母草15g	蒲公英15g	甘草10g

四、临证备要

1. "疏利少阳"治疗 IgA 肾病

黄文政教授在长期医疗实践经验中，在中医"少阳主枢""三焦者决渎之官，水道出焉"等理论基础上，提出少阳三焦枢机不利为本病关键病机，在治疗中应发挥少阳三焦的整体疏导调节作用，通过疏利少阳三焦，使气机得以枢转，脏腑功能得以协调，从而恢复人体内环境动态平衡。故以疏利少阳法为主，融益气养阴、清热利湿、解毒泄浊、活血化瘀为一体，取得良好临床疗效。

IgA肾病是我国临床上慢性肾炎的常见发病类型，中医诊断为尿浊、水肿、血证。治法以疏导调节为主，兼益气养阴、活血利水等法。

2. 在治疗上创立肾络宁、肾炎3号方等

肾络宁以治疗IgA肾病而创，方用柴胡、黄芩疏利少阳，调畅气机；女贞子、生黄芪平补肺肾气阴；以生山楂、生侧柏叶、地锦草、白花蛇舌草等活血清热解毒利湿。全方既有整体调节，又含对因治疗，立法全面，选药精当，疗效确切。

肾炎3号方，以柴胡、黄芩疏利少阳，清解郁热，畅达三焦，枢转气机，从而恢复少阳三焦的枢机；以金银花、白花蛇舌草、丹参等清热解毒利湿，活血化瘀，清除停滞体内的水湿等病邪；以黄芪、太子参、山茱萸补肾健脾，益气养阴，助其精微物质的生化与封藏，使精中生气，气中生精，精足气旺，补充其脾、肾等脏之不足。诸药相伍，既有整体调节，又有对因治疗，针对不同的病理环节，增强和恢复脏腑气化功能，达到从根本上消除病理产物的目的。

3. 重视固护卫表

黄文政教授认为临床中IgA肾病患者常反复发作，多因卫表不固，易于感受外邪而发，故在临床治疗时，常注重固护卫表，以预防因上呼吸道感染、扁桃体炎、肠道感染等因素，而诱发或加重患者病情。如常见的儿童血尿，常为肺气不足，卫表不固，而相火有余，下焦湿热，阴虚阳亢，其脉象多表现为寸脉弱而尺脉滑大。

六、典型病案

1. 刘某，女，35 岁，2010 年 3 月 22 日初诊。

主诉：镜下血尿 3 个月。

患者 3 月前因发热不退，于当地医院查尿常规示：尿蛋白（＋），潜血（＋＋＋），转入天津某医院行肾穿刺，其肾穿刺病理诊断为系膜增生性 IgA 肾病，予黄葵胶囊及金水宝等治疗，病情缓解出院。近日夜寐欠安，甚为所苦，遂就诊于黄文政教授门诊。刻下症见：乏力，夜寐欠安。尿常规示：尿蛋白（－），潜血（＋＋＋），红细胞 4~6 个/HP。舌质红，苔薄微黄，脉细弦。

西医诊断：慢性肾小球肾炎，系膜增生性 IgA 肾病。

中医诊断：尿血。

辨证：气阴不足，湿热内蕴，血络不畅。

治则：益气养阴，疏利三焦，清利凉血，佐以安神之品。

方药：肾疏宁加减。

生黄芪 30g	丹参 30g	柴胡 15g	黄芩 10g
太子参 15g	麦冬 15g	山茱萸 15g	石韦 15g
酸枣仁 15g	萹蓄 15g	夜交藤 30g	白花蛇舌草 30g
地锦草 30g	小蓟 30g	荠菜花 30g	苎麻根 30g
鹿衔草 15g			

14 剂，每日 1 剂，水煎服。

二诊：乏力减轻，夜寐梦多，咽疼。尿常规示：尿蛋白（－），潜血（＋＋），红细胞 4 个/HP。舌尖赤，少苔，脉细数。方药：前方去生黄芪、山茱萸，加生地黄 15g、玄参 15g、山豆根 10g。7 剂，每日 1 剂，水煎服。

三诊：咽疼减轻，夜寐渐安，月经适来，经量偏少。尿常规示：尿蛋白（－），潜血（＋＋），红细胞 6 个/HP。舌边尖赤，苔薄黄，脉细数。方药：二诊方去玄参、山豆根，加当归 10g、白芍 10g、泽兰 10g、香附 10g。7 剂，每日 1 剂，水煎服。

四诊：夜寐安，咽疼消。尿常规示：潜血（++），红细胞 2～3 个/HP。舌尖赤，苔薄微黄，脉细数。方药：

生黄芪 30g	丹参 30g	柴胡 15g	黄芩 10g
太子参 15g	麦冬 15g	山茱萸 15g	地骨皮 15g
萹蓄 15g	草薢 15g	小蓟 30g	车前子 15g（包煎）
茜草 15g	白茅根 30g	仙鹤草 30g	鹿衔草 15g

7 剂，每日 1 剂，水煎服。

【按语】 该患者在外院经肾穿刺病理诊断为系膜增生性 IgA 肾病，临床表现以镜下血尿为主。初诊症见乏力，夜寐欠安，舌质红，苔薄微黄，脉细弦。病证结合，黄文政教授辨为气阴不足，湿热内蕴，血络不畅。治以益气养阴、疏利三焦、清利凉血，佐以安神之品。方拟肾疏宁加减，其中柴胡、黄芩疏利三焦；生黄芪、丹参调养气血；太子参、麦冬、山茱萸益气养阴；石韦、萹蓄、白花蛇舌草清利湿热；酸枣仁、夜交藤安神助眠；酌加小蓟、地锦草、荠菜花、苎麻根、鹿衔草以凉血止血。古言"见血休止血"，故对尿血的治疗，不可一味止血，须在辨证的基础上，酌情加入凉血止血之品。二诊热毒客咽，故去温性之生黄芪与山茱萸，加入清热凉血、解毒利咽之品。三诊月信适来，经量偏少，经期宜通，故加养血活血之品。四诊诸症好转，继守首诊之法。

2. 刘某，男，14 岁，2010 年 2 月 1 日初诊。

主诉：尿检异常 2 月余。

患者 2 月前受凉后出现高热，尿色鲜红，有泡沫，于当地社区医院治疗，尿常规示：红细胞及 PRO 阳性（具体不详），给予对症治疗，热退，但尿常规未改善。在天津某医院住院治疗，经肾穿刺确诊为局灶增生性 IgA 肾病，治疗缓解出院，服用阿塞松 28mg/d，为求进一步诊治，来我院就诊。现症见：咽部红肿，小便色黄，余无不适。24 小时尿蛋白定量 0.13g。尿常规：PRO（+），红细胞（++）。舌红，苔黄，脉弦细。

西医诊断：局灶增生性 IgA 肾病。

中医诊断：尿浊病。

辨证：邪毒弥漫三焦，少阳枢机不利。

治则：疏利少阳，活血益气。

方药：肾炎3号方加减。

生黄芪30g	太子参15g	麦冬15g	黄芩10g
柴胡25g	丹参30g	萹蓄15g	石韦15g
茅根30g	小蓟30g	茜草15g	车前子15g（包煎）
生地榆30g	苎麻根30g	鹿衔草15g	

7剂，每日1剂，水煎服。

二诊：近2日血尿加重。尿常规示：PRO（＋），红细胞（＋＋＋）。咽痛，望诊见咽部充血，身痒。舌红，少苔，脉细弦。方药：

蝉蜕15g	僵蚕10g	丹参30g	土茯苓30g
柴胡15g	黄芩10g	生黄芪30g	太子参15g
石韦30g	熟地黄15g	当归10g	山药15g
仙鹤草30g	苎麻根30g	覆盆子15g	生地榆15g

7剂，每日1剂，水煎服。

三诊：上述症状明显减轻。尿常规示：PRO（＋−），红细胞（＋），24小时尿蛋白定量135mg。方药：二诊方14剂，每日1剂，水煎服。

【按语】局灶增生性IgA肾病中医辨证多由邪毒弥漫三焦，少阳枢机不利所致，首诊拟疏利少阳、活血益气之法，予肾炎3号方加减治疗，理应奏效，但复诊时血尿反复，是因本地冬春多风，夹寒邪侵袭人体，造成症状加重，风为阳邪，伤于风者，上先受之，咽部受邪则咽痛，风胜则痒，可知治疗过程中须注意风邪这一重要病因，故二诊将肾炎3号方加减方与蝉蚕肾风汤联合化裁应用，疏风散邪与疏利少阳之法并用，取得疗效。

第七节 局灶节段性肾小球硬化症

局灶节段性肾小球硬化症（FSGS），主要病理表现为部分肾小球（局灶）及部分肾小球毛细血管襻（节段）发生肾小球毛细血管襻闭塞和细胞外基质增多的改变，节段性 IgM 和（或）补体 C_3 呈颗粒状、团块状在毛细血管襻（硬化部位）和系膜区沉积，可伴有相对较弱的 IgG、IgA 沉积，也可全部阴性。病变首先累及肾皮质深层的髓旁肾小球。临床主要表现为蛋白尿、肾病综合征等。

在古代医学相关记载中并没有局灶性节段性肾小球硬化的中医病名，根据临床表现可归属于"尿浊""水肿""腰痛""虚劳""尿血"等范畴。

一、病因病机

扫码立领
☆ 常用药对
☆ 医案集粹

1. 病因

（1）禀赋不足

《素问·六节脏象论》曰："肾者，主蛰，封藏之本，精之处也"，肾虚失于固摄则导致精微物质的流失，蛋白质是人身体的精微物质，肾封藏失司，则导致蛋白质经肾流失。

（2）饮食不节

嗜酒无度，过食肥甘，损伤脾胃，以致健运失司，水湿内停，脾失健运，水湿停滞，发为水肿；脾气亏虚，导致中气下陷，导致尿浊。脾气虚，则不能升清，精微物质失于固摄。

（3）瘀血阻滞

或因肝郁气滞；或浊邪壅阻，气机不利；或久病气虚气滞，瘀血阻络。

（4）浊毒内蕴

肾主蒸腾气化，脾主运化水湿，久病体虚，肾阳衰微，蒸腾气化失职，损及脾阳，致脾阳虚弱，健运失司，不能化生水谷精微，聚湿为浊，浊毒内蕴，中阻则清阳不升，上泛则蒙闭清窍，下犯则清浊不分。

2. 病机

本病的基本病机为本虚标实，本虚以脾肾两虚为主；标实则主要责之于湿热、浊毒、瘀血等病理因素。肾为先天之本，久病及肾，本病病程较长，必然会有肾虚的发生。脾胃为后天之本，脾胃的强弱和疾病的发生有着密切的关系，对疾病的转归也有着重要作用。"有胃气则生，无胃气则死"，脾胃和身体精微物质的运输有着密切关系，《素问·经脉别论》："饮入于胃，游溢精气，上输于脾，脾气散精，上归于肺，通调水道，下输膀胱，水精四布，五经并行。"脾气充盛，则能化生水谷精微物质以滋养全身；脾气重生，亦能发挥固摄功能。脾气亏虚，脾不升清，则精微物质失于固摄。

二、诊断

1. 诊断要点

诊断局灶性节段性肾小球硬化需要两个基本要素，即在病理上确定局灶性节段性肾小球硬化（至少要有一个节段性硬化灶）及在临床上排除继发性因素。FSGS 在病理诊断上易漏诊，故应详细观察肾活检全部组织切片，肾小球数目应大于 10 个，组织学切片厚度不超过 $3\mu m$。

2. 鉴别诊断

由于本病在肾活检或病理切片时未取到节段性硬化的肾小球而造成误诊，故本病应与 MCD 及轻度系膜增生性肾小球肾炎相鉴别。以下情况要高度警惕 FSGS：①以蛋白尿为主的原发性肾小球疾病，光镜下肾小球病变轻微，但肾小球体积增大；②初步诊断为 MCD 或轻度系膜增生性肾小球肾炎的患者，经激素治疗无效；③电镜下见到足突与肾小球基底膜分离，或患者尿中找到脱落的足细胞。

FSGS 还应与特发性膜性肾病伴 FSGS 及 C1q 肾病相鉴别，由于现在研究无法证实 FSGS 是膜性肾病进展的结果还是两种疾病同时发生，故鉴别上需要完备的临床资料、免疫荧光及透射电镜检查。

三、辨证论治

1. 湿热内蕴证

主症：胸脘痞闷，烦热口渴，小便浑浊，色黄或红，或夹凝块，或大便干结。舌红，苔黄腻，脉沉数或濡数。

治则：分利湿热。

方药：程氏萆薢分清饮加减。

粉萆薢 30g	茯苓 15g	石菖蒲 10g	车前子 15g（包煎）
莲子 15g	黄柏 10g	丹参 30g	白术 15g
甘草 10g	白花蛇舌草 30g		

2. 脾肾阳虚证

主症：神疲乏力，畏寒肢冷，或腰膝冷而酸软无力，面色苍白，浮肿，腰以下肿甚，纳少便溏。舌淡，苔白，脉沉。

治则：补肾健脾，温阳利水。

方药：金匮肾气丸合真武汤。

茯苓 15g	炒白术 15g	白芍 15g	制附子 10g（先煎）
丹参 30g	巴戟天 20g	肉桂 6g	仙灵脾 30g
泽泻 15g	牛膝 15g	甘草 10g	车前子 15g（包煎）

3. 气阴两虚证

主症：面色淡白，神疲乏力，少气懒言，潮热盗汗，消瘦，五心烦热，

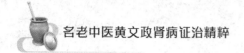

咽干口燥少饮。舌红，少苔，脉细数或弦细。

治则：益气养阴，清热利湿。

方药：肾康宁加减。

生黄芪 30g	太子参 15g	麦冬 15g	柴胡 15g
黄芩 10g	丹参 30g	山茱萸 15g	益母草 15g
萹蓄 15g	车前子 15g	地骨皮 10g	白茅根 30g
甘草 10g	白花蛇舌草 30g		

4. 肾虚瘀阻证

主症：腰膝酸软，腰痛固定或刺痛，少气懒言，面色晦暗或黧黑，肌肤甲错。舌质暗紫或有瘀点、瘀斑，脉弦细。

治则：补肾化瘀通络。

方药：参芪地黄汤合桃核承气汤加减。

生黄芪 30g	党参 15g	熟地黄 25g	山茱萸 15g
山药 15g	茯苓 30g	泽泻 15g	桃仁 10g
桂枝 10g	酒大黄 6g	甘草 6g	土茯苓 30g
鬼箭羽 15g	土鳖虫 10g	砂仁 6g（后下）	

四、临证备要

1. 益气养阴、活血通络法的应用

局灶性节段性肾小球硬化的起始治疗阶段多使用糖皮质激素或钙神经蛋白抑制剂（CNI）联合激素治疗。激素在生理情况、应激状态下和小剂量替代疗法时可把激素归属为纯阳之品。"阳胜耗阴""壮火食气"，激素适量治疗期间，临床上常见气阴两虚的表现，如少气、乏力、五心烦热、失眠、大便干结、口燥咽干、舌红少苔、脉细等症状。黄文政教授门诊就诊的患者多为停用激素后的患者，临床表现上多伴有气阴亏虚的表现。

中医学络脉是指十五别络、孙络、浮络、血络等，《素问·气穴论》云

孙络有"溢奇邪""通荣卫"的作用，络脉是营卫气血津液输布贯通的枢纽，分布广泛，络体细小，分支众多，络脉受邪后影响络脉中气血运行及津液的输布。络病是感邪日久、疾病深入的标志，《灵枢·终始》中记载："久病者，邪气入深"，临床上有久病入络的标志，疾病到达细小之处，往往意味着疾病治疗的病程长、病情复杂。现代络病学认为肾小球的双毛细血管网构成了肾脏的隶属之络。肾络接受、运行从上焦、中焦而来的气血津液等精微物质将其灌注肾体。同时分清泌浊，将重新吸收的精微物质返回经脉，将代谢终产物及水湿汇聚成尿液排出体外。肾为先天之本，肾主藏精，若先天不足，肾络之气不充，或年老体衰，或久病体虚，或邪实阻络日久，均可导致络虚不荣，血行迟滞，络脉瘀阻，肾脏开阖失职，肾藏精泄浊功能失常，则表现为蛋白尿、血尿等精微物质的流失，水液代谢废物等浊邪不能排出而停留体内，表现为水肿、高血压、肾功能异常。

黄文政教授在"久病入络"理论基础上提出益气养阴、活血通络法治疗FSGS。久病入络理论是由清代叶天士明确提出："初为气结在经，久则血伤入络"，其根源于《黄帝内经》。《灵枢·终始》中记载："久病者，邪气入深"，《素问·三部九候论》曰："索其结络脉，刺出其血，以见通之"。张仲景阐述肝着、痹证、虚劳等病的发生与络脉瘀阻的病机有关，并且创立了活血化瘀通络法和虫蚁搜剔通络法，用鳖甲煎丸治疗疟母，桂枝茯苓丸治疗妇人癥病。FSGS在病理上往往合并静脉微血栓形成或局灶性肾小球硬化、肾间质纤维化等，符合久病入络、顽痰瘀血阻于络脉之病机。络脉细急，即久病内风萌动，导致脉络细急挛缩。

2. 虫类药在治疗 FSGS 中的应用

使用虫类药应分清病情轻重，轻者用蝉蜕、地龙、僵蚕，中度加全蝎、水蛭，重度加穿山甲、蜈蚣、乌梢蛇等，应循序渐进，以免耗气伤阴。虫类药属于攻伐之品，容易耗伤正气，因此临床上剂量应根据患者的病情、体质而区别应用，用药剂量要由少到多，同时配合扶正之法。

蝉蜕—僵蚕，二者祛风散邪，善于透邪出络，使清阳之气循经煦体，浊阴之气离经自散，用于肾炎的急性发作期。现代药理研究发现，蝉蜕有抗惊厥、解热、抗凝、镇静、调节免疫、抗过敏等作用，僵蚕其提取液在体内外均有较强的抗凝作用，另有抗惊厥、降血糖、抑菌、抗癌等作用。

全蝎—蜈蚣，二者善于搜风通络逐瘀，大量蛋白尿导致肾络瘀阻的情况突出，临床上常以大量蛋白尿为主要变现者常用全蝎、蜈蚣抗凝治疗。

地龙—土鳖虫，二者平肝息风止痉，主要用于高血压肾损害、局灶性节段性肾小球硬化。

水蛭—穿山甲，穿山甲"走窜之性，无微不至，故能宣通脏腑，贯彻经络，通达官窍，凡血凝血聚为病，皆能开之"，用于肾络痹阻者，常见于系膜增生性肾炎、硬化性肾小球肾炎。将穿山甲制成粉末，装入胶囊中服用。

大黄䗪虫丸，对于络伤难复、病情缓慢进展者，选用大黄䗪虫丸，其具有活血通络、祛瘀生新、缓中补虚的作用。

五、典型病案

于某，女，31 岁，2014 年 3 月 13 日初诊。

主诉：浮肿及蛋白尿阳性 3 年。

2011 年患者妊娠期间出现浮肿，尿常规示蛋白阳性（具体值不详），产后未治疗。2012 年浮肿加重，尿常规示：PRO（+++），BLD（+++），24 小时尿蛋白定量 3.2g。于某医院行肾穿术，诊断为局灶性节段性肾小球硬化肾炎（18 个肾小球，9 个硬化，3 个节段性硬化），应用激素治疗，浮肿消，尿常规未见变化，其后患者虽经中西医治疗，治疗效果欠佳，遂于今日来黄文政教授处就诊。现症见：腰酸楚乏力，纳差，双下肢水肿，尿中有泡沫，尿量正常，大便调。舌红，苔薄黄，脉弦细。

西医诊断：局灶性节段性肾小球硬化性肾炎。

中医诊断：水肿。

治则：益气养阴，清热利湿，活血通络。

方药：

生黄芪30g	山茱萸15g	丹参30g	土茯苓30g
鬼箭羽20g	菟丝子15g	防己15g	桃仁10g
酒大黄10g	肉桂6g	土鳖虫10g	炮山甲5g
蝉蜕10g	僵蚕10g	生甘草10g	砂仁6g（后下）

7剂，每日1剂，水煎服。

二诊：乏力减轻，腰部仍酸楚，纳差好转。尿常规示：PRO（+++），BLD（+++），24小时尿蛋白定量2.7g。方药：上方去炮山甲，加乌梢蛇10g、狗脊30g、细辛3g。14剂，每日1剂，水煎服。

三诊：乏力好转，腰部酸楚好转。尿常规示：PRO（+），BLD（++），24小时尿蛋白定量1.1g。方药：二诊方去酒大黄，加川大黄10g、覆盆子30g。14剂，每日1剂，水煎服。

【按语】患者病程久，脾肾不足为主，瘀血阻络、湿热内蕴为标，治疗上以益气养阴、活血通络、清热利湿为主。方中生黄芪、山茱萸、菟丝子、覆盆子益气养阴，丹参、桃仁、酒大黄、土茯苓、防己活血化瘀、清热利湿，土鳖虫、炮山甲、蝉蜕、僵蚕、乌梢蛇搜剔通络。方中加用虫类药，是根据清代医家叶天士《临证指南医案》提出的"初病气结在经，久病血伤入络"，叶天士指出"络以辛为泄"，应用辛润通络、辛香通络、辛咸通络之法以治疗，主张使用虫蚁辛咸之品，深达络脉以搜剔顽痰死血。久病入络的理论源于《黄帝内经》《伤寒杂病论》，张仲景尤重虫类药，如大黄䗪虫丸、鳖甲煎丸、抵当汤等。

第八节　糖尿病肾病

糖尿病肾病（DN）是糖尿病（DM）最主要的微血管病变之一，又称糖尿病肾小球硬化症。糖尿病肾病是在糖尿病病程中出现的以蛋白尿、血尿、高血压、水肿、肾功能不全等肾脏病变为特征的总称，是糖尿病代谢异常引起的肾小球硬化造成肾功能损害和障碍，是糖尿病最常见而又最难治的微血管并发症。它可以增加心血管事件的发生率与死亡率，是糖尿病患者致残与死亡的重要因素之一。

随着糖尿病患病率的逐年增加，糖尿病肾病的患病率亦不断呈增加趋势，它的危害巨大，不积极治疗，最终可发展为终末期肾衰竭（ESRD）。糖尿病肾病在美国和欧洲已成为引起终末期肾病的最常见病因，约占终末期接受透析患者的40%。2001年对我国30个省、市、自治区住院患者的调查发现，DN的患病率约为33%，其中早期肾病18%，临床肾病13.2%，肾功能不全5.3%，尿毒症1.2%，基本上反映了我国DN的现状。

DN发病机制比较复杂，至今尚不完全清楚，与遗传因素、高血糖相关代谢紊乱、高血压，以及吸烟、血脂异常、饮食中蛋白摄入的数量和种类等多种因素有关。现代医学对临床糖尿病肾病主要采取对症治疗，如限制蛋白摄入，严格控制血糖、血压，调脂，利尿，改善微循环，保护肾功能等，临床效果往往不满意，仍然不能有效阻止肾功能的下降。

中医古籍中虽无糖尿病肾病的记载，但按其病因病机及临床表现可归属于"消渴""肾消""尿浊""水肿""虚劳""关格"等范畴。基于古代文献研究，并结合现代医学认识，田凤胜、吕仁和认为糖尿病肾病相当于中医"消渴肾病"，目前中医学界已广泛将"消渴肾病"作为糖尿病肾病的中医病名。

一、病因病机

消渴肾病的病因较为复杂，先天禀赋不足、饮食不节、情志失调、劳欲过度等原因都可导致本病的发生。消渴肾病的病变脏腑主要在脾、肾，其病机以消渴病病机（阴津亏耗、燥热偏盛）为基础而逐渐演变而来。初期表现为阴虚燥热，日久伤阴耗气，出现气阴两虚，后期阴损及阳，最终出现阴阳两虚。

1. 病因

（1）先天禀赋不足

《灵枢·五变》云："五脏皆柔弱者，善病消瘅。"《灵枢·本脏》又云："心脆则善病消瘅热中……肺脆则善病消瘅易伤……肝脆则善病消瘅易伤……脾脆则善病消瘅易伤……肾脆则善病消瘅易伤。"皆说明五脏虚弱是本病发病的内在基础，心、肺、脾、肝、肾诸脏脆弱，则消渴病会进一步损伤相应脏腑，导致"消瘅易伤"。《外台秘要》又指出："消渴者，原其发动此者肾虚所致。"陈士铎《石室秘录》："消渴之证，虽分上、中、下，而肾虚以致渴，则无不同也，故治消渴之法，以治肾为主，不必问其上、中、下三消也。"强调肾虚在消渴病及其并发症发病过程中的重要地位。

（2）饮食不节

《素问·奇病论》云："此五气之溢也，名为脾瘅。夫五味入口藏于胃，脾为之行其精气，津液在脾，故令人口甘也。此肥美之所发也，此人必数食甘美而多肥也，肥者令人内热，甘者令人中满，故其气上溢转为消渴。"《医略》："夫肥甘膏粱之疾，同属于热，然非酒色伤，脾失传化之常，肾失封藏之职，何以至此。"皆强调了过食肥甘也是本病的一大致病因素。

（3）情志失调

《灵枢·五变》："怒则气上逆，胸中蓄积，血气逆留……转而为热，热则消肌肤，故为消瘅。"明代周之干《慎斋遗书·渴》云："心思过度……此心火乘脾，胃燥肾无救可发为消渴。"以上均说明了五志过极，化热伤津的病理过程。

（4）劳欲过度

唐代王焘《外台秘要》云："房事过度，致令肾气虚耗故也，下焦生热，热则肾燥，肾燥则渴。"宋代赵佶《圣济总录》云："消肾者……房室过度，精血虚竭，石热孤立，肾水燥涸，渴引水浆，下输膀胱，小便利多，腿胫消瘦，骨节疼，故名消肾。"宋代陈言《三因极一病证方论》云："消肾属肾，盛壮之时，不自谨惜，快情纵欲，极意房中，年长肾衰……唇口干焦，精溢自泄，不饮而利。"明代张景岳《类经》云："人身之有肾，犹木之有根，故肾脏受病，必先形容憔悴，虽加以滋养，不能润泽故患消渴者，皆是肾经为病。"以上皆指出房事过度，肾精亏耗是消渴病及其并发症的发病基础。

2. 病机

消渴肾病的病变脏腑重在脾、肾，而以肾为关键。《灵枢·五变》云："五脏皆柔弱者，善病消瘅。"阐释了五脏虚弱，禀赋不足是消瘅发病之根本，而五脏之中尤以脾、肾亏虚最为重要。《灵枢·本脏》云："肾脆则善病消瘅。"明确提出肾虚是消瘅易感因素，而消渴肾病是以肾脏病变为主的消渴病并发症，故其发病更是以肾虚为关键。肾为先天之本，内寓元阴元阳，主封藏、主体内水液代谢；脾为后天之本，气血生化之源，主运化水谷精微，二者相辅相成。脾之运化功能依赖肾阳之鼓舞、温煦，肾之封藏又靠脾所化生之水谷精微之阴精来涵育。脾胃运化水谷精微功能正常，肾气充沛，则肾脏不失封藏。同时脾主升清、肾主降浊，升降有序方为不病。若脾气虚弱，则脾失健运，水谷精微化生不足，肾失所养，必然影响其他脏腑。消渴日久，脾气受损，脾虚则不能升清固摄，则谷气下流，精微下注；脾病及肾，肾虚失封藏，精微不固出现精微化为尿浊，出现糖尿、蛋白尿；阴精不足，元气渐伤，则病虚劳；脾虚土不制水、肾亏不能化气行水，则病水肿；脾肾阴阳衰惫，气化不利，湿浊毒邪犯胃，则病关格。

消渴肾病是由消渴病迁延发展而来，故其病机是以阴虚燥热为基础而逐渐演变。初期表现为阴虚燥热，日久伤阴耗气，气阴两虚，后期气损及阳、阴损及阳，最终阴阳两虚。病机特点为本虚标实、虚实夹杂，兼有瘀血、水湿、痰浊、浊毒等实邪。

二、诊断要点

1. 诊断要点

糖尿病肾病的诊断分为病理诊断和临床诊断。其中病理诊断为金指标，主要表现为肾小球系膜增生、基底膜增厚和 K–W 结节。临床诊断依据主要包括：①尿白蛋白，微量白蛋白尿是 DN 早期的临床表现，是 DN 诊断的主要依据。评价指标为尿白蛋白排泄率 ACR，此检测方法稳定且方便，只需检测单次随机晨尿即可。由于尿白蛋白排泄受多种因素影响，故需 3～6 个月内复查，3 次结果中至少 2 次超过临界值，并且排除影响因素如剧烈运动、发热、感染、怀孕等才可做出诊断。②糖尿病视网膜病变：糖尿病视网膜病变常早于 DN 发生，大部分 DN 患者患有糖尿病视网膜病变，糖尿病视网膜病变被 NKF/KDOQI 指南作为 2 型糖尿病患者 DN 的诊断依据之一。

糖尿病肾病的临床诊断标准：目前我国仍无统一的糖尿病肾病诊断标准，依据 2014 年版《糖尿病肾病防治专家共识》，推荐采用美国国家肾脏基金会肾脏病预后质量倡议（NKF–K/DOQI）指南标准，在大部分糖尿病患者中，出现以下任何一条者考虑其肾脏损伤是由糖尿病引起的：①大量蛋白尿；②糖尿病视网膜病变伴微量白蛋白尿；③在 10 年以上糖尿病病程的 1 型糖尿病中出现微量白蛋白尿。

糖尿病肾病分期标准（据 1989 年 Mogensen 标准）：

Ⅰ期：糖尿病肾病初期，肾脏体积增大，肾小球滤过率升高，肾小球入球小动脉扩张，肾小球内压增加。

Ⅱ期：肾小球毛细血管基底膜增厚，尿白蛋白排泄率多数在正常范围，或呈间歇性增高（如运动后、应激状态）。

Ⅲ期：早期糖尿病肾病，微量白蛋白尿排泄率持续在 20～200mg/min 之间或 30～300mg/24h，此期一般不伴有肾功能损害。

Ⅳ期：临床糖尿病肾病、尿蛋白逐渐增多，白蛋白尿排泄率高于 200mg/min 或尿白蛋白排出量超过 300mg/24h，相当于尿蛋白总量超过 0.59g/24h，肾小球滤过率下降，可伴有浮肿和高血压，肾功能逐渐减退。

Ⅴ期：即尿毒症期，多数肾单位闭锁，肾小球滤过率降低，血肌酐、尿素氮升高，血压升高。

2. 鉴别诊断

糖尿病肾病Ⅳ期约有 30% 的患者出现肾病综合征，GFR 持续下降，故要与一般原发性肾小球疾病的肾病综合征相鉴别。糖尿病肾病的肾病综合征患者常有严重的营养不良，多伴有心功能障碍，故水肿程度更明显。本期 DN 患者由于胰岛素样生长因子过多，易引起水钠潴留，故 DN 多合并有严重高血压。由于肾小球对蛋白屏障功能损害严重，因此即使有明显肾功能障碍，仍然可以有明显蛋白尿。

三、中西医现代治疗

糖尿病肾病的现代治疗模式，学者们众说纷纭，各有优劣，概括而言，其总的防治方案可归纳为以下"五字"：一是"早"，早期诊断，介入干预性防治；二是"管"，主要指糖尿病饮食的自控管理；三是"控"，控制血糖、血脂、血压及各种危险因素；四是"保"，保护肾功能，阻止或延缓其恶化进程；五是"治"，治疗早期 DN、临床 DN 和晚期 DN 的肾功能及各种并发症。实施糖尿病肾病防治措施的时机和水平直接影响其预后，一旦出现蛋白尿，单靠控制血糖是难以阻止糖尿病肾病发展恶化的。

综合方法治疗是目前公认的趋势，包括中医辨证论治、中西医结合等综合措施，其中尤以血管紧张素转换酶抑制剂（ACEI）和血管紧张素 II 受体拮抗剂（ARB）药物的使用受到广泛重视，循证医学已证实 ACEI 和 ARB 在 DN 患者控制高血压、减少蛋白尿、延缓肾功能进展中的作用，众多研究表明，此类药物能有效降低血压、扩张肾小球出球小动脉、缓解肾小球囊内压，并可降低尿微量白蛋白排泄，缓解早期糖尿病肾病的高滤过状态，阻止或延缓临床糖尿病肾病及肾衰到来。

英国糖尿病前瞻性研究（UKPDs）资料的流行病学分析表明：发生微血管并发症的危险性与血糖过高之间持续相关，即 HbA1c 每下降 1 个百分点，并发症就减少 35%。研究表明，早期 DN 组病程、HbA1c 均明显高于非早期 DN 组；HbA1c 水平增高，m－ALb 随之增高。

DM 早期即开始饮食及药物治疗控制好高血糖，是阻止 DN 发生及发展的重要措施。若血糖控制不能够严格执行，就无法预防 DN 发生及延缓其进展。病人口服降糖药宜首选糖适平，其对肾脏影响很小，临床观察其能够安全用于 DN 中度蛋白尿期。其次是美吡达，因其代谢产物活性弱，故不易引起低血糖反应，比较安全。另外，诺和龙对肾脏无损伤，格列苯脲可以用于轻度肾功能不全的患者。对于血肌酐水平高、对口服降糖药不敏感并已有肾功能不全的患者，应使用胰岛素。肾功能不全的 DN 病人，应用胰岛素时应监测血糖，及时调整剂量以免发生低血糖。英国糖尿病前瞻性研究（UKPDS）证明，多次胰岛素注射能够更好地控制血糖，可以显著地减少 DM 的微血管并发症。

高血压使 DN 的发病率增加 4 倍，因此，合并高血压者，要积极控制血压，以延缓肾脏损害的进展及恶化。DN 血压水平应控制在 125/75mmHg。UKPDS 结果亦表明高血压和 DM 应同时治疗。根据肾脏损害程度不同，给予不同的降压要求。降压药物首选 ACEI 类、ARB 类，其次是 β 受体阻滞剂、钙拮抗剂及利尿剂等。另外，有实验证明，ACEI 类及 ARB 类不仅降低系统高血压而间接降低肾小球内"三高"状态，而且具有非肾小球血流动力学的效应，可有效减少蛋白尿和保护肾脏。DM 病人从出现尿微量白蛋白起，无论有无高血压，都可服用 ACEI 类及 ARB 类，保护肾功能，延缓其进展，有益于本病，同时有助于降低心脑血管疾病的危险性。

高脂血症（胆固醇、甘油三酯等）是肾功能恶化的因素之一，控制好血脂的各项指标是防治 DN 发生发展的必要措施。目前选用较多的是他汀类，研究表明，他汀类可从多个角度保护肾脏的结构和功能。除了降脂外，还可抑制单核细胞趋化因子基因的表达，减少纤维化因子的产生，从而延缓 DN 进程。

终末期肾衰竭期的特殊治疗除降血糖等治疗外，同其他肾病所致的 ESRD 一样，都需进行肾脏替代疗法：血液透析、腹膜透析及肾移植。

DN 是由于代谢紊乱引发的涉及多方面的全身性疾病，因此其治疗相对复杂，宜具体情况具体分析，而施以不同的个性化治疗。

四、辨证论治

黄文政教授总结自身临床经验，认为消渴肾病的发生以五脏虚弱，禀赋不足有关，尤其以脾肾亏虚为主。本病早期表现为阴虚燥热，继而出现气阴两虚，阴阳两虚，最终肾阳衰惫。本病本虚标实，虚实夹杂，兼有瘀血、水湿、痰浊、浊毒、湿热等实邪。黄教授以糖尿病肾病发生、发展的病理过程为基础，以中医辨证论治思想为指导，将本病症候分为七型，临床中以此七型为主进行辨证治疗。

（1）阴虚燥热证

主症：烦渴多饮，多食善饥，口干舌燥，尿频量多，或尿中有泡沫，或见泡沫。舌红，苔少，苔薄黄，脉洪数。

治则：养阴清热，除烦止渴。

方药：沙参麦冬汤合二至丸加减。

北沙参 15g	麦冬 10g	天花粉 10g	地骨皮 15g
苍术 15g	玄参 10g	黄连 10g	葛根 30g
丹参 30g	生甘草 10g	女贞子 15g	旱莲草 30g

（2）气阴两虚证

主症：形体日渐消瘦，神疲乏力，面色萎黄，心慌气短，自汗盗汗，易感冒，手足心热，口渴喜饮，腰膝酸软，或见小便浑浊，大便秘结。舌红，少苔，脉沉细。

治则：益气养阴，健脾益肾。

方药：参芪地黄汤合桃核承气汤加减。

生黄芪 30g	太子参 15g	生地黄 25g	山茱萸 15g
山药 15g	牡丹皮 15g	茯苓 15g	泽泻 15g
桃仁 10g	肉桂 6g	酒大黄 10g	生甘草 10g

（3）脾肾阳虚证

主症：神疲乏力，面色㿠白，少气懒言，畏寒肢冷，口淡不渴，腰背冷痛，下肢浮肿，纳少便溏。舌淡胖嫩有齿痕，脉沉细弱。

治则：温肾健脾，利湿降浊。

方药：金匮肾气丸合五苓散加减。

生地黄 15g	山药 15g	山茱萸 15g	茯苓 10g

| 牡丹皮 10g | 泽泻 10g | 桂枝 10g | 制附子 6g |
| 牛膝 10g | 猪苓 15g | 白术 10g | 车前草 20g |

（4）气虚血瘀证

主症：面色黧黑，畏寒肢冷，头晕乏力，口干欲饮，腰膝酸软，夜尿频，浮肿尿少，消瘦。舌质紫暗，或舌体淡胖，或见瘀点，脉沉弱。

治则：益气养血，活血化瘀利水。

方药：当归芍药散加减。

生黄芪 30g	当归 15g	赤芍 15g	川芎 15g
茯苓 30g	白术 15g	泽泻 30g	肉桂 10g
丹参 30g	益母草 30g	土茯苓 30g	鬼箭羽 30g

（5）水湿停蕴证

主症：全身浮肿，下肢尤甚，按之没指，小便短少，身体困重，胸闷，纳呆，泛恶。舌淡，苔白腻，脉沉缓。

治则：运脾化湿，温阳利水。

方药：大补元煎加减。

太子参 15g	熟地黄 15g	杜仲 10g	当归 10g
山茱萸 15g	枸杞子 15g	茯苓 30g	车前子 30g（包煎）
肉桂 6g	仙灵脾 15g	泽泻 15g	牛膝 10g

（6）湿热偏盛兼阴伤证

主症：周身浮肿，皮肤绷紧光亮，胸脘痞闷，烦热口渴，小便短赤，大便秘结。舌红，苔腻或黄腻，脉沉数。

治则：滋阴补肾，清热利湿，调理三焦。

方药：滋水清肝饮加减。

熟地黄 15g	当归 10g	白芍 10g	山茱萸 15g
茯苓 10g	山药 15g	柴胡 10g	黄芩 10g
泽泻 10g	通草 10g	草薢 30g	白花蛇舌草 30g

（7）浊毒内蕴证

此为糖尿病肾病病变晚期，应当结合西医透析治疗，中医诊断为关格，病机为脾肾虚衰，气化不利，浊邪壅塞三焦，脾肾虚衰为本，湿浊毒邪为标，常以消化系统症状为主，如恶心呕吐、纳差、便秘等。

主症：小便量少，甚则尿闭，面色晦滞，形寒肢冷，神疲乏力，浮肿腰以下为主，纳差，腹胀，泛恶呕吐，大便溏薄。舌淡体胖，边有齿痕，苔白腻，脉沉细。

治则：和中降浊，扶肾补虚，疏利三焦，活血化瘀。

方药：自拟方合桃核承气汤加减。

生黄芪 30g	太子参 15g	山茱萸 15g	丹参 30g
菟丝子 15g	土茯苓 30g	鬼箭羽 15g	桃仁 10g
酒大黄 6g	肉桂 6g	柴胡 10g	黄芩 10g

五、临证备要

1. 辨病与辨证相结合

黄文政教授治疗疾患都是在中、西医各自角度充分认识本病后，以严谨的临床思维，结合现代医学技术，把中医辨证论治思想灵活应用于临床，消渴肾病也不例外。考虑到消渴肾病为微血管病变，并且病理表现为肾小球硬化，故他在临床辨证的同时，多配伍应用活血化瘀、虫蚁搜剔之药。辨病与辨证的结合可以认识疾病，对治疗可以起到指导作用。

2. 益气养阴、活血化瘀通络治疗糖尿病肾病

糖尿病属中医"消渴"范畴，传统的消渴症以多饮、多食、多尿为主症，但黄文政教授认为，现代大多数糖尿病患者不具备以上典型症状。因为大多患者属于非胰岛素依赖型糖尿病，起病比较隐匿，病程较缓慢，加之医疗水平的提高，许多病人都是体检过程中发现患有糖尿病，常常表现为神疲乏力、少气懒言、口淡无味、汗出、便溏。他在临床治疗过程中推崇使用对药降糖，常用的有黄芪合山药、苍术合玄参、葛根合丹参、生黄芪配以山药。取黄芪补中益气的作用与山药滋阴补肾的作用，防止精微物质外泄。苍术合

玄参为施今墨先生经验用药，苍术敛脾精，玄参滋阴，一润一燥，相反相成。葛根和丹参生津止渴，祛瘀生新，通畅血路。可见，健脾补气、滋阴润燥为治疗糖尿病的关键。

对于糖尿病并发症，黄教授认为皆与血管的损伤有关，中医属瘀血范畴，多数由气阴两虚所致，气为血帅，血为气母，气虚推动无力，血液运行不畅，则"气虚留浊"，产生瘀血。临床中常加入川芎、赤芍、益母草等活血化瘀。出现上中下三消表现的，在中上焦多用黄芩、黄连、天花粉、玉竹等，在下焦多用萆薢、石韦、桑寄生等治疗。

黄文政教授治疗糖尿病肾病水肿，气阴两虚者，多用防己黄芪汤合五苓散健脾益气，利水消肿，并因风能胜湿，故佐祛风胜湿药如青风藤、络石藤以治疗该病。尿少加车前子、旱莲草、萆薢、石韦等；血压高者加桑叶、菊花、天麻、牛膝、桑寄生等；大量蛋白尿者重用黄芪，加山药、白茅根、水蛭、地龙等；长期乏力，贫血者常用参芪四物汤加制何首乌、桑椹等，其他兼症则对症治疗。

黄文政教授认为，由于糖尿病肾病主要病变脏腑在脾肾，且病程较长，病变日久，精气虚耗，精微亏虚则血流不充，气虚无力推动血液循环，渐致血行不畅而瘀由虚生，气滞则血瘀。临床常用益气养阴、活血化瘀通络法治疗，常用参芪地黄汤合桃核承气汤加味治疗，注重活血化瘀通络法的应用。糖尿病肾病是糖尿病最严重的并发症之一，又是终末期肾病主要原因。糖尿病肾病为糖尿病主要的微血管并发症，主要指糖尿病性肾小球硬化症，一种以血管损害为主的肾小球病变。早期多无症状，血压可正常或偏高。

其发生率随着糖尿病的病程延长而增高。糖尿病早期肾体积增大，肾小球滤过率增加，呈高滤过状态，以后逐渐出现间隙蛋白尿或微量白蛋白尿，随着病程的延长出现持续蛋白尿、水肿、高血压、肾小球滤过率降低，进而肾功能不全、尿毒症，是糖尿病主要的死亡原因之一。

黄文政教授认为糖尿病肾病乃糖尿病日久伤阴耗气，阴损及阳，气阴两虚，阴阳两虚，久病入络，痰浊、邪热、血瘀、气郁互相胶结，使肾体受损，肾气失司所致。

因此黄文政教授针对糖尿病原发病予以对症治疗，首先控制血糖、血压。在治疗糖尿病的基础上予虫类搜剔之药、通络补虚之药及引经药的应用。

对于血糖的控制：将血糖控制在接近正常的范围，使蛋白尿明显下降，同时减少脂质代谢紊乱的发生，有利于延缓肾动脉硬化的进展，减轻肾损害。在中药方面选取具有降血糖作用的苍术、玄参；降尿糖的黄芪、山药；活血化瘀的丹参、葛根，以此六味药为基础，随辨证分型再选加相关中药，降糖效果显著。

维持血压：降压治疗能够明显地减少尿蛋白和延缓肾小球滤过率的下降，当血压降到140/90mmHg时，肌酐清除率的下降速度也明显减慢。运用中药联合西药血管紧张素转换酶抑制剂，不仅使降压效果理想还能有效地降低尿蛋白，改善肾脏功能。

黄文政教授还提出在糖尿病性肾病临床期出现大量尿蛋白时为久病入络，邪结肾络中隐曲之处，使血瘀痰凝，留滞于络脉，非一般活血化瘀药物所能及，结合本病病机特点，故善用性喜走串，善入络脉，既活血化瘀又消癥通络的水蛭、䗪虫、穿山甲、地龙等虫类药物，以虫蚁辛咸之品，深达络脉以搜剔顽痰死血，这样既可引药入经达其病所，又可协同诸药活血化瘀通络，减少蛋白尿的漏泄和减轻肾实质损伤，以达到开络闭、通肾络、延缓糖尿病肾病进展的目的。

西药降糖药大致可分为三类：①胰岛素促泌剂，包括磺脲类和格列瑞类。磺脲类药物是传统的口服降糖药，属于内源性的胰岛素促泌剂，其作用要通过刺激胰岛 β 细胞才能发挥作用，降糖作用快，能降低正常的血糖，有发生低血糖的作用，所以这类药宜在饭前 30 分钟服用。当食物中的糖分被吸收时，这类降糖药正好发挥作用。格列瑞类也是作用于 β 细胞，刺激胰岛素分泌，但其作用机制不同于磺脲类。它在血糖浓度低时不刺激胰岛素分泌，或血糖浓度恢复正常，作用立即停止。优点：调节餐后血糖效果好，又名"餐后血糖调节剂"，其特点是起效快，代谢快，作用时间短暂，合并轻度肝损害和肾损害的糖尿病患者也能服用。②胰岛素增敏剂，主要是双胍类。由于这类药物对胃肠道有些刺激，故宜在饭后服。它主要通过增强肌肉、脂肪等外周组织对葡萄糖的摄取和利用，而起到降低血糖的作用。优点：双胍类是肥胖超重糖尿病患者的首选用药，不会引起体重增加，而且还能调节血胆固醇。单独使用不会引起低血糖反应。其降空腹血糖效果好，降餐后血糖力量稍弱。③糖苷酶抑制剂，拜唐苹是其代表药物，其主要作用于小肠内竞争性抑制糖苷水解酶，从而延迟和减少小肠内碳水化合物分解为葡萄糖，延迟小肠内葡萄糖的吸收，使饭后血糖下降，可减少餐后高血糖对血管的损害。西药降糖快，但疗效不能稳定持久，且大多数西药口服降糖药经肾脏排泄，对肾损害有加重的不良反应，故应选用中药治疗为主，中药降糖所需时间长，但疗效持久稳定。

3. 虫类药使用原则

血管损害是糖尿病多种并发症的病理基础，以血脉涩滞、瘀血痹阻为病机核心。糖尿病肾病的发生、发展与瘀血痹阻密切相关，可以说瘀血贯穿本病的始终，故应用活血化瘀药是治疗本病的一个重要原则。活血、破血力度较强，并具有搜剔、息风止痉的虫类药是黄教授治疗消渴肾病的经验用药，尤其针对顽固性蛋白尿有着较好疗效。然而使用时需注意扶正，尤其是一些搜剔功用、破血力度较强的虫类药如蜈蚣、全蝎、水蛭等需配伍扶正益气之黄芪、太子参等。

4. 防病于未然

糖尿病肾病已成为目前引起终末期肾病的首要原因，如何防治及延缓糖尿病肾病的进展，对提高糖尿病患者生活质量有着重要意义。众多研究证实中医药治疗糖尿病肾病不仅可以改善患者临床症状，而且还可以改善各种临床指标，在临床治疗方面取得了较好成绩。但是善治未病者乃为上工，如何把中医治未病思想充分灵活应用于糖尿病，预防及延缓各种并发症的发生，还需我们中医界人士不断探索与研究。结合当前糖尿病的运动、饮食治疗，可以学习中医养生之饮食起居、调情怡性。饮食上可以药膳辅助降糖，运动方面以学习太极拳、五禽戏、八段锦等增强体质。通过中医养生调理机体气血阴阳，从而达到防病于未然。

5. 消渴病的治疗体会

某患者，糖尿病，查体提示心肌酶升高，既往反复心包积液，舌红苔燥。予四妙勇安汤降低 C 反应蛋白，减少慢性心脏病反应。心阴不足，宜生脉散合五参丸，心阳不足，宜参附汤，心气不足，阴阳两虚，宜炙甘草汤。贫血、慢性炎症反应、营养不良是慢性肾脏病在慢性心血管疾病的独立因素，尤其以慢性炎症反应最多见，不表现为感染，而是表现为 C 反应蛋白升高。

五参丸出自《千金翼方》卷十二，由人参一两、苦参一两半、沙参一两、丹参三分、玄参半两组成。方下注"主治心虚热不能饮食，食即呕逆，不欲闻人语"。

生脉散是主要治疗气阴两虚证的常用方剂，源于金代医家张元素所著《医学启源·卷下》之"麦门冬"条内，其弟子李东垣《内外伤辨惑论》一书，阐明其方义为"气充脉复，故名生脉"，清代医学家吴昆的《医方考》谓之"一补、一清、一敛，养气之道备也，名曰生脉"。生脉散的临床应用要注意把握气阴两虚这个基本症候，并在此基础上灵活辨证。若出现亡阳证，突然冷汗淋漓，四肢厥冷，呼吸微弱，面色苍白，脉微欲绝者，可重用红参至 50g，并加用附子、肉桂、龙骨、牡蛎、大剂量山茱萸等以回阳救逆固脱。现代临床应用生脉散主要治疗慢性心力衰竭、冠心病、心肌病、病毒性心肌炎、肺心病等心血管疾病。除治疗各种心脏疾患外，也常用于肺结核、矽肺、慢性支气管炎、低血压、神经衰弱、心衰、休克、妇科功能性子宫内膜出血等多种疾患。

六、典型病案

1. 傅某，男，48 岁，2014 年 7 月 29 日初诊。

主诉：血糖升高 7 年，双下肢浮肿 1 年余。

患者患糖尿病 7 年，2012 年体检发现尿蛋白（＋），浮肿，未予重视。

2014 年 7 月初因肾病综合征于天津某医院住院治疗，当时 24 小时尿蛋白 15g，血浆白蛋白 23.5g/L，空腹血糖控制在 7~8mmol/L，服用甲强龙 48mg/d，雷公藤 3.6g 片 20mg，每日 3 次后，24 小时尿蛋白控制到 36g，近日因劳累又出现双下肢高度浮肿，24 小时尿蛋白为 9g。舌红，苔薄中剥，脉沉。

西医诊断：糖尿病，糖尿病肾病。

中医诊断：水肿病。

辨证：脾肾双亏，水湿泛溢证。

治则：健脾益肾，利水消肿。

方药：防己茯苓汤合真武汤加减。

生黄芪60g	汉防己20g	白术15g	茯苓30g
白芍15g	生姜3片	泽泻30g	制附子15g（先煎）
丹参30g	益母草30g	巴戟天10g	淫羊藿30g
胡芦巴10g	甘草10g		

7 剂，每日 1 剂，水煎服。

二诊：双下肢浮肿减轻，小便增多，乏力减轻，24 小时尿蛋白 7.25g，空腹血糖 7.2mmol/L。舌红，苔薄，脉沉细。方药：前方加桂枝 10g。14 剂，每日 1 剂，水煎服。

三诊：24 小时尿蛋白 4.05g，空腹血糖 7.1mmol/L，浮肿减轻。舌红，苔薄，脉沉。方药：二诊方加党参 15g、鹿角霜 10g、补骨脂 10g。14 剂，每日 1 剂，水煎服。

四诊：浮肿较前减轻，24 小时尿蛋白 1.92g，空腹血糖 6.8mmol/L。舌红，苔薄，脉细。方药：三诊方加露蜂房 10g，增党参至 30g。

【按】《金匮要略》曰："皮水为病，四肢肿，水气在皮肤中，四肢聂聂动者，防己茯苓汤主之。"《伤寒论》曰："少阴病，二三日不已，至四五日，腹痛，小便不利，四肢沉重疼痛，自下利者，此为有水气。其人或咳，或小便利，或下利，或呕者，真武汤主之。"患者为糖尿病肾病，属中医水肿、尿浊范畴。患者脾肾双亏，水湿泛溢故出现了高度浮肿、大量蛋白尿。因该患者水肿属皮水，故选取防己茯苓汤，通阳益气，分消水湿，同时配合真武汤，温阳利水。黄文政教授认为肾主水，水液代谢的正常运行、输布，需要肾阳之鼓舞，故除了真武汤温阳利水外，还加了巴戟天、淫羊藿、胡芦巴、鹿角霜等温补肾阳，利水消肿效果明显。但该患者反复水肿，考虑正气不足，故增加了党参，健脾益气扶正，提高机体抵抗力。他在治疗水肿时，不忘活血化瘀，尤其出现肾病综合征者，配伍少量活血化瘀药既能活血利水，又能改善患者高凝状态，有利于疾病恢复，一般选取的活血药为丹参、益母草、泽兰等。

2. 李某，女，78 岁，2011 年 3 月 26 日初诊。

主诉：糖尿病 20 年，发现尿蛋白阳性 2 年。

糖尿病和冠心病史 20 年，放置支架 2 枚，高血压病史 15 年，血压最高 130/100mmHg，尿蛋白 2 年，Scr 235μmol/L，TC 5.57mmol/L，M－ALB80mg/L，空腹血糖 12.5mmol/L，下肢及足背水肿，站立不能超过半小时，夜尿频。舌红，少苔，脉沉细。

西医诊断：糖尿病，糖尿病肾病，慢性肾功能衰竭。

中医诊断：消渴肾病。

辨证：气阴不足，络脉瘀阻，水湿内停证。

治则：益气养阴，活血通络，利水泄浊。

方药：参芪地黄汤合桃核承气汤。

生黄芪 30g	太子参 15g	生地黄 25g	山茱萸 15g
山药 15g	牡丹皮 15g	茯苓 15g	泽泻 15g
丹参 30g	桃仁 10g	酒大黄 10g	炙甘草 10g

7 剂，每日 1 剂，水煎服。

二诊：服药后大便溏泻，下肢轻度浮肿，血压 130/95mmHg，空腹血糖 10.2mmol/L。舌红，苔薄，脉沉细。方药：前方去酒大黄，增茯苓至 30g、泽泻至 30g，加杜仲 10g。14 剂，每日 1 剂，水煎服。

三诊：左腰疼，便溏，下肢轻度浮肿，血压 125/90mmHg，空腹血糖 8.5mmol/L。舌红，苔薄，脉沉细。方药：二诊方去桃仁，加豨莶草 15g、白术 10g、肉桂 6g。14 剂，每日 1 剂，水煎服。

四诊：便溏已减，仍腰疼，浮肿减轻，Scr 179umol/L，M－ALB 56mg/L，空腹血糖 7.2mmol/L。舌红，少苔，脉沉细。方药：三诊方加桑寄生 30g，增肉桂至 10g。14 剂，每日 1 剂，水煎服。

五诊：腰疼减轻，大便转常，夜尿已减，仍下肢浮肿，空腹血糖 7.1mmol/L，血压 130/90mmHg。舌红，苔少，脉沉细。方药：

生黄芪 60g	党参 30g	白术 15g	熟地黄 25g
山茱萸 15g	山药 30g	茯苓 30g	牡丹皮 10g
泽泻 30g	肉桂 10g	丹参 30g	车前子 30g（包煎）
益母草 30g	牛膝 10g	杜仲 10g	砂仁 10g（后下）

7 剂，每日 1 剂，水煎服。

【按语】患者系糖尿病肾病，属中医水肿、尿浊之范畴，初诊患者下肢水肿，夜尿频，舌红少苔，脉沉细。病机为气阴亏虚，络脉瘀阻，水湿内停。治以益气养阴，活血通络，利水泄浊，方用参芪地黄汤合桃核承气汤加减。服后患者出现便溏，以二诊方加用豨莶草、白术、肉桂等温阳健脾，渗湿止泻。患者腰痛、便溏，考虑脾肾亏虚，故水肿虽消退，但仍消退不尽。故在参芪地黄汤基础上加大黄芪、山药用量，同时配伍白术益气健脾，起培土制水之用。本方还增加泽泻、茯苓剂量，伍用活血利水中药益母草、丹参来增加利水消肿力度。

3. 李某，女，27 岁，2011 年 7 月 26 日初诊。

主诉：糖尿病 18 年，蛋白尿 2 年。

患者 1993 年始患 1 型糖尿病，空腹血糖 16mmol/L，经胰岛素治疗空腹血糖控制在 7～9mmol/L 之间，2009 年 6 月出现尿蛋白（++），微肿，血压升高，予以对症治疗。2010 年 Scr 440μmol/L，行血透治疗，3 次/周，Scr 下降至 304μmol/L。2010 年 4 月因糖尿病眼底视网膜剥脱进行手术，视力未见恢复，微肿，尿少。舌红，苔少齿痕，脉细弦。过敏史：青霉素过敏。

西医诊断：糖尿病肾病，慢性肾功能衰竭，糖尿病性视网膜病变。

中医诊断：关格病。

证辨：脾肾亏虚，浊毒不泻，络脉瘀阻证。

治则：健脾补肾，降浊通络。

方药：自拟方合桃核承气汤加减。

生黄芪30g	太子参15g	山茱萸15g	丹参30g
制何首乌15g	菟丝子15g	土茯苓30g	鬼箭羽15g
桃仁10g	酒大黄6g	肉桂6g	杜仲10g

7剂，每日1剂，水煎服。

二诊：水肿消退，血液透析每周1次，24小时尿蛋白定量0.66g。舌红，苔薄，脉沉细。方药：前方加川芎15g、覆盆子15g。14剂，每日1剂，水煎服。

三诊：髀骨疼，大便秘，小便少，24小时尿蛋白定量0.54g，空腹血糖为8.3mmol/L。舌红，苔薄，脉沉。在二诊方基础上加大酒大黄剂量通腑泄浊，以杜仲补肾。方药：

生黄芪30g	山茱萸15g	丹参30g	桃仁10g
土茯苓30g	鬼箭羽20g	制何首乌15g	菟丝子15g
酒大黄10g	桂枝10g	炙甘草10g	杜仲10g

7剂，每日1剂，水煎服。

四诊：髀骨疼减轻，小便增多，仍大便秘结，空腹血糖为7.6mmol/L。舌红，苔少，脉来细弦。方药：三诊方去酒大黄10g、桂枝10g，加川大黄10g、紫菀30g。7剂，每日1剂，水煎服。

五诊：大便秘结已减，空腹血糖为7.2mmol/L。舌红，苔少，脉细弦。方药：四诊方14剂，每日1剂，水煎服。

【按语】 患者为糖尿病肾病，慢性肾功能衰竭，属中医范畴之关格，首诊时患者微肿，尿少，舌红，苔少齿痕，脉细弦。因患者来诊时症状较少，故以舌脉辨证为准，该患者为脾肾亏虚，浊毒不泻，络脉瘀阻之证。治疗以健脾补肾、通腑泄浊、化瘀通络。方药予自拟方合桃核承气汤加减，同时配合血液透析治疗，服药后患者症状改善。对于肾衰患者，除了规律透析治疗外，配合中药治疗多可缓解及改善透析治疗引发的多种不适症状，提高患者生活质量。

第九节　高血压性肾损害

高血压性肾损害是指由原发性高血压所导致的肾脏小动脉或肾实质损害，主要为肾小动脉硬化。高血压持续 5～10 年，即可出现肾脏小动脉硬化、管壁增厚、管腔变窄，进而继发肾实质缺血性伤害，包括肾小球缺血性皱缩、硬化，肾小管萎缩，肾间质炎细胞浸润及纤维化，导致良性小动脉性肾硬化症。

中医学根据原发性高血压性肾损害的临床表现，将其归于"眩晕""头痛""水肿""尿浊""虚劳"等范畴。

一、病因病机

扫码立领
☆ 常用药对
☆ 医案集粹

1. 病因

（1）情志不遂

忧郁恼怒太过，肝失条达，肝气郁结，气郁化火，肝阴耗伤，风阳上扰头目，发为眩晕。

（2）禀赋不足，久病劳倦

肾为先天之本，主藏精生髓，脑为髓之海。或年高肾精亏虚，髓海不足，无以充盈于脑；或体虚多病，损伤肾精肾气；或房劳过度，阴精亏虚，均可导致髓海空虚。肾气亏虚，膀胱开合不利，气化失常，水泛肌肤，发为水肿。肾虚固摄无权，封藏失职，精微物质的丢失。

（3）饮食不节

嗜酒无度，过食肥甘，损伤脾胃，以致健运失司，水湿内停，积聚失痰，痰阻中焦，脾阳不升，头窍失养，故上发为眩晕；脾失健运，水湿停滞，发为水肿；脾气亏虚，进而导致中气下陷，导致尿浊。

（4）瘀血阻滞

或因肝郁气滞；或浊邪壅阻，气机不利；或久病气虚气滞，瘀血阻络。

（5）浊毒内蕴

肾主蒸腾气化，脾主运化水湿，久病肾阳衰微，蒸腾气化失职，损及脾阳，致脾阳虚弱，健运失司，不能化生水谷精微，聚湿为浊，浊毒内蕴，中阻则清阳不升，上泛则蒙闭清窍，下犯则清浊不分。

2. 病机

高血压肾病多与先天禀赋不足、劳逸失度、饮食不节、情志不遂、气血阴阳失调等相关。本病病位主要在肝、肾，但和脾、心、肺关系密切。肝肾阴虚，水不涵木，肝阳上亢，气血上涌，则表现为眩晕；病久，阴损及阳，肾阳不足，肾蒸腾气化失职，则表现为夜尿增多或为水肿；久病耗气，致气阴两虚；肾失封藏，脾失固摄，精微物质外泄，则见尿浊；久病气虚、久病入络，导致瘀血产生，瘀血既是病理产物也是致病因素。

二、诊断要点

对本病诊断的必要条件是：①为原发性高血压；②出现蛋白尿前一般已有 5 年以上的持续性高血压（程度一般 >150/100mmHg）；③有持续性蛋白尿（一般为轻至中度）；④有视网膜动脉硬化或动脉硬化性视网膜改变；⑤各种原发性肾脏疾病除外；⑥其他继发性肾脏疾病除外。

三、辨证论治

1. 风热上扰证

主症：头痛，头晕，腰酸痛。舌红，苔薄，脉弦滑。

治则：辛凉疏肝，平肝潜阳。

方药：止眩晕方或羚角钩藤汤加减。

桑叶 10g　　　　菊花 10g　　　　天麻 10g　　　　钩藤 15g

白蒺藜 15g	僵蚕 10g	石菖蒲 10g	牡丹皮 10g
白薇 15g	络石藤 15g	紫苏叶 10g	佩兰 10g

2. 肝阳上亢证

主症：眩晕，耳鸣，头目胀痛，口苦，失眠多梦，遇烦劳郁怒而加重，甚则仆倒，颜面潮红，急躁易怒，肢麻震颤。舌红，苔黄，脉弦或数。

治则：平肝潜阳，清火息风。

方药：天麻钩藤饮加减。

天麻 10g	石决明 15g	杜仲 15g	钩藤 30g（后下）
桑寄生 15g	菊花 10g	决明子 15g	牛膝 10g
茵陈 15g	白芍 10g	黄芩 10g	炒栀子 10g

3. 痰湿内蕴证

主症：眩晕，头重如裹，胸闷恶心，呕吐痰涎，食少多梦。舌苔，白腻，脉濡滑。

治则：健脾燥湿，化痰降逆。

方药：半夏白术天麻汤加减。

半夏 10g	陈皮 10g	白术 10g	茯苓 10g
天麻 15g	白蒺藜 15g	茺蔚子 30g	肉桂 10g
泽泻 20g	甘草 10g		

4. 肝肾阴虚证

主症：头晕，头胀，困倦，目昏，视力减退，关节拘急，手足震颤，膝软，或仆倒。舌干，舌红，苔少，脉弦细。

治则：滋补肝肾。

方药：扶桑丸加减。

桑叶 10g	桑寄生 15g	亚麻子 15g	茺蔚子 30g
丹参 30g	枸杞子 15g	石菖蒲 10g	生蒲黄 10g（包煎）

| 茯苓 10g | 玉竹 15g | 酒黄精 15g | 女贞子 15g |
| 旱莲草 15g | 石斛 15g | 麦冬 15g | 淫羊藿 15g |

5. 气阴两虚证

主症：神疲乏力，心慌气短，自汗盗汗，易感冒，手足心热，口渴喜饮，腰膝酸软，或见小便浑浊。舌红，少苔，脉沉细。

治则：益气养阴，健脾益肾。

方药：参芪地黄汤加减。

生黄芪 30g	太子参 15g	生地黄 15g	熟地黄 15g
山茱萸 15g	山药 15g	牡丹皮 15g	茯苓 15g
泽泻 15g	丹参 30g	甘草 10g	

6. 肾阳亏虚证

主症：腰部酸疼，膝软，手脚发凉，或烘然汗出，头晕，或烦躁易怒，或心慌、胸闷、憋气，或疲乏少力。舌红，苔薄，脉沉细。

治则：补肾温阳。

方药：加味二仙汤加减。

| 仙茅 10g | 仙灵脾 30g | 当归 10g | 巴戟天 10g |
| 知母 10g | 川黄柏 10g | 丹参 30g | 炙甘草 10g |

四、临证备要

高血压性肾损害属于中医"眩晕""头痛""水肿""腰痛""虚劳""尿浊"等范畴。多与先天禀赋不足、劳逸失度、饮食不节、情志不遂、气血阴阳失调等相关。本病病位主要在肝、肾，但和脾、心、肺关系密切。《黄帝内经》云："诸风掉眩，皆属于肝"，高血压主要表现是头晕、头痛，因此高血压和肝的关系密切。肝者属木，肾者属水，肝肾的关系是木与水、子与母的关系，子病及母，当肝病时可损及肾脏，肝阳亢盛，不但损伤肝阴，亦可损伤肾阴，出现腰疼、膝软、遗精等，进一步则损伤肾阳，而致肾阴阳两虚。

《素问》记载："肾者，主蛰，封藏之本，精之处也。"肝主藏血有调节血量的作用。肾精能化生营血，肝主藏血的功能也能滋生肾精。因此肝肾关系也是精血的关系。在高血压肾病中应该注重肝对肾的影响，治疗以控制血压为首要目的，血压得以控制，则导致肾脏损害的诱因去除，对肾脏的损害也能够消除或缓解。中医治疗本病以辨证治疗为主，调节肝肾等脏腑功能，使人体阴阳平衡而达到降压的目的。如果血压长期居高不下，或者一过性血压急剧升高，此时应结合西药治疗。肝肾阴虚，水不涵木，肝阳上亢，气血上涌，则表现为眩晕；久病耗气，致气阴两虚；病久，阴损及阳，肾阳不足，肾蒸腾气化失职，则表现为夜尿增多或为水肿；肾失封藏，脾失固摄，精微物质外泄，则见尿浊；久病入络，导致瘀血产生，瘀血既是病理产物也是致病因素，高血压肾损害病变晚期可见到肾小球硬化，这和中医久病入络的理论相符，在疾病的晚期加以活血通络的中药。

五、典型病案

1. 王某，女，55 岁，2015 年 2 月 7 日初诊。

主诉：头晕间断发作 4 年，水肿 1 月余。

患者 4 年前因头晕发现血压升高，血压 180/100mmHg，患者就诊于当地医院，口服降压药治疗。其后患者病情控制欠佳，血压波动在 160～180/100～110mmHg。患者 1 个月前因腿肿、尿中泡沫，于当地医院查尿常规：PRO（++），BLD（−），Scr 119.3μmol/L。患者为求进一步治疗就诊于黄文政教授门诊，现症见：头晕，鼻衄，久立后下肢浮肿，小便泡沫多。患者平素情绪易激动。舌红，苔薄黄，边有瘀斑，脉弦细数。

西医诊断：高血压病，高血压性肾脏病。

中医诊断：眩晕病，尿浊病。

治则：平肝潜阳，化瘀去浊。

方药：天麻钩藤饮加减。

天麻10g　　　生石决明15g　　　杜仲15g　　　钩藤30g（后下）

桑寄生15g	菊花10g	决明子15g	牛膝10g
茵陈15g	白芍10g	黄芩10g	炒栀子10g
土茯苓30g	鬼箭羽20g	益母草15g	

7剂，每日1剂，水煎服。

降压药予：络活喜5mg，口服，1次/日；科素亚50mg，口服，1次/日。

二诊：血压160/95mmHg，晨起头晕不适明显，白天无明显头晕，双下肢无明显水肿，小便泡沫增多。舌红，苔薄，脉细弦。方药：前方加粉草薢15g、僵蚕10g、地龙15g。14剂，每日1剂，水煎服。

降压药予：络活喜5mg，口服，1次/日；科素亚50mg，口服，1次/日。

三诊：血压145/89mmHg，晨起无明显头晕，自测血压尚平稳，血压波动在140～155/85～95mmHg，偶有腰疼，眼睛干涩，未诉其他明显不适。尿常规示：PRO（+），BLD（-），Scr 109.2μmol/L。舌红，苔少，脉细弦。方药：

菊花10g	枸杞子15g	天麻10g	生地黄25g
山茱萸15g	山药15g	茯苓10g	牡丹皮10g
泽泻10g	杜仲10g	牛膝10g	土茯苓30g
鬼箭羽20g	益母草30g	桑寄生30g	

14剂，每日1剂，水煎服。

降压药予：络活喜5mg，口服，1次/日；科素亚50mg，口服，1次/日。

四诊：血压135/85mmHg，晨起无明显头晕，自测血压尚平稳，血压波动在125～140/85～90mmHg。尿常规示：PRO（+），BLD（-），Scr 89.2μmol/L。舌红，苔少，脉细弦。方药：

菊花10g	枸杞子15g	天麻10g	生地黄25g
山茱萸15g	山药15g	茯苓10g	牡丹皮10g
泽泻10g	杜仲10g	牛膝10g	土茯苓30g
鬼箭羽20g	益母草30g	桑寄生30g	

14剂，每日1剂，水煎服。

【按语】患者长久以来血压控制不佳，上下波动范围较大，再加上平素情绪易激动，更进一步使得血压难以控制。本患者在肝阳上亢的基础上出现边有瘀斑，脉弦细数的体征，说明已经有瘀血形成。瘀血是高血压肾病发展过程中重要的病理因素之一，中医认为"久病入络""久病多瘀"。此患者证属肝肾亏虚、肝阳上亢合并瘀血，是中老年高血压发展的趋势。故在治疗时黄文政教授常采用平肝潜阳，配合活血化瘀的中药，疗效甚佳。

2. 梁某，男，60 岁，2014 年 8 月 23 日初诊。

主诉：高血压 10 年，蛋白尿、肌酐升高 6 个月。

患者 10 年前体检时发现血压偏高，血压 140/90mmHg，患者规律口服科素亚 50mg，1 次/日，血压控制在 120 ~ 130/80 ~ 90mmHg。患者 6 个月前突然出现晕厥、尿失禁，血压 200/150mmHg，于天津市某医院住院治疗，入院时尿常规：PRO（+++），Scr 190μmol/L。经治疗患者病情好转，出院时血压控制在 140/90mmHg 左右，Scr 130μmol/L，今为求进一步系统治疗，就诊于黄文政教授门诊，现症见：头晕偶作，尿中有泡沫，消瘦。患者平素体弱，有高血压病家族史。舌红，苔少，脉细弦。

西医诊断：高血压病，高血压性肾脏病。

中医诊断：眩晕病，尿浊病。

治则：益气养阴，化瘀泄浊。

方药：参芪地黄汤合桃核承气汤加减。

生黄芪 30g	太子参 15g	生地黄 15g	熟地黄 15g
山茱萸 15g	山药 15g	牡丹皮 15g	茯苓 15g
泽泻 15g	丹参 30g	土茯苓 30g	鬼箭羽 20g
桃仁 10g	桂枝 10g	酒大黄 10g	生甘草 10g

7 剂，每日 1 剂，水煎服。

二诊：血压 140/90mmHg，手足欠温，尿中泡沫较前减少。舌红，苔少，脉细弦。方药：前方去桂枝、泽泻，加肉桂 6g、当归 10g、白芍 10g。14 剂，每日 1 剂，水煎服。

三诊：血压 135/89mmHg，患者自诉无晕厥和头晕不适，血压波动在

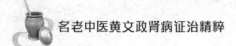

125~140/80~95mmHg。尿常规示：PRO（++），BLD（++），Scr 95.5μmol/L，BUN 3.53mmol/L，UA 433μmol/L。舌红，苔少，脉细。方药：二诊方加粉萆薢30g、覆盆子30g。14剂，每日1剂，水煎服。

四诊：血压135/89mmHg，患者诸症减轻。尿常规示：PRO（++），BLD（++）。舌红，苔少，脉细。

方药：参芪地黄汤加减。

生黄芪30g	太子参10g	生地黄10g	熟地黄10g
山茱萸10g	山药15g	牡丹皮10g	茯苓15g
泽泻10g	当归10g	蝉蜕10g	僵蚕10g
粉萆薢10g	地锦草30g	炙甘草6g	

14剂，每日1剂，水煎服。

五诊：血压130/92mmHg，患者诸症减轻，尿中泡沫减少，无头晕、头痛不适。尿常规示：PRO（++），BLD（++），Scr 80.5μmol/L，BUN 3.73mmol/L，UA 353μmol/L。舌红，苔少，脉弦细。方药：四诊方14剂，每日1剂，水煎服。

六诊：血压132/90mmHg，尿中泡沫明显减少，无乏力，无头晕、头痛等不适，纳可，大便调，眠可。舌红，苔少，脉细。

辨证：脾肾两虚。

治则：健脾益肾，祛瘀化湿。

方药：蝉蚕肾风汤加减。

生黄芪20g	党参15g	当归10g	熟地黄10g
蝉蜕10g	僵蚕10g	地龙10g	炒白术10g
山药15g	益母草30g	萆薢20g	砂仁6g
炙甘草6g			

14剂，每日1剂，水煎服。

嘱后期服用肾炎康复片1月余，待血压及肾病病情稳定好转后停用。

【按语】此患者由于血压急性升高，出现急性肾功能衰竭、血肌酐升高，因此在治疗上黄文政教授主张以控制血压为主，在降压的基础上注重保肾的治疗，一般对于急性高血压升高导致的血肌酐升高，治疗及时的话每每预后尚可。此患者黄教授中医辨证为气阴两虚，瘀毒内蕴，治以益气养阴、健脾补肾、祛瘀泄浊，选用参芪地黄汤合桃核承气汤加减，主张待患者血肌酐恢复正常值后，再进一步稳定血压。为稳定治疗肾病，选用蝉蚕肾风汤加减，治以健脾益肾、祛瘀化湿，以促进继发性肾病的恢复。

第十节　尿酸性肾病

尿酸性肾病又称高尿酸血症肾病、痛风性肾病，是指由于嘌呤代谢紊乱，血尿酸产生过多或排泄减少形成高尿酸血症所致的肾损害。临床又分急性尿酸性肾病和慢性尿酸性肾病两种类型。

中医对尿酸性肾病尚无统一定义。总结其临床特征主要为蛋白尿、水肿、痛风性关节炎、尿酸结石，常伴有腰酸腰痛、关节肿胀或不利、神疲乏力、呕恶频作、口臭、皮肤瘙痒、尿少尿闭等。属于中医学"痹证""痛风""历节病""白虎历节""淋证""水肿""腰痛""关格""尿毒"等范畴。

一、病因病机

1. 病因

尿酸性肾病病因复杂，有先天禀赋不足，年老体虚，饮食不节，嗜食肥甘厚味、酗酒、过劳、紧张或感受风寒湿热等邪，致气血凝滞，痰瘀痹阻，骨节经气不通而发病。

2. 病机

黄文政教授认为高尿酸血症肾病发病本质在于正气先虚，外邪侵袭，主要病位在肾，与肺、脾、肝等脏器也密切相关。气阴两虚是其基本病机，但病机是一个动态演变过程，按照阴虚或气虚→气阴两虚→阴阳两虚的规律变化，同时兼夹湿热、瘀血、痰浊、水湿等标证,使病机错综复杂。风热寒湿等邪，合邪为患，或素体禀赋不足，饮食失节，蕴生内热，与外界湿热邪气相合，滞留经络，阻遏气机，气机不通，痰浊瘀血阻滞，不通则痛，出现关节刺痛、结节甚至畸形。病情日久，邪恋伤正，致使脾肾亏虚，气化失常，气血运化无力，复而形成血瘀痰浊等邪，深入肾府，则见肾损。临证时，应认识到病机的动态演变规律，方可知常达变，掌握治疗的主动权。

二、诊断及鉴别诊断

1. 诊断

尿酸性肾病多见于中年以上男性患者或绝经期妇女，常有痛风性关节炎、尿酸性尿路结石等病史。健康男性血尿酸值为 $149 \sim 416 \mu mol/L$，健康女性的血尿酸值为 $89 \sim 357 \mu mol/L$，当男性血尿酸 $> 417 \mu mol/L$（7.0mg/dl），女性血尿酸 $> 357 \mu mol/L$（6.0mg/dl），以 mg/dl 计算，血尿酸/尿尿酸 $< 0.35mg/dl$，血尿酸/血肌酐 $> 2.5mg/dl$，且肾脏组织学可见肾小管－间质病变，于肾间质及肾小管内发现双折光的针状尿酸盐结晶。

2. 鉴别诊断

（1）肾脏病变继发高尿酸血症

肾功能受损以肾小球滤过功能减退为主时，尿酸和肌酐的排泄率减少，进而血肌酐和血尿酸开始升高，此为肾脏疾病继发高尿酸血症，其多表现为蛋白尿，很少发生关节炎及肾结石。但在肾小球病变的晚期，肾小管的功能也严重受损，尿酸的重吸收障碍，故尿酸的排出量随之增多。高尿酸血症肾病，以肾小管功能障碍为主，主要病变在肾间质和髓质，之后才出现肾小球的功能障碍，故尿蛋白量不多，尿尿酸排出量增多，且伴有典型的痛风性关节炎、痛风结石及尿酸肾结石，此可帮助鉴别。

（2）急性高尿酸血症肾病

淋巴系统增生性疾病、骨髓瘤，或恶性肿瘤放化疗病史，酗酒或应用降压药、噻嗪类利尿剂或合并高血压，心肌硬化、铅等重金属中毒病史，均可使血尿酸在短期内升高，从而引起急性高尿酸血症肾病。本病多表现为少尿型急性肾衰竭，尿尿酸排出量与尿肌酐比值 >1，而由其他病因所致的急性肾衰竭，此比值常 <1。询问病史、体检、血常规、心电图、骨髓检查可协助诊断。

（3）本病尚需与系统性红斑狼疮、强直性脊柱炎、类风湿关节炎等疾病引起的肾损害相鉴别，这类疾病除关节损害和肾损害以外，均有各自的疾病特点。

三、辨证论治

尿酸性肾病临床上分为急性发作期及慢性稳定期，急性期疼痛明显，或兼见恶寒发热等症，以标实为主，分为毒邪热盛及浊毒闭阻经络致痛两型。临床治疗应针对各期辨证论治。

1. 热毒内蕴证

主症：关节疼痛，痛有定处，活动不利，疼痛剧烈，红肿热痛，身热凛寒，可有血尿、蛋白尿等表现，舌暗有瘀斑，脉弦滑；亦可见小便赤痛，舌红苔黄，脉滑数。

治则：清热解毒，活血止痛。

方药：仙方活命饮合降尿酸方加减。

白芷 12g	浙贝母 10g	防风 10g	赤芍 12g
当归 12g	皂角刺 6g	穿山甲 5g	天花粉 15g
制乳香 6g	制没药 6g	金银花 15g	陈皮 12g
萆薢 15g	威灵仙 12g	山慈菇 15g	土茯苓 30g

2. 浊毒闭阻证

主症：关节局部疼痛，反复发作，关节肿大，周围皮色紫暗，屈伸不利，

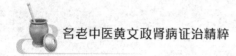

皮下有硬结，抑或小便赤痛、血尿出现。舌质紫暗，脉细数。

治则：活血通络，化瘀止痛。

方药：红花七厘散合降尿酸方加减。

制乳香12g	红花12g	当归10g	儿茶10g
降香15g	冰片6g	土茯苓30g	三七10g（冲服）
萆薢30g	威灵仙15g	山慈菇15g	丹参12g
酒大黄15g	薏苡仁15g	忍冬藤12g	

【注】病情反复缠绵，经久不愈，耗伤正气，正虚邪恋，进入慢性稳定期，以肝肾阴虚、脾肾亏虚为主。且多为虚实夹杂。

3. 肝肾阴虚，痰湿内阻证

主症：神疲乏力，头昏耳鸣，腰膝酸软，畏寒怕冷，小便清长，下肢及颜面浮肿。舌淡胖，苔白腻，脉沉缓。

治则：平补肝肾，益气行水。

方药：济生肾气丸合参苓白术散加减。

熟地黄12g	山药15g	山茱萸12g	猪苓15g
茯苓15g	泽兰10g	泽泻10g	炮附片5g
桂枝6g	牛膝12g	车前草15g	党参12g
白术10g	砂仁6g	薏苡仁15g	牡丹皮10g

4. 脾肾虚衰，浊毒内蕴证

主症：畏寒肢冷，腰膝酸软，面色晦暗，恶心呕吐，脘腹胀满，下肢浮肿。舌暗，苔白腻，脉沉。

治则：扶正补虚，通腑泄浊。

方药：自拟降尿酸方加减。

党参12g	白术10g	萆薢20g	土茯苓30g
酒大黄10g	黄柏10g	肉桂10g	地龙15g
丹参30g	桃仁10g	鬼箭羽20g	炙甘草10g

四、临证备要

尿酸性肾病属中医"痛风痹证""历节病""虚劳""腰痛""淋病"等范畴。《素问·阴阳应象大论》曰："年四十而阴气自半也，起居衰矣。"表明尿酸性肾病致病基础在于自身虚损，正气不足以抗邪，加之如《素问·奇病论》曰："此人必数食肥美而多肥。"以及朱丹溪《格致余论·痛风》提出的"彼病风者，大率因血受热，已自沸腾，其后或涉水，或立湿地，或偏取凉，或卧湿地，寒凉外搏，热血得寒，污浊凝涩，所以作痛，夜则痛甚，行于阴也。"阐述了患者多在正虚的基础上有嗜食肥甘、久居湿地等不良起居饮食习惯，才导致疾病。《诸病源候论·淋病诸候》所云："肾客沙石，肾为热所乘则成淋，肾虚则不能制石。"也向我们阐明了尿酸性肾病的发生，以及尿酸性尿路结石形成的中医理论。历代医家的临床经验和理论阐述也进一步明确了正气不足、年老体虚加之饮食不节，起居无常对本疾病产生的重要影响。

黄文政教授主张应既注重整体宏观调治，又重视局部微观治疗，对于早期肾功能未受损而血尿酸值较高者，可加用西药抑制尿酸合成、促进尿酸排泄，如苯溴马隆、别嘌呤醇、秋水仙碱等；而对于肾功能不全患者及尿酸排出量超过 5.31mmol/d 或已有明显尿石症的病例，则不主张排尿酸，应以中药治疗为主，中药以利湿解毒泄浊为主，配合健脾益肾、清热、活血、化痰之法，标本同治。黄文政教授治疗高尿酸血症肾病常应用大剂量土茯苓、萆薢、山慈菇、蚕沙等清热解毒泄浊之品，临床往往取得良好效果。常用中药有土茯苓、萆薢、威灵仙、山慈菇、汉防己、鬼箭羽、丹参、大黄、鸡血藤、苏叶、焦槟榔、黄柏、薏苡仁、牛膝、甘草、砂仁，以清热解毒，利湿降浊。

土茯苓是一味清热解毒药，首载于《滇南本草》。《本草纲目》载其能"健脾胃，强筋骨，祛风湿，利关节，治拘挛骨痛、恶疮痈肿，解汞粉、银朱毒。"现代药理研究亦证明土茯苓有增强肾血流量、促进尿酸排泄、降低血尿酸、利尿、改善肾功能等作用。临床中，黄文政教授常重用土茯苓解毒除湿，一般用量在 30~60g 左右，长期大剂量服用无明显不良反应。黄文政教授常嘱高尿酸患者用 30g 土茯苓泡水代茶饮，收到很好的临床疗效。萆薢能利湿祛浊、祛风除湿，《本草纲目》等历代医书中，对萆薢的作用就有较多的认识。"萆薢之功，长于祛风湿，所以能治缓弱顽痹、遗浊恶疮诸病之属风湿者。"又云："萆薢，性味淡薄，长于渗湿，主治风寒湿痹。"现证明萆薢、薏苡仁、黄柏亦能增强肾血流量，促进尿酸排泄。威灵仙通络止痛，溶解尿酸；苍术能清除局部炎症反应，缓解关节疼痛；山慈菇主要成分为秋水仙碱，可减轻炎症反应；丹参具有良好的改善微循环作用，丹参提取物能显著增加尿素氮、肌酐等的排出，从而可逆转其病变；大黄能促进尿酸排泄，改善肾功能，从而缓解慢性肾衰竭。诸药相伍，共奏清热解毒泄浊之效，每使浊毒得以泄化，代谢产物得以清除。

高尿酸血症与饮食习惯有很大的关系，故除了药物治疗外，黄教授还十分强调饮食治疗，主张患者服药期间应避免进食高嘌呤食物，如动物肝脏、骨髓、海味、蛤蟹、家禽等肉类，以及菜花、菠菜、豆类、龙须菜、蘑菇等，蛋白摄取过多时可使尿酸形成增加，故也要适当限制；少吃或忌食酸性食品，采用碱性食物，多食蔬菜、水果、牛奶、鸡蛋，多饮水，少吃盐，对心、肾功能正常的患者应大量饮水，每天 2000 ~ 3000ml，以稀释血液中的尿酸浓度，并增加尿酸盐的排出。同时应避免过度劳累、饮酒、受凉及关节损伤等诱发因素。

五、典型病案

1. 毕某，男，43 岁，2015 年 1 月 14 日初诊。

主诉：跖趾关节红肿热痛间断发作 2 年，血尿酸升高 7 年。

患者 2008 年体检发现尿酸升高，无明显症状。2012 年痛风发作，曾服用中药无效，血压 130/85 ~ 90mmHg，发作时跖趾关节红肿热痛，服西药后缓解，查尿 pH 5.0，Scr 126.90μmol/L，UA 492.60μmol/L。平素嗜饮啤酒、白酒。舌红，苔薄，脉细弦。

中医诊断：痛风痹证。

西医诊断：尿酸性肾病。

辨证：湿浊瘀阻，闭阻关节证。

治则：清热祛湿，通腑泄浊。

方药：自拟降尿酸方。

土茯苓 60g	草薢 30g	威灵仙 15g	山慈菇 15g
丹参 30g	桃仁 10g	肉桂 6g	酒大黄 10g
鬼箭羽 30g	豨莶草 30g	皂角刺 30g	砂仁 6g（后下）
蒲公英 15g	甘草 10g	浙贝母 15g	白花蛇舌草 30g

30 剂，每日 1 剂，水煎服。

二诊：外感余热。舌红，苔薄，脉细弦。方药：前方加海桐皮 15g、鸡血藤 15g。14 剂，每日 1 剂，水煎服。

三诊：足趾未痛，Scr 122.60μmol/L，UA 451.50μmol/L。舌红，苔白微黄，脉沉滑。方药：二诊方去海桐皮、鸡血藤、甘草、砂仁，加苍术 10g、川黄柏 10g、牛膝 15g、重楼 15g。14 剂，每日 1 剂，水煎服。

四诊：足趾未痛，Scr 102.60μmol/L，UA 420.50μmol/L。舌红，苔薄，脉细弦。方药：三诊方加汉防己 10g、谷精草 15g。14 剂，每日 1 剂，水煎服。

【按语】尿酸性肾病多由嗜食肥甘厚味，痰湿困脾，久病入络，伤及肾府，肾络瘀阻。故该患者的治疗清热祛湿、通腑泄浊十分重要，黄文政教授运用土茯苓、草薢、豨莶草、山慈菇清利湿热；针对痛风发作时的疼痛用威灵仙、皂角刺以消肿止痛；浙贝母、蒲公英、白花蛇舌草、甘草清热解毒。患者 2008 年患病，时至今日患病日久，久病入络，用丹参、桃仁、酒大黄、鬼箭羽活血通络、通腑泄浊；肉桂、砂仁补肾护胃，综合进行治疗。

2. 刘某，男，34 岁，2015 年 9 月 22 日初诊。

主诉：跖趾关节肿痛 9 个月，发现尿蛋白及血肌酐升高 2 个月。

患者于 2015 年初无明显诱因出现跖趾关节红肿热痛，就诊于当地医院查尿酸升高，接受苯溴马隆及中药治疗，症状时轻时重，为求进一步治疗，就诊于黄文政教授门诊，现患者跖趾关节肿大，疼痛剧烈，服西药后稍缓解，血压 125/80mmHg，尿 PRO（++），Scr 101.04μmol/L，UA 503.60μmol/L，纳可，夜寐安，二便调。舌红，苔薄黄，脉数。平素嗜食海鲜。

中医诊断：痛风痹证。

西医诊断：尿酸性肾病。

辨证：湿热瘀阻，闭阻关节证。

治则：清热除湿，活血止痛。

方药：桂枝芍药知母汤合降尿酸方加减。

桂枝 10g	白芍 10g	知母 10g	土茯苓 30g
萆薢 20g	山慈菇 15g	牛膝 10g	桑寄生 10g
威灵仙 15g	鸡血藤 15g	丹参 10g	豨莶草 30g
蒲公英 15g	白花蛇舌草 30g		

7 剂，每日 1 剂，水煎服。

二诊：咽痛不舒，鼻塞。舌红，苔薄，脉细数。方药：前方加金银花 15g、连翘 10g、黄芩 10g、苍耳子 10g、辛夷 10g。7 剂，每日 1 剂，水煎服。

三诊：表证除，足趾未痛，Scr 99.60μmol/L，UA 450.80μmol/L。舌红，苔白微黄，脉沉滑。方药：二诊方去金银花、连翘、黄芩、苍耳子、辛夷，加苍术 10g、川黄柏 10g。7 剂，每日 1 剂，水煎服。

四诊：足趾未痛，Scr 89.97μmol/L，UA 411.79μmol/L。舌红，苔薄，脉细弦。方药：继续用三诊方治疗。

【按语】尿酸性肾病多是由素体禀赋不足，饮食失节，蕴生内热，与外界湿热邪气相合，滞留经络，阻遏气机，不通则痛，从而出现关节刺痛、结节甚至畸形。久病常常累及肾府，肾络瘀阻，肾脏功能障碍。故该患者的治疗清热祛湿、活血止痛十分重要，黄文政教授运用桂枝、芍药、知母寒热并用，清热除湿，土茯苓、萆薢、豨莶草、山慈菇清利湿热；针对痛风发作时的疼痛用威灵仙以消肿止痛；蒲公英、白花蛇舌草清热解毒；患者病久及肾，用牛膝、桑寄生补肾求本，综合进行治疗。

第十一节 过敏性紫癜性肾炎

过敏性紫癜性肾炎（HSPN）是继发于过敏性紫癜的肾损害，其病理特点为含有 IgA 的免疫复合物沉积于受累脏器的小血管壁引起炎症反应。肾脏受累为免疫复合物性肾小球肾炎，光镜下表现为系膜增生型肾小球肾炎，与 IgA 肾病相似。临床常表现为血尿、蛋白尿，或可伴有高血压和肾功能不全。该病多见于儿童，也可见于成年人，男性略多。过敏性紫癜属于主要侵犯皮肤、胃肠道、关节、肾脏的系统性小血管炎，可能与感染、食物、接触油漆等有关，累及肾脏表现为免疫复合物性肾小球肾炎。

本病属于中医"紫癜风""紫斑""血证""肌衄""葡萄疫""尿血""水肿""尿浊"等的范畴。中医古籍中最早关于"紫癜"的论述见于《圣济总录·诸风门》："论曰紫癜风之状，皮肤生紫点，搔之皮起而不痒疼是也。"《外科正宗·葡萄疫》："感受四时不正之气，郁于皮肤不散，结成大小青紫斑点，色若葡萄，发在遍体头面。"若病情反复、迁延日久导致正气不足、脏腑亏虚，则与"虚劳"一病相似。部分病人进展为尿毒症，临床表现为小便不利、呕吐，可参考"关格"一证进行辨证论治。过敏性紫癜若累及关节、胃肠道，则可按中医腹痛、痹证、便血等病论治。

一、病因病机

1. 病因

过敏性紫癜性肾炎的发生多因先天禀赋不足，又外感六淫之邪，或饮食失节，或误食异物，或使用辛燥之品，或用药不当，或久病体虚，以致经络受损，血溢肌腠。紫癜发病前多有感冒或过敏病史。《外科正宗》记载："葡萄疫，其患生小儿，感受四时不正之气，郁于皮肤不散，……邪毒传胃，牙根出血，久则虚人，斑渐方退。"隋代巢元方在《诸病源候论·温病发斑候》中说："夫人冬月触冒寒毒者……""毒气不散故发斑"说明了感受四时不正之气是本病致病因素。《证治要诀·发丹二十》记载："有人一生不食獐鱼动风之物等，才食则丹腿发。"

此病发生与误食异物有关，即相当于现代医学的食物过敏。西医认为本病多见于儿童，约1/4患者有过敏史，部分患者再次接触过敏原或遇冷后可复发，约1/3患者有前驱感染史。

2. 病机

过敏性紫癜性肾炎的发病机理为先天禀赋不足，风热湿毒之邪外侵，经络受损。风热湿毒之邪侵入营血，损伤脉络，或体虚中气不足，统摄无力，致血不循经，血溢脉外，渗于皮肤，则表现为皮肤青紫斑点或斑块，发为紫斑，亦称肌衄。若风热之邪入侵肠胃则脘腹阵痛；胃肠脉络受损，血溢于肠道，则为便血。肾络受损，血渗于膀胱，则为尿血。血热相搏，损伤津液，灼伤脉络，或风热湿毒之邪壅于经络，痹阻气血经脉，则发关节肿痛。若紫癜性肾炎失治误治或者日久不愈，则耗伤气血，损伤脾肾，出现气血两虚、脾肾亏损之证。脾肾两虚，气化乏权，水湿泛滥，或久病，风热湿毒之邪内舍于肾，水湿泛滥，则发为水肿、蛋白尿。

过敏性紫癜性肾炎为本虚标实之证，脾肾亏虚为本，风、热、湿、瘀之邪为标。其病位在肺、脾、肾。风、热、湿、瘀为紫癜的致病因素，其病理变化相互影响。

二、诊断

1. 诊断要点

根据2010年中华医学会肾脏病学分会组织学会编写的《临床诊疗指南·肾脏病学分册》，过敏性紫癜性肾炎必须符合下述条件：

（1）有过敏性紫癜的皮肤紫癜等肾外表现，如关节疼痛，腹痛可伴有恶心、呕吐、腹泻、黑便等。

（2）有肾损害的临床表现，镜下血尿或间断性的肉眼血尿，可伴有蛋白尿、水肿、高血压、肾功能不全。

（3）肾活检表现为以 IgA 沉积为主的系膜增生性肾小球肾炎。

2. 鉴别诊断

（1）本病诊断依赖于典型的临床表现如皮肤、关节、胃肠道和肾脏受累及以 IgA 沉积为主的系膜增生性肾小球肾炎。对于肾脏受累较轻的患者，反复细致的尿常规检查可明确肾脏受累。单纯根据肾脏病理及免疫病理的改变很难与 IgA 肾病相鉴别，二者的鉴别取决于临床表现如典型的皮疹。

（2）其他临床上出现皮疹和急性肾炎综合征的疾病还应鉴别原发性 ANCA 相关小血管炎的肾损害、过敏性紫癜性肾炎皮肤小血管炎及肾小球以 IgA 沉积为主。ANCA 相关小血管炎患者除血清 ANCA 阳性外，临床可有更多脏器受累，如肺、眼、耳、鼻等，其肾脏病理多表现为寡免疫沉积性局灶纤维素样坏死或新月体性肾小球肾炎。

（3）还应与狼疮肾炎相鉴别，狼疮肾炎的诊断首先应满足临床诊断标准，其肾脏病理可见多种免疫球蛋白和补体成分沉积而表现为典型的"满堂亮"现象。

（4）冷球蛋白血症是指异常循环免疫球蛋白引起的疾病，该病可因感染诱发，也可能与结缔组织病有关，该异常蛋白遇冷沉淀，升温后可溶解。冷球蛋白血症肾活检光镜多表现为膜增生性肾小球肾炎，需与过敏性紫癜性肾炎相鉴别。冷球蛋白血症性血管炎可在血清中发现冷球蛋白，肾脏病理特别是电镜检查常可见典型的冷球蛋白结晶。

三、辨证论治

黄文政教授认为过敏性紫癜的发生为本虚标实。正气不足，外受风热毒邪侵袭，或接触，或食用辛散发物后导致的营卫失和。热毒入营分或血分，导致肌肤斑疹隐隐或斑疹密麻成片，伤及肾络则会出现血尿。根据病情的发展临床以下述分型进行辨证论治。

1. 风热伤络证

主症：皮肤紫癜色较鲜红，压之不褪色，尿血，或伴发热、腹痛、关节酸痛、咽部肿痛、浮肿、小便黄赤等症。舌红，苔薄黄，脉浮数。

治则：祛风凉血。

方药：过敏煎加减。

银柴胡 10g	防风 10g	乌梅 6g	五味子 6g
甘草 6g	蝉蜕 10g	僵蚕 10g	生地黄 10g
牡丹皮 10g	赤芍 15g		

若内热重者可合用犀角地黄汤，以清热凉血解毒；热伤营血，破血妄行重者，加小蓟、紫草、凤尾草、苎麻根，以凉血止血；若关节疼痛者，加金银花、麦冬、知母，清热宣痹；起病较急，皮肤迅速出现密集紫癜者加金银花、连翘、荆芥、竹叶；血尿重者加小蓟、茜草、生侧柏叶；腹痛者加白芍、甘草；瘙痒重者加防风、白蒺藜、地肤子、鹿衔草；浮肿者加冬瓜皮、赤小豆、车前子；咽干、咽痛者加桔梗、玉蝴蝶；夜寐不佳者加酸枣仁、夜交藤；痰多者加浙贝母、陈皮、橘红。

2. 气阴两虚证

主症：肤紫斑，时发时止，浮肿，乏力，汗出，或伴发热、心烦、口渴等症。舌红，苔少，脉细数。

治则：益气养阴，清热凉血。

方药：参芪地黄汤合过敏煎加减。

生黄芪 30g	党参 15g	山药 15g	山茱萸 12g
当归 10g	生地黄 10g	牡丹皮 10g	防风 10g
银柴胡 10g	五味子 10g	乌梅 10g	甘草 10g

3. 脾肾亏虚、风邪入络证

主症：反复发生肌衄，久病不愈，神疲乏力，下肢乏力尤甚，头晕目眩，或水肿，或尿血，纳差，便溏。舌红，苔薄，脉沉细。

治则：健脾补肾，祛风化浊，凉血止血。

方药：蝉蚕肾风汤加减。

蝉蜕10g	僵蚕10g	生黄芪30g	党参10g
白术10g	山药10g	当归10g	熟地黄10g
茜草15g	生侧柏30g	牡丹皮15g	苎麻根30g
白茅根30g			

4. 脾不摄血证

主症：皮肤出现散在出血点，色泽暗淡，遇劳加重，伴有头晕、纳差、乏力、大便稀溏。舌质淡，苔薄白，脉弱或沉细。

治则：益气健脾，摄血止血。

方药：补中益气汤加减。

生黄芪30g	党参15g	炒白术20g	柴胡10g
升麻6g	当归15g	茯苓20g	砂仁6g（后下）
鸡血藤20g	炙甘草10g	陈皮20g	阿胶10g（烊化）

四、临证备要

黄文政教授认为过敏性紫癜的发生，是素有血热内蕴，复感风、湿、热、毒之邪，热毒相合，侵扰血络；或禀性不耐之体，食入鱼腥辛辣，或因药物过敏，则热毒内蕴，扰动血络，迫血妄行，外溢于皮肤则发紫癜，流注经筋则关节疼痛，结聚于胃肠则腹痛、便血，下渗于膀胱则尿血。风热为阳邪，故紫斑色泽鲜明，风邪善行数变，故伴瘙痒，且反复发作。风挟血热伤络，血溢脉外，而发为紫斑。若外感热毒不解，或内扰营血，或湿热毒盛，郁久化火动血，迫血妄行，血液不循常道，则紫癜加重。热伤阴络，血渗膀胱，故表现为尿血。可见风热之邪是紫癜初期常见的致病因素，且为临床常见证型。故此病早期，当以祛风清热、凉血活络之法为主，方用过敏煎加减。

过敏煎为名老中医祝谌予先生的经验方，由银柴胡、防风、乌梅、五味子、甘草组成，多用于各种过敏性疾病，如过敏性鼻炎、过敏性哮喘、过敏性咳嗽、咳嗽变异性哮喘、过敏性皮炎、荨麻疹、过敏性紫癜、接触性皮炎等。黄文政教授通过多年临床观察，在过敏煎基础上加蝉蜕、僵蚕、生地黄、牡丹皮、赤芍等在治疗早期紫癜性肾炎每获良效。黄文政教授认为紫斑初期，宜用辛凉平药。银柴胡甘寒，清热凉血；防风辛甘微温，祛风、止痒、胜湿，使风邪走表而散；乌梅酸涩平，五味子酸甘温，甘草甘平，全方寒热共济，有收有散，有补有泻；蝉蜕疏散风热，透疹止痒；僵蚕息风止痉，祛风止痛，两药合用，疏风解毒，化瘀散浊，且在反复性或难治性蛋白尿出现时，黄文政教授多选虫类药物活血通络。

黄文政教授认为若邪在卫分，可予以连翘、金银花、防风、荆芥、竹叶等辛凉之剂清卫分热毒，使邪从卫分而解。若温热之邪初入营分应透热转气，故选金银花、连翘两味药，一则辛凉解表，清卫分热；二则透热转气。吴瑭在《温病条辨·中焦篇》论述："阳明温毒发痘者，如斑疹法，随其所在而攻之。"叶天士在《温热论》中言："营分受热，则血液受劫。"黄文政教授认为紫斑隐隐、血尿，此为热入营血、伤血动血之证，故选紫草、生地黄、牡丹皮清营凉血，此外牡丹皮还有活血化瘀之功。对于顽固性蛋白、血尿或者大量蛋白尿时，瘀血留于络脉，可见肾小球微血栓形成，当治以虫蚁搜剔之法，虫类药善行，走而不守，有活血化瘀之功。用蝉蜕、僵蚕意在活血通络之意。黄文政教授常用虫草类药物有地龙、全蝎、水蛭、土鳖虫、穿山甲、蜈蚣等，通过辨证分析，根据病情循序渐进选择应用。

若疾病进一步发展，病延日久，内伤脾肾，脾虚气弱，统摄无权，肾气亏损，封藏失职，皆致气不摄血，久致气血两虚，进而气虚血瘀，脉络痹阻，以致蛋白尿、血尿迁延难愈，反复发作，肾功能逐渐减退。故慢性期多见气阴两虚、阴虚火旺、脾肾亏虚之证。

五、典型病案

1. 高某，女，74 岁，2014 年 6 月 7 日初诊。

主诉：皮肤紫癜，尿异常 5 个月。

5个月前患者因食蟹而发皮肤紫癜，予天津某医院住院治疗。尿常规示：尿潜血及尿蛋白阳性。诊为过敏性紫癜、过敏性紫癜性肾炎。服激素7~8天，药用强的松20mg，递减至2.5mg，紫癜消除，BLD（+），红细胞50个/HP。刻下症见：上肢出现多发性紫癜，色较深红，压之不褪色，小便黄赤。舌红，苔薄黄，脉细数。

西医诊断：过敏性紫癜，过敏性紫癜性肾炎。

中医诊断：尿血、肌衄。

辨证：热伤血络，迫血妄行。

治则：清热凉血，止血。

方药：过敏煎加减。

银柴胡10g	防风10g	乌梅6g	五味子6g
小蓟30g	炒蒲黄10g	牡丹皮10g	仙鹤草30g
茵陈15g	蒲公英15g	败酱草30g	甘草10g

14剂，每日1剂，水煎服。

二诊：足跟部尚余紫癜痕迹，未见新生紫癜，BLD（+），红细胞40个/HP。舌红，苔少，脉细。方药：前方去蒲公英、败酱草，加生地榆30g、苎麻根30g。14剂，每日1剂，水煎服。

三诊：紫癜全部消退，BLD（+），红细胞10个/HP。舌红，苔薄，脉细弦沉。方药：二诊方继服14剂，每日1剂，水煎服。

四诊：紫癜未发，BLD（－），红细胞3个/HP。舌红，苔薄，脉细。嘱病情变化，门诊随诊。

【按语】患者因食蟹致湿热内蕴，血络受损，进而出现皮肤紫癜、血尿，虽经强的松治疗后病证稍有好转，但尿蛋白和尿潜血检查仍为阳性。中医认为风热伤及血络，血液不循常道，溢于脉外则为紫斑，下渗膀胱则为尿血，故在患者仍服用激素的基础上用清热凉血、止血的中药治疗，方用过敏煎加减。患者二诊时，紫癜尚未消退，仍有血尿，营血仍有热象，故在前方基础上加生地榆、苎麻根以增强凉血止血的作用。患者经两个月的治疗紫癜全消，尿常规基本正常，后随诊未再复发。

2. 国某，男，20 岁，2014 年 4 月 8 日初诊。

主诉：下肢紫癜 6 月余，鼻痒不适 3 天。

患者既往诊断为过敏性紫癜性肾炎。现汗出鼻痒不适，下肢有散发细小紫癜。尿常规示：BLD（+++），红细胞 395 个/HP，Pro（+−）。舌红，苔微黄，脉弦细数。

西医诊断：过敏性紫癜性肾炎。

中医诊断：紫斑。

辨证：外感风热，热迫血行。

治则：扶正固表，清热凉血。

方药：玉屏风散合过敏煎加减。

生黄芪 15g	白术 10g	防风 10g	银柴胡 10g
当归 10g	生地黄 10g	熟地黄 10g	黄芩 10g
川黄连 10g	川黄柏 10g	牡丹皮 10g	赤芍 15g
茜草 15g	生侧柏 30g	五味子 10g	乌梅 10g
甘草 10g			

7 剂，每日 1 剂，水煎服。

二诊：汗出减轻，偶有鼻痒不适，下肢仍有散发细小紫癜。尿常规示：BLD（+++），红细胞 365 个/HP，Pro（+−）。舌红，苔黄燥，脉弦数。方药：

银柴胡 10g	防风 10g	乌梅 6g	五味子 6g
蝉蜕 10g	僵蚕 10g	地龙 15g	茜草 15g
生侧柏 30g	牡丹皮 15g	生地榆 30g	苎麻根 30g
淫羊藿 10g	白茅根 30g	辛夷 6g	甘草 6g

7 剂，每日 1 剂，水煎服。

三诊：鼻痒流涕，受凉则犯，下肢粟疹。尿常规示：BLD（++），红细胞 175 个/HP，Pro（−）。舌红，苔薄黄，脉弦细。方药：二诊方去辛夷、淫羊藿，加炒牛蒡子 10g、小蓟 30g、水牛角 30g（先煎）。7 剂，每日 1 剂，水煎服。

四诊：鼻痒流涕好转，下肢粟疹减轻。尿常规示：BLD（++），红细胞152个/HP，Pro（-）。舌红，苔薄，脉弦滑。方药：

生黄芪30g	当归20g	金银花30g	玄参20g
生地黄20g	麦冬15g	知母10g	重楼15g
牛膝15g	甘草20g	制何首乌15g	牡丹皮10g
赤芍15g	地骨皮15g	炒牛蒡子15g	

7剂，每日1剂，水煎服。

五诊：下肢痒疹，BLD（++），红细胞75个/HP。舌红，齿痕苔薄，脉弦细。方药：四诊方去重楼、炒牛蒡子、制何首乌，加淫羊藿10g、巴戟天10g、川黄柏10g。7剂，每日1剂，水煎服。

六诊：下肢痒疹，红细胞60个/HP。舌红，苔薄，脉弦滑。方药：

生黄芪60g	桃仁10g	红花10g	地龙15g
蜂房10g	蝉蜕10g	僵蚕10g	当归15g
生地黄15g	甘草10g	赤芍15g	三七3g（冲服）
牡丹皮15g	生地榆30g	藕节炭30g	地龙10g

七诊：症如前述，红细胞56个/HP。舌红，苔薄，脉细弦。方药：六诊方加炒牛蒡子10g。7剂，每日1剂，水煎服。

【按语】黄文政教授认为过敏性紫癜性肾炎属于中医紫斑、尿血、水肿等范畴。素有血热内蕴，或先天禀赋不足，复感风、湿、热、毒之邪，热毒相合，侵扰血络。疾病早期以风热扰及营血所致，治疗以清热凉血为主。随着病情进展，热伤阴血，可致气阴两虚，久病致脾肾亏虚。治疗上以清热凉血之法为主，以过敏煎为主方。患者因瘀血留于络脉，而出现顽固性血尿，此时治疗当加用虫蚁搜剔之法，以蝉蜕、僵蚕、地龙等起活血通络之功。

第十二节　系统性红斑狼疮性肾炎

系统性红斑狼疮（SLE）是一种多因素参与的（遗传性激素、环境、感染、药物、食物遗传背景等）系统性自身免疫性疾病，机体产生多种自身抗体从而导致免疫复合物介导的炎症病变，常累及多系统、多器官。狼疮性肾炎（LN）是指在 SLE 基础上出现肾脏疾病表现和（或）肾功能的异常，或仅是在肾活检时发现有肾小球病变，是系统性红斑狼疮严重的并发症。临床表现多样，多表现为急性肾炎综合征和（或）肾病综合征。

LN 依据其临床表现及病程，中医辨病为"阴阳毒""日晒疮""温毒发斑""水肿""血证""腰痛""肾痹""虚劳"等病。

一、病因病机

1. 病因

（1）先天禀赋不足

《方极·五变篇》有"有肉不坚，腠理疏，则善病风"之论。《医宗金鉴》指出"人感受邪气难一，因其形藏不同，或从寒化，或从热化，或从虚化，或从实化，故多端不齐也"。说明个体体质的差异可以导致疾病证型的不同。而狼疮性肾炎患者多由先天禀赋不足，而表现为对该病具有易感性。

（2）外感六淫

《素问·四气调神大论》云："故阴阳四时者，万物之终始也，死生之本也，逆之则灾害生，从之则灾害不起。"《素问·六微旨大论》："气交之分，人气从之，万物由生。"指出时令气候的变化可以使疾病表现为以"六淫"为主要形式的病邪对易感人群的侵袭。

（3）情志因素

《灵枢·寿夭刚柔篇》云："忧恐愤怒伤气，气伤脏，乃病脏。"本病多发于青年女性，女性易"忧恚怨怒"，且经带胎产中多有将息失宜，故而表现为对本病的易感性。

（4）日毒、药毒

明代《外科启玄》认为"日晒疮"是"受暴晒而发"。系统性红斑狼疮有日光过敏者往往是受日毒暴晒而诱发。药毒可以是多种药物，如抗癫痫药、抗心律失常药、抗抑郁药、肿瘤坏死因子（TNF－α）拮抗剂、干扰素类药物、抗甲状腺药物、质子泵抑制剂及口服避孕药等 80 多种药物。

2. 病机

黄文政教授认为狼疮性肾炎的病机主要在于素体肾阴亏虚，瘀热内盛，壅滞三焦，内及肾络，外浸肌肤皮腠。初期热毒炽盛，痰浊、邪热、血瘀、湿毒互相胶结，瘀血水湿潴留，泛溢肌肤；病变后期肝肾阴虚或脾肾亏损，导致气血生化乏源，或肾体受损，封藏失司，疏泄太过而尿浊；或脾气不治，升清降浊功能紊乱，三焦逆乱，浊毒内蕴，上可凌心射肺，下可致腿跗水肿，导致表里上下多脏同病。一言以蔽之，则为本虚标实。本虚以肾阴素虚、真阴不足、气阴两虚、脾肾亏虚为主；标实以热毒、血瘀、湿热、痰浊、瘀毒等为主。

二、诊断要点

LN 的诊断依据主要是 SLE 的明确诊断。SLE 的诊断依据美国风湿病学会（ACR）1997 年提出的 SLE 分类标准，符合 11 项中的 4 项及以上，在排除感染、肿瘤和其他结缔组织病后，可诊断为 SLE。在确诊 SLE 的同时如有肾脏受累的依据（持续蛋白尿 > 0.5g/d，或尿试纸检测超过 +++，或/和细胞管型包括红细胞管型，血红蛋白、颗粒、管状或混合型），则可诊断为 LN。肾组织活检证实的免疫复合物介导的肾小球肾炎乃诊断 LN 的最佳标准。

LN 的病理分型根据国际肾脏病学会和肾脏病理学会 2003 年修订的狼疮性肾炎的病理组织学分类，分为六型。Ⅰ 型为轻微系膜性狼疮肾炎；Ⅱ 型为系膜增生性狼疮肾炎；Ⅲ 型为局灶性狼疮肾炎；Ⅳ 型为弥漫性狼疮肾炎；Ⅴ 型为膜性狼疮肾炎；Ⅵ 型为严重硬化型狼疮肾炎。狼疮性肾炎不同的病理类型之间可以随着病情变化及治疗而发生重叠变化，故在临床中应根据病情变化随时调整治疗方案。

三、鉴别诊断

LN 需要与其他累及肾脏的系统性疾病相鉴别。

1. 过敏性紫癜肾炎

除累及肾脏以外，还可出现皮肤紫癜、消化道出血等，但肾脏病理活检可见 IgA 沉积。

2. 原发性小血管炎相关肾损害

累及全身多系统病变，上呼吸道、下呼吸道、眼、耳、关节和肌肉等。肾脏病理常为节段性坏死性改变，常有新月体形成。

3. 肾淀粉样变性

可累及消化、心脏系统、关节及皮肤。肾脏活检可见肾脏有淀粉样纤维丝。

四、辨证论治

黄文政教授结合自己多年的临床经验，认为狼疮性肾炎主要表现为本虚标实，虚实夹杂之证，单纯的虚证极为少见。早期多为热毒炽盛，经中西医结合治疗后多呈肝肾阴虚、脾肾亏损、气阴两虚等证，根据疾病进展变化，疾病后期可进展为终末期肾病涉及多个脏器。黄文政教授主要分以下四种证型进行辨证治疗。

1. 热毒炽盛证

主症：高热不退，面颊部蝶形红斑，或周身皮下瘀斑，吐血，衄血，尿血，心悸，烦渴欲冷饮，大便秘结，甚则神昏谵语，肢体抽搐，或见关节酸痛红肿，肢体浮肿。舌质红绛，苔黄，脉洪大而数。

治则：清热解毒，凉血止血。

方药：犀角地黄汤加味（现多以水牛角代替犀角）。

水牛角 15g　　生地 30g　　牡丹皮 15g　　赤芍 15g

金银花 30g　　生石膏 30g　　知母 12g　　紫草 15g

生大黄15g   白花蛇舌草30g

2. 肝肾阴虚证

主症：长期低热盗汗，面部烘热，手足心热，腰膝酸软或疼痛，眼干目涩，发脱齿摇，大便干结。舌光红或光滑无苔，脉细数。阴虚火旺则见尿赤、灼热、尿血；阴虚肝阳上亢则见头晕、目眩、耳鸣。

治则：滋补肝肾，养阴清热。

方药：六味地黄丸合二至丸加减。

生地黄25g	牡丹皮10g	山药12g	茯苓10g
泽泻10g	丹参30g	女贞子10g	旱莲草10g
制何首乌10g	青蒿15g	龟甲30g（先煎）	

3. 脾肾亏损证

主症：周身浮肿，面色苍白，疲乏无力，腰膝酸软，畏寒肢冷，纳呆腹胀，便溏。舌淡体胖有齿痕，质暗，脉沉细。

治则：温补脾肾，调气活血。

方药：益肾培脾汤加减。

黄芪30g	党参15g	白术10g	山药12g
茯苓15g	猪苓15g	丹参30g	制何首乌10g
黄精10g	益母草30g	大腹皮15g	

4. 气阴两虚证

主症：神疲乏力，少气懒言，恶风易感，低热盗汗，五心烦热，口干纳少，腰酸，脱发，大便先干后溏。舌红，苔薄白，脉细弱。

治则：益气养阴。

方药：参芪地黄汤合大补元煎加减。

黄芪30g	党参15g	生地黄25g	山茱萸12g
山药12g	麦冬10g	当归10g	丹参10g

制何首乌 10g　　女贞子 10g　　　杜仲 10g　　　枸杞子 15g

兼有肌肤红斑者，治以益气养阴、清热活络，方用四妙勇安汤合玉女煎加减。方药：

生黄芪 30g　　太子参 15g　　当归 20g　　　金银花 30g

玄参 20g　　　生地黄 20g　　麦冬 15g　　　知母 10g

牛膝 15g　　　蝉蜕 10g　　　僵蚕 10g　　　甘草 20g

五、临证备要

黄文政教授认为 LN 分为热毒期、缓解期和终末期。辨证时主要从卫气营血入手。病理产物主要为湿邪、痰浊、瘀血等，故在治疗时黄文政教授非常重视活血化瘀、清热解毒、化痰浊、健脾祛湿等法。

狼疮性肾炎常有肌肤红斑、肌肉关节痹痛、高血压、水肿、尿浊（蛋白尿）、肺（痹）痿（间质性肺炎）、胸痹心悸等症状或兼症，四妙勇安汤乃黄文政教授治疗 LN 的通用方，常合他方使用。黄文政教授临证遣方用药灵活，随证加减变化。红斑与热象较著者，多加四妙勇安汤。肌肉关节痹痛，证属"着痹"者，用薏苡仁汤加减；证兼"风湿热痹"，则在犀角地黄汤基础上加用宣痹汤；有肝肾亏虚征象者则加用独活寄生汤加减。高血压（眩晕）患者，属肝阳上亢证以天麻钩藤饮加减；痰湿中阻证，则加用半夏白术天麻汤；瘀血重者，常用大黄䗪虫丸等。水肿者，常用益肾健脾（柴苓汤或胃苓汤加减）、活血利水（当归芍药散或桃红四物汤，酌情加五苓散、益母草等）、清热利湿（麻黄连翘赤小豆汤合五味消毒饮加减）、祛风除湿等治法。尿浊（蛋白尿）者，多依据程度不同而分层次采用分清泄浊法同时配伍具有消癥通络作用的虫类药物，轻者用蝉蜕、僵蚕、地龙；中度加全蝎；重度再加蜈蚣、白花蛇舌草、乌梢蛇。肺（痹）痿（间质性肺炎）者，多以千金苇茎汤加减以化瘀通络，并以麦门冬汤加减以滋阴清热、润肺生津。胸痹、心悸者，多选炙甘草汤、养心汤、五参丸加味等。血尿、尿赤、尿道灼热者，常加小蓟饮子。瘀血征象明显者，加桃红四物汤等。

黄文政教授认为狼疮性肾炎的基本病机为本虚标实，本虚多为肾阴不足、气阴两虚、肝肾亏虚，标实多以血瘀、水湿、湿热、浊毒为主。

1. 肾阴不足

《黄帝内经》曰："人年四十而阴气自半也，起居衰矣。"朱丹溪在《格致余论》中提出"阳常有余，阴常不足"的论点，且论"气常有余，血常不足"，以相火易动，火易煎熬真阴，且色欲不节极易导致肾阴亏耗。肾阴亏耗内热丛生，且狼疮性肾炎的患者多长期服用激素等药物，火毒之邪攻伐更甚，更易伤及阴血，强调内热伤阴的病机。

2. 气阴两虚

《黄帝内经》曰："壮火食气"，热毒炽盛极易耗伤气机，煎灼阴液。肺者，气之本也；病久易病及他脏，气阴多涉及肺肾，因此治疗着眼于肺、肾两脏，强调了气阴两虚的病机。

3. 脾肾亏虚

《圣济总录·水肿》曰："水肿之病，以脾肾气虚，不能制水，水气妄行，溢于皮肤。"先天不足，后天失养，房室不节，导致肾精损耗，脾失运化，肾虚则不能宣统水气，脾虚又不能制水，故水湿泛滥，则成水肿。

4. 血瘀

《三因极一病证方论·失血叙论》云："夫血犹水也，水由地中行，百川皆理，则无壅决之虞。血之周流于人身荣、经、府、俞，外不为四气所伤，内不为七情所郁，自然顺适。万一微爽节宣，必至壅闭。"黄文政教授认为患者热毒炽盛，耗伤气阴，煎灼阴液，津液亏虚，则血液黏稠"壅闭"而运行阻滞，遂成血瘀。

5. 水湿

《素问·水热穴论》曰："肾者，胃之关也，关门不利，故聚水而从其类也，上下溢于肌肤，故为胕肿。胕肿者聚水而生病也。"《素问·至真要大论》曰："诸湿肿满，皆属于脾。"《景岳全书·肿胀》曰："凡水肿等证，乃肺、脾、肾三脏相干之病。盖水为至阴，故其本在肾；水化于气，故其标在肺；水惟畏土，故其制在脾。今肺虚则气不化精而化水，脾虚则土不制水而反克；肾虚则水无所主而妄行。"可见脾肾亏虚，水湿内停，气不化水，开阖不利，水湿泛滥而成水肿。

6. 湿热

狼疮性肾炎初期常表现为热毒炽盛。热毒易煎灼津液，水液内停，日久化热，则湿热内蕴；湿热蕴结下焦，膀胱气化不利，则出现小便短少，甚至点滴不通。湿热蕴结日久，困遏脾气，脾失转输，中焦脾胃失去升清降浊之功效，水湿壅滞，湿热浸淫，发为水肿。

7. 浊毒

狼疮性肾炎晚期脾肾衰败，痰湿内蕴，三焦壅塞不通，浊毒内停，累及五脏，上可水凌心肺，下可损伤脾肾。《丹溪心法》曰："夫人之所以得其性命者，水与谷而已，水则肾主之，谷则脾主之，惟肾虚则不能行水，惟脾虚不能制水，胃与脾合气，胃为水谷之海，又因虚不能传化焉，故肾水泛滥，反得以渍脾土，于是三焦停滞，经络壅塞……"，若病情进一步发展，可导致关格危候的发生。

六、典型病案

1. 王某某，女，57 岁，2013 年 12 月 21 日初诊。

主诉：患红斑狼疮 11 年，发现尿蛋白阳性 1 年半。

患者 11 年前无明显原因出现颜面皮损，按湿疹治疗效果欠佳。后出现脱发、光过敏及典型的颜面红斑伴发低热，体温约 37.6℃，在天津某医院诊断为 SLE，口服强的松 50mg/d，之后症状逐渐消失，病情稳定，激素遂逐渐减量至停用。近一年以来，无明显诱因出现双下肢浮肿，蛋白尿（+++），于某医院西医常规治疗后，病情稳定。蛋白尿浮动于（+~++）。高血压 13 年，最高 160/100mmHg。刻诊：双下肢及足面水肿，无疼痛及红肿，于我院化验

Scr 187μmol/L，BUN 8.9mmol/L，24小时尿蛋白定量0.825g。舌红，苔薄，脉弦细数。

西医诊断：狼疮性肾炎，高血压病Ⅱ级。

中医诊断：水肿。

辨证：脾肾亏虚，阴虚水停。

治则：补脾益肾，养阴利水。

方药：益肾培脾汤加减。

生黄芪30g	太子参15g	山药15g	茯苓30g
猪苓10g	黄精20g	益母草30g	丹参30g
麦冬15g	白术15g	生地黄15g	熟地黄20g
车前子30g			

7剂，每日1剂，水煎服。

二诊：服药后水肿缓解，下肢仍有轻度浮肿，诉有口腔溃疡。舌红，苔薄，脉沉细。方药：前方加儿茶3g，增猪苓至15g，加女贞子30g、旱莲草30g。14剂，每日1剂，水煎服。

三诊：右侧腰痛，便溏，下肢轻度浮肿，口腔溃疡已愈。舌红，苔薄，脉沉细。方药：二诊方去生地黄、儿茶，猪苓减为10g，加十大功劳叶10g。14剂，每日1剂，水煎服。

四诊：便溏已减，偶有腰痛，浮肿基本消退。舌红，少苔，脉沉。方药：三诊方去猪苓、车前子，加杜仲10g。14剂，日1剂，水煎服。

五诊：腰痛明显减轻，大便转正常，浮肿消退。舌淡红，苔薄，脉沉细。方药：

生黄芪45g	太子参15g	白术15g	熟地25g
山萸15g	山药30g	茯苓30g	牡丹皮10g
泽泻20g	丹参30g	益母草30g	牛膝10g
杜仲10g	砂仁10g（后下）		

14剂，每日1剂，水煎服。

患者服药一月余后相关指标下降，血压130/90mmHg，Scr 102μmol/L，BUN 6.8mmol/L，24小时尿蛋白定量0.125g，病情稳定，余无不适。

【按语】该患者系狼疮性肾炎，属中医水肿、尿浊范畴，初诊患者下肢水肿，舌红，少苔，脉沉细。为脾肾亏虚，阴虚水停，治以补脾益肾，养阴利水，方用益肾培脾汤加减。患者水肿既已有消退趋势，说明药中肯綮，再加用女贞子、旱莲草、丹参、益母草等养阴活血利水，水肿大为消退，后患者腰痛，加用经验中药十大功劳叶，腰痛稍稍缓解，为增疗效，遂加杜仲以加强补益肝肾的作用。二诊时诉有口腔溃疡，予儿茶而愈。另外，患者在疗程中有便溏，考虑生地黄滋腻，故三诊时去掉。总之，患者经过一段时间的口服中药治疗，症状明显改善，肾功能和蛋白尿状况亦趋于稳定改善。

2. 项某某，女，43 岁，2014 年 5 月 13 日初诊。

主诉：患狼疮性肾炎 4 年，间质性肺炎 2 年。

患者 4 年前无明显原因发热伴关节痛，体温约 38℃，胸闷、憋气、咳嗽，在某医院查 ANA 1 ： 800，ENA 抗 SSA 抗体（＋），C_3 28.3g/L，C_4 3.57g/L。胸 CT 示：两肺纹理增多；胸腔积液。诊断为 SLE，胸腔积液。予口服强的松 40mg/d，曾用氨甲蝶呤，具体剂量不详。肾穿刺病理报告显示：系统性红斑狼疮性肾炎 II 型。近 2 年以来，蛋白尿（+++），颜面红斑，失眠，运动迟缓，胸闷憋气，动则气喘，头晕乏力，脱发。于某医院诊断为 LN，间质性肺炎，西医常规治疗后，病情稳定。蛋白尿浮动于（+~++）。高血压 4 年，最高 160/107mmHg。刻诊：双下肢轻度指凹性水肿，面颊部双鼻侧红斑，神疲乏力，低热盗汗，腰酸，胸闷气喘、失眠，咯黄色黏痰，易咯出。24 小时尿蛋白定量 1.02g，于我院化验 Scr 166μmol/L，BUN 7.2mmol/L。舌红，苔薄白，脉细弱。

西医诊断：狼疮性肾炎，间质性肺炎。

中医诊断：水肿。

辨证：气阴两虚。

治则：益气养阴。

方药：参芪地黄汤加减。

生黄芪30g	党参15g	山药15g	茯苓15g
山茱萸12g	黄精20g	制何首乌10g	丹参30g

麦冬 15g	当归 20g	生地黄 25g	熟地黄 20g
玄参 20g	金银花 30g	生甘草 15g	重楼 30g
稻根须 30g	青蒿 10g		

7 剂，每日 1 剂，水煎服。

二诊：服药后盗汗减轻，乏力明显缓解。舌红，苔薄，脉沉细。方药：前方去稻根须，加女贞子 30g、旱莲草 30g，增制何首乌至 30g。14 剂，每日 1 剂，水煎服。

三诊：盗汗已无，乏力亦减轻，胸闷，咳嗽，咯黄色黏痰。舌红，苔薄，脉细数。方药：

鲜芦根 30g	白茅根 30g	桃仁 10g	杏仁 10g
冬瓜子 30g	生薏苡仁 30g	太子参 15g	麦冬 15g
黄芩 10g	桑白皮 15g	丹参 30g	鱼腥草 30g
郁金 10g	桔梗 10g	生甘草 10g	

7 剂，每日 1 剂，水煎服。

四诊：咳嗽和胸闷明显缓解，胸中呼吸顺畅，咯白色黏痰，不易咯出，失眠较明显，自服舒乐安定每晚 1 片。舌红，少苔，脉细。方药：三诊方鱼腥草减为 10g，加酸枣仁 30g、川贝母 10g、橘红 10g、竹茹 10g。14 剂，每日 1 剂，水煎服。

五诊：胸闷和憋气大为缓解，咯痰减少。舌红，苔薄，脉沉细。方药：

生黄芪 30g	太子参 15g	白术 15g	熟地黄 25g
山茱萸 15g	山药 30g	茯苓 30g	牡丹皮 10g
泽泻 20g	生薏苡仁 20g	丹参 30g	益母草 30g
牛膝 10g	芦根 20g	杏仁 10g	

患者以上方加减服药一月后咳嗽、胸闷和憋气明显缓解，红斑基本消退，血压 130/90mmHg，Scr 102μmol/L，BUN 6.8 mmol/L，24 小时尿蛋白定量 0.125g，余无不适。

【按语】患者为系统性红斑狼疮性肾炎，其胸闷憋气、气喘乏力、颜面红斑属中医范畴之肺痹（痿）、肌肤红斑，初诊患者下肢轻度指凹性水肿，面颊部双鼻侧红斑，神疲乏力，低热盗汗，腰酸，胸闷气喘、失眠，咯白色黏痰，易咯出，舌红苔薄白，脉细弱，为气阴两虚，治以益气养阴，方用参芪地黄汤加减。患者服药后盗汗减轻，乏力明显缓解，故去稻根须，加女贞子30g、旱莲草30g，增制何首乌为30g，以增强滋阴养血之力。后患者咳嗽胸闷明显缓解，胸中呼吸顺畅，浮肿基本消退，失眠较明显，鱼腥草减量，加酸枣仁以养心安神，最后以千金苇茎汤加减祛痰逐瘀，效专而力宏，发挥捷效。该患者经过一段时间的口服中药治疗，胸闷、憋气、咳嗽等症状明显改善，慢性间质性肺炎整体状况得到缓解和改善。黄文政教授治疗本病，通过辨证论治，补虚泄实，从而达到标本兼治。

3. 唐某某，女，48岁，2013年5月21日初诊。

主诉：浮肿、蛋白尿10个月。

患者10个月前出现眼睑浮肿及双下肢水肿，血压升高，尿中泡沫多，关节疼痛，既往有颜面红斑，于当地医院查免疫全项示ANA 1∶80，抗双链DNA抗体阳性，抗SSA抗体阳性，抗Sm抗体阳性，诊断为系统性红斑狼疮，Scr 74μmol/L，24小时尿蛋白定量0.46g，诊断为系统性红斑狼疮性肾炎，口服强的松50mg/d，环磷酰胺（具体用量不详）。肾活检报告结果为Ⅳ+Ⅴ型G（A），活动指数9，慢性指数2。为求进一步巩固治疗，遂至黄文政教授处就诊。刻诊：双下肢轻度指凹性水肿，面颊部双鼻侧红斑，尿中泡沫多，神疲乏力，腰酸，手指关节胀痛。舌红，苔少，脉细数。

西医诊断：狼疮性肾炎。

中医诊断：痹证，水肿。

辨证：气阴两虚、热毒阻络证。

治则：益气养阴，清热活络。

方药：四妙勇安汤合玉女煎加减。

生黄芪30g	当归15g	金银花30g	玄参15g
生地黄15g	麦冬15g	知母10g	制何首乌15g
蝉蜕10g	僵蚕10g	重楼20g	牛膝10g
土茯苓30g	茜草15g	益母草30g	覆盆子15g

14剂，每日1剂，水煎服。

二诊：自诉关节疼痛较前好转，唇舌麻木。舌红，苔少，脉细数。方药：前方去覆盆子、茜草，加甘草16g、丹参30g。14剂，每日1剂，水煎服。

三诊：关节时有疼痛，小便泡沫减少，口干。舌红，苔薄黄，脉弦细。方药：二诊方去制何首乌，增生地黄至25g、知母至15g、重楼至20g，加乌梢蛇10g。14剂，每日1剂，水煎服。

四诊：关节未疼，双下肢不肿，小便仍有泡沫。舌红，苔薄白，脉细数。方药：三诊方去重楼、乌梢蛇，加萆薢20g。14剂，每日1剂，水煎服。

五诊：关节未疼，头晕，血压170/100mmHg。舌红，苔薄黄，脉细弦。方药：四诊方加天麻10g、蔓荆子10g。14剂，每日1剂，水煎服。

患者服药一月后再次复诊，关节未再疼痛，双下肢不肿，小便泡沫减少，Scr 79μmol/L，24小时尿蛋白定量0.26g，血压150/100mmHg，病情稳定，余无不适。

【按语】本案狼疮性肾炎诊断明确，属中医学痹证、水肿范畴，病机为气阴两虚、热毒阻络。患者素体肝肾阴虚，并长期接受激素治疗，火毒之邪攻伐，更伤及气阴；肝肾不足，阴虚火旺，热毒炽盛，久病入络，则肾络瘀阻。黄文政教授治予四妙勇安汤合玉女煎加减，并加用虫类药通络化瘀。他认为本案患者存在热毒瘀血，因此治疗时要注重清热解毒、通络化瘀法的应用，故加用丹参、乌梢蛇进一步活血通络，但虫类药易攻伐太过，损伤正气，故加重滋阴药生地黄、知母的剂量。乌梢蛇不宜久用，故于一月余后去之，益以萆薢利湿泄浊。患者血压升高，头晕，加天麻平肝息风，蔓荆子疏风清头目。此案中一直守方治疗，该患者经过一段时间的口服中药治疗，神疲乏力，腰酸，手指关节胀痛，双下肢水肿症状均有所好转，肾功能损伤无明显进展，蛋白尿亦趋于稳定和改善。

扫码立领

☆常用药对　☆医案集粹

第十三节　乙型肝炎病毒相关性肾炎

乙型肝炎病毒相关性肾炎（简称乙肝肾，HBV－GN）是指由乙型肝炎病毒直接或间接诱发的肾小球肾炎，经血清免疫学及肾活检免疫荧光证实，并排除与肝肾疾病有关、病因明确的其他继发性肾小球肾炎的一种疾病。临床表现以不同程度蛋白尿为主，可伴有镜下血尿。常见病理类型为膜性肾病、膜增生性肾炎和系膜增生性肾炎。目前研究表明 HBV 只侵犯肾脏的上皮细胞，并在上皮细胞膜上表达 HBV 抗原。同样是 HBV 感染，而只有一部分人发生乙肝肾炎，这取决于宿主的免疫力。

中医并无乙肝肾的病名，根据其症状和发病特点，将其归属于"尿浊""水肿""虚劳""黄疸"等病的范畴。其病变脏腑往往涉及肝、肾两脏。

一、病因病机

1. 病因

其病因复杂，概括起来主要有以下几个方面：外感湿热邪毒，内蕴脏腑；饮食不洁，湿热内侵；先天禀赋不足，情志内伤，肝失疏泄，正虚邪入，初期以湿热内蕴肝脾血瘀为主，虚实夹杂；日久正气渐衰，累及肝脾肾，致使肝失疏泄，脾失健运，肾失开阖，以正虚为主，本虚标实。

2. 病机

中医学认为，"邪之所凑，其气必虚"，疾病发生的根本原因是人体的正气不足。正虚主要是指肝肾阴虚，邪实主要是指湿热、疫毒、瘀血等，正如薛生白所云："湿邪停聚，客邪再至，内外相引，故病湿热。"湿热伤肾，久病入络，进而湿热浊毒阻滞气机，气滞血瘀是本病发生发展重要的病理因素。

本病当分正虚与邪实两个方面进行辨证，初期多以标实为主，后期则为正虚邪实，多以正虚为主。治疗上应辨证及辨病相结合，以扶正祛邪，标本兼治为原则，故以补脾益肾固涩、清热解毒、利水消肿、活血化瘀为治疗大法。

黄文政教授以"毒损肾络"理论来探讨本病病机，认为肾虚而湿热毒侵，其毒既是因又是果，损伤肾络，致虚、毒、瘀并存互结。临床上乙型肝炎病毒在肾小球基底膜的原位沉积、足细胞损伤等出现尿浊、尿血、浮肿等临床表现，都可用"毒损肾络"解释。

二、诊断标准及鉴别诊断

目前，国际上并无统一的诊断标准。1989 年《中华内科杂志》举办的"乙型肝炎病毒相关性肾炎专题座谈会"制定了我国关于 HBV – GN 的诊断建议，试用下列三条标准诊断：

1. 诊断标准

（1）血清中 HBV 抗原阳性。

（2）确诊肾小球肾炎，并可排除狼疮性肾炎等继发性肾小球疾病。

（3）肾组织切片中找到 HBV 抗原或 DNA，并强调其在系膜区和毛细血管壁上的沉积。

不论其肾组织病理为何种类型，符合以上三条均可确诊。其中第（3）条为基本条件，缺此不可诊断。

2. 鉴别诊断

HBV – GN 为继发性肾小球疾病的一种，在鉴别诊断时，需与原发性肾小球疾病和其他继发性肾小球疾病相鉴别。

（1）原发性肾病综合征

无明显病因，无乙型肝炎病毒血症，病理类型多样化，肾组织中无乙型肝炎病毒沉积。

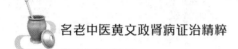

（2）继发性肾小球疾病

HBV–GN 应与狼疮性肾炎、丙型肝炎病毒相关性肾炎、肝硬化性肾损害相鉴别。鉴别依据是病史、临床表现、特异性实验室检查等。

通过肾穿刺活检及免疫病理检查，可将 HBV–GN 与其他肾小球疾病进行区分。

三、辨证论治

乙型肝炎病毒相关性肾炎的治疗，黄文政教授及弟子王耀光认为应根据其病理类型多样、临床表现多样化的特点，临床采取分期分阶段论治的方法。

1. 早期（外毒袭络期）

初感湿热疫毒，热毒浸淫，应清热利湿解毒，同时考虑到湿热疫毒侵袭，易损伤肝肾的络脉，导致肝肾络脉损伤，瘀血阻络。

症见：心中懊恼，口干而苦，恶心呕吐，不思饮食，腹胀肢肿，小便短少黄赤，大便干燥。舌红，苔黄腻，脉弦数。

治则：平肝清热，利湿解毒，凉血化瘀通络。

方药：肾疏宁合大黄䗪虫丸加减。

茵陈 10g	青蒿 15g	熟大黄 15g	炒栀子 15g
土鳖虫 6g	水蛭 3g	地龙 10g	白芍 10g
桃仁 10g	柴胡 10g	牡丹皮 10g	杏仁 10g

2. 中期（内毒伏络期）

湿热流连，瘀阻肾络，脾肾气虚。

症见：胸胁胀痛，脘腹痞满，纳少，小便短少，大便不爽，甚则肢肿，身重困倦。苔白腻，脉弦滑。

治则：补脾益肾，活血化瘀，清热利湿。

方药：肾疏宁加减。

黄芪 30g	丹参 30g	柴胡 15g	炒白术 10g

| 黄芩 10g | 补骨脂 15g | 山药 10g | 益智仁 10g |
| 鬼箭羽 30g | 熟大黄 10g | 山茱萸 15g | 白花蛇舌草 20g |

3. 稳定期

湿热毒邪已解，脾肾亏虚。

症见：脘腹胀闷，纳少便溏，尿少。舌质淡嫩，有齿痕，脉沉细或沉迟无力。

治则：温肾健脾。

方药：巩堤丸加减治疗。

菟丝子 20g	韭菜子 10g	炒白术 10g	制附片 10g（先煎）
补骨脂 15g	茯苓 10g	五味子 10g	党参 15g
鹿角霜 10g	生黄芪 20g	丹参 15g	萹蓄 10g
鬼箭羽 15g	山药 15g		

4. 晚期（毒壅络败期）

失治误治或疾病进展，气血阴阳俱虚，湿热毒邪已解，脾肾气（阳）亏虚。

症见：面色不华，神疲乏力，四肢倦怠，腹胀，纳差，全身浮肿或双下肢浮肿，小便短赤。舌质淡，苔白腻或白滑，脉沉细或沉缓。

治则：补益脾肾或阴阳双补，泄浊解毒。

方药：真武汤（脾肾阳虚）或济生肾气丸（阴阳俱虚）合苏叶黄连汤加减。

茯苓 20g	白芍 10g	白术 10g	制附子 15g（先煎）
黄连 6g	紫苏叶 10g	熟大黄 10g	枳壳 10g
土茯苓 15g	槐花 15g	竹茹 10g	炙枇杷叶 10g

四、临证备要

黄文政教授总结自身临床经验，认为乙型肝炎病毒相关性肾炎既有脾肾亏虚，又有湿热瘀毒蕴结，导致该病缠绵难愈，其病机关键在于湿热瘀毒蕴结、少阳三焦枢机不利。所以治疗应重点发挥少阳三焦的整体疏导调节作用，以协调各脏腑的功能活动，基于此提出了疏利少阳这一治疗大法，以少阳为中介，融益气养阴、活血化瘀、清热解毒利湿为一体，通过疏利少阳三焦，使气机得以疏转，脏腑功能得以协调，从而恢复人体内环境的动态平衡。乙型肝炎病毒相关性肾炎发生肾纤维化病理关键为脾肾亏虚、湿热蕴结、日久化毒，毒瘀互结，肾"微癥痕"形成。在中医药干预上，针对肾纤维化存在的"毒瘀互结""湿热化毒"，提出治疗应宗"肝肾同治"，应用补益脾肾、清热解毒利湿、化瘀通络的治法。基于此，黄文政教授弟子王耀光临床上提出了毒损肾络三期分阶段治疗方案，皆以肾疏宁为基础方。肾疏宁为黄教授的临床经验方。黄教授认为在乙肝肾病毒复制早期，以治肝为主；在病毒转阴即中期，应肝肾同治；稳定期，以治肾为主。

乙型肝炎病毒相关性肾炎伴肾小管间质损伤的病理特征临床观察结果表明，符合乙型肝炎病毒相关性肾炎，病理上表现为肾小管间质纤维化，辨证属于脾肾亏虚的患者 24 小时尿量较对照组明显减少、浮肿明显，疾病类型以慢性肾炎、肾病综合征为主，病理类型以膜性肾病为主。其临床指标及生化指标主要表现为 24 小时尿量减少，24 小时尿蛋白增多，尿 NAG、GAL 明显增多，提示肾小管在出现肾间质纤维化时对蛋白的重吸收减少，乃属肾气不固，其病理表现与肾小管对水及蛋白质等营养物质的重吸收功能减退有关。同时观察发现出现肾小管间质纤维化患者的肝功能、肾功能损伤明显。中医认为肾藏精，肾主蛰藏，肝藏血，肾主气化体现了生命的根本动力，是脏腑气化的核心，提示乙肝病毒相关性肾炎脾肾亏虚型的患者出现肾小管间质纤维化时在治疗上应主要从补脾益肾、改善肾和三焦的气化入手，可借此抑制肾小管间质纤维化、防止乙肝病毒在肾脏沉积，保护患者的肝肾功能。

五、典型病案

1. 刘某，男，43 岁，2012 年 2 月 28 日初诊。

2011 年 4 月 5 日患者主因"双下肢水肿伴乏力腰酸 3 月余"于天津市第

五中心医院住院治疗。入院查 24 小时尿蛋白定量 6.789g。乙肝五项：HBsAg（＋），HBeAb（＋），HBcAb（＋）。肾活检示：符合乙肝病毒相关膜性肾病。经积极对症治疗，患者症状改善。出院后患者病情反复，不想服用激素治疗。刻下：患者神清，面黑无华，全身乏力，腰酸，双下肢水肿，纳少寐差，尿中泡沫多，大便溏。舌淡，苔白腻，脉弦滑。实验室检查：尿蛋白（＋＋＋），潜血（＋＋），24 小时尿蛋白定量 4.529g。

西医诊断：乙型肝炎病毒相关性肾炎的中期。

辨证：湿热流连，瘀阻肾络，脾肾气虚。

治则：标本兼治，以补脾益肾，活血化瘀，清热利湿。

方药：肾疏宁加减。

生黄芪30g	炒白术15g	鬼箭羽15g	丹参15g
地龙10g	防风15g	防己10g	白花蛇舌草20g
分心木10g	补骨脂10g	僵蚕10g	益智仁10g
金樱子20g	芡实20g	莲须20g	泽兰20g

7 剂，每日 1 剂，水煎服。

二诊：双下肢已不甚肿，大便成形，尿中泡沫多，仍纳少寐差。方药：前方去防风、防己、分心木，加茯苓 15g、砂仁 6g。共 14 剂，每日 1 剂，水煎服。

三诊：前症悉减，24 小时尿蛋白定量 1.329g，尿蛋白（＋＋），潜血（＋）。方药：二诊方续服 1 个月。

四诊：前症悉减。方药：二诊方续服 1 个月。

五诊：患者因出差停药，双下肢水肿，查 24 小时尿蛋白定量 1.589g。方药：二诊方加石榴皮 20g、覆盆子 30g。7 剂，服法同前。

六诊：双下肢已不肿，乏力腰酸症状减轻，纳可、寐渐安，湿热渐除。舌红，苔白，脉弦。方药：以肾疏宁原方巩固治疗。

患者间断就诊，24 小时尿蛋白定量依次降低，半年后查 24 小时尿蛋白定量 0.129g，病情稳定。

2. 孙某, 男, 49 岁。2015 年 3 月 27 日初诊。

2015 年 2 月 3 日患者主因"双下肢水肿 1 月余, 加重 3 天"于天津市医科大学总医院住院治疗。入院查 24 小时尿蛋白定量 10.439g。乙肝五项: HBsAg (+), HBeAb (+), HBcAb (+)。肾穿刺报告示: 膜性乙型肝炎病毒相关性肾小球肾炎。经住院对症治疗, 患者症状改善, 遂出院。出院后患者病情反复, 水肿加重。实验室检查: 尿蛋白 (+++), 潜血 (++), 24 小时尿蛋白定量 9.381g。刻下: 患者神志清, 精神欠佳, 面黑无华, 双下肢水肿, 乏力, 腰酸, 纳少寐欠安, 小便少, 尿中泡沫多, 大便不成形。舌淡, 苔白腻, 脉弦滑。

西医诊断: 乙型肝炎病毒相关性肾炎。

治则: 健脾益肾, 清热利湿, 活血化瘀。

方药: 肾疏宁加减。

生黄芪 60g	炒白术 15g	防风 10g	防己 20g
地龙 20g	分心木 10g	补骨脂 20g	僵蚕 10g
益智仁 10g	金樱子 20g	芡实 20g	莲须 20g
泽兰 20g	泽泻 15g	丹参 15g	

7 剂, 每日 1 剂, 水煎服。

二诊: 双下肢水肿较前好转, 尿中泡沫多, 大便正常, 纳少寐差。舌淡, 苔白腻, 脉弦滑。方药: 前方去丹参、分心木, 加茯苓 15g、砂仁 6g、薏苡仁 15g。14 剂, 每日 1 剂, 水煎服。

三诊: 前症悉减, 24 小时尿蛋白定量 5.342g, 尿蛋白 (+++), 潜血 (+)。方药: 二诊方 14 剂, 每日 1 剂, 水煎服。

四诊: 双下肢水肿明显好转, 尿中泡沫减少, 纳可寐安。舌淡红, 苔白腻, 脉弦。方药: 三诊方改生黄芪为 50g, 去砂仁、金樱子、泽泻, 加石菖蒲 10g、远志 10g。14 剂, 每日 1 剂, 水煎服。

五诊: 前症悉减, 24 小时尿蛋白定量 3.498g。方药: 四诊方去石菖蒲、远志, 加石榴皮 20g、覆盆子 20g。14 剂, 每日 1 剂, 水煎服。

六诊：患者双下肢已不肿，其他症状减轻，纳可寐安。舌红，苔白，脉弦。方药：五诊方14剂，每日1剂，水煎服。

七诊：前症悉减，24小时尿蛋白定量1.928g，尿蛋白（++），潜血（-）。方药：六诊方改生黄芪为45g，去石榴皮、覆盆子、补骨脂、分心木，加制远志15g、石菖蒲10g。14剂，每日1剂，水煎服。

八诊：患者双下肢不肿，前症悉减，查24小时尿蛋白定量1.032g。方药：七诊方14剂，每日1剂，水煎服。

患者间断就诊，尿蛋白定量依次降低，半年后查24小时尿蛋白定量0.135g，病情稳定。

【按语】 黄文政教授分期分阶段辨证论治乙肝肾，同时结合现代医学对本病的认识，中西医结合抑制乙肝病毒的复制。乙肝病毒相关性肾炎以本虚为主，虚实夹杂，湿热毒邪贯穿疾病始终，治宜各法相兼为用，辨证施治，灵活掌握，同时采用中西医结合疗法，发挥西药在抗病毒方面的优势。现代医学研究认为乙肝及其相关性肾炎的发生、发展、转归与机体免疫反应关系密切。中医临床研究不难发现，湿热毒邪贯穿于本病的始终。对HBsAg有抑制作用的中药大多为清热解毒或苦寒药，清热解毒、活血化瘀对于抑制HBsAg的病毒复制具有重要意义。此外，乙型肝炎病毒相关性肾炎的发生、发展及转归与机体特异性细胞免疫反应关系密切，因此，可应用一些具有扶正作用的中药来改善免疫功能。

临床上，以疏利少阳法为主，补脾益肾、清热利湿解毒、活血化瘀法之中药组方肾疏宁能有效降低尿蛋白含量，治疗乙型肝炎病毒相关性肾炎。因此有必要探索中医药治疗HBV-GN的证治规律、辨证特点、证候演变规律、中西医治疗方案干预的效果，以及可能的作用机理。以此拓展中西医结合治疗HBV-GN的研究内容，发掘中医在治疗肝病、肾病领域的优势，造福于患者。

扫码立领
☆ 常用药对
☆ 医案集粹

第十四节　肾淀粉样变性病

淀粉样变性病是一种全身性疾病，其临床表现和病理改变是指淀粉样质沉积在组织或器官，并导致其功能异常。1853 年病理学家 Virchow 发现了一种嗜酸性均匀一致的物质沉积在组织或器官中，因这种物质对碘的颜色反应与淀粉相似而命名为"淀粉样物质"，并将由此类物质沉积所导致的一组疾病称为淀粉样变。

肾脏是淀粉样变性病最常受累的器官之一。淀粉样物质沉积于肾脏引起的肾脏病变称为肾淀粉样变性病。肾脏是淀粉样蛋白最常侵犯的部位之一，也是淀粉样变患者最严重的表现和主要死亡原因之一。肾脏是 AL 和 AA 淀粉样变常见的受累器官之一。

肾脏淀粉样变的临床表现主要为大量蛋白尿、肾病综合征，部分患者可出现肾功能不全，甚至进展为终末期肾病。值得注意的是，肾脏淀粉样变患者病情进展为终末期肾病时，虽然血液透析和腹膜透析可以维持患者生命、提高生活质量，但并不能缓解病情，也不能延长患者的生存期。

肾脏淀粉样变的预后不良，目前尚无特殊有效的治疗方法。中医学中的"尿浊""腰痛""尿血""眩晕"等病符合肾脏淀粉样变临床特点。随着肾脏淀粉样变病程的延长，患者可出现多系统功能障碍，全身机能减退，此时可表现为中医"虚劳"的病证。肾脏淀粉样变出现镜下血尿、高血压等概率较低。我国 AL 型肾脏淀粉样变的患者确诊时约有 20% 已有肾功能不全，故结合现代医学认识，目前中医界以"尿浊""虚劳"作为肾脏淀粉样变的主要中医病名。

一、病因病机

根据现代医家在长期临床实践中所获得的经验进行整理分析，本病的发生多由先天禀赋不足、饮食不节或七情所伤，导致机体正气亏虚，气血津液运行不畅，络脉瘀阻不通。其关键在于先天不足，正气亏虚，三焦不利，肾络瘀阻不通，导致肾之气化失司；同时肾之精气不能布达各脏腑，机体不得充养，不仅正气虚甚，更致机体阴阳不接，长此以往，必将阴阳离决而神气衰败。

气机不畅，络脉阻塞是该病的病机关键。气机不畅，三焦不通，少阴、少阳枢机不利，导致三阴、三阳不相续接，机体气机不能正常传导。三焦有赖脾胃升降、肾气推动而行使功能，若气机不畅，则三焦失于通利，气血津液不能正常输布，"久病多瘀"，长此以往，气血津液将瘀阻于一身络脉之中，此时若兼有正气虚极不能通达，则无力扫除瘀滞，最终导致络脉完全阻塞，失去其正常功能。上述过程一旦启动，则可发为本病。而上述过程一旦进入终末期，本病也多进展为肾功能严重不全的 ESKD 期，预后严重不良。

肾脏淀粉样变的病机特点为本虚标实，以气血阴阳不足，脾肾亏虚为本；兼以瘀血、水湿、痰浊、浊毒、气滞为标。其病位在肾，涉及一身脏腑经络。

肾脏淀粉样变预后不良，预期生存期少于 1 年，这与其发病机制中污浊秽毒阻塞三焦、络脉，导致肾之水火精气不能上达各脏腑，从而导致一身空虚，机体无力扫除肾中秽浊有关，肾中浊毒聚集不消，必将损伤人之根本，空耗元阴元阳，短期内即可导致阴阳离决，生命停止。

在此基础上，黄文政教授强调肾脏淀粉样变是络脉疾病，在辨证论治时，应重视"久病多虚""久病多瘀""久病入络"等理论，从络脉入手辨证施治。

二、诊断及鉴别诊断

1. 诊断

肾脏是淀粉样变最常见和早期受累的器官之一，肾脏病理学检查是诊断肾脏淀粉样变最可靠的手段。临床上凡出现以下情况应高度怀疑肾脏淀粉样变，并做进一步肾活检以明确诊断：①患者出现蛋白尿或肾病综合征，尤其是同时合并肝脾肿大或心脏疾病（心力衰竭、心律不齐、心脏肥大等），并存在明确的慢性感染性疾病如结核、支气管扩张、骨髓炎等或类风湿关节炎者；②多发性骨髓瘤患者出现大量蛋白尿；③中老年患者不明原因出现蛋白尿、肾病综合征，特别是血清蛋白电泳和（或）尿本周氏蛋白阳性者。

病理学检查是确诊肾脏淀粉样变最可靠的方法。主要诊断依据为：①刚果红染色阳性，偏光显微镜下，呈苹果绿双折光；②电镜下可见直径 8 ~ 12nm、不分支的纤维丝样物质。由于不同类型的淀粉样变需要不同的方法治疗，所以临床上仅仅诊断淀粉样变是不够的。需应用主要淀粉样蛋白前体（AA、AL、$A\beta_2 - M$、TTR 等）的特异性抗体进行免疫组织化学检测，进一步明确淀粉样变的类型。有时受病情限制，患者不适合做肾活检时，可考虑行腹部皮下脂肪活检、直肠黏膜活检、齿龈或舌活检。

2. 鉴别诊断

肾淀粉样变的病理诊断主要与各种系膜结节状硬化的肾小球病相鉴别，包括糖尿病肾病、Ⅲ型胶原肾病、纤连蛋白肾病以及晚期的膜增生性肾小球肾炎等。鉴别要点主要为肾淀粉样变、刚果红染色阳性，而其他各病均为阴性。此外，电镜下淀粉样蛋白纤维丝的直径、形状及各病的临床和实验室检查特征均有助于鉴别。

三、辨证论治

黄文政教授治疗肾脏淀粉样变，以辨证论治为核心，病机上重视络脉致病，治疗上重视标本兼治，提出"益气活血，化瘀通络"的治法，并自拟方剂治疗。此外，对于不同的症候类型，黄文政教授提出了相关的"扶正法"和"祛邪法"。现将主要治法列述如下：

1. 特色证治——气虚血瘀，浊毒阻络证

主症：周身疼痛，气短神疲，面色无华。舌胖嫩，苔少，脉细弦。
治则：益气活血，化瘀通络。

方药：自拟肾脏淀粉样变方加减。

生黄芪30g	山茱萸10g	丹参30g	桃仁10g
制何首乌10g	菟丝子15g	汉防己15g	土茯苓30g
鬼箭羽30g	山慈菇15g	白芥子15g	炮山甲5g

2. 扶正法

（1）肾阴不足证

主症：头晕耳鸣，腰膝酸痛，失眠多梦，潮热盗汗，五心烦热，咽干颧红。男子兼见遗精，女子经少或经闭等。舌红少津，脉细数。

治则：滋肾益阴。

方药：六味地黄丸加减。

生地黄30g	山茱萸15g	山药15g	茯苓10g
牡丹皮10g	泽泻10g		

（2）阴虚火旺证

主症：腰痛，耳鸣，潮热，颧红，盗汗，五心烦热，或性欲亢盛，男子梦遗早泄，女子梦交，尿黄。舌红，苔黄少津，脉细数。

治则：养阴清热。

方药：知柏地黄丸加减。

知母10g	黄柏10g	生地黄15g	山茱萸12g
山药12g	茯苓10g	牡丹皮10g	泽泻10g

3. 祛邪法

（1）湿热下注证

主症：胸脘痞闷，烦热口渴，身重疲乏，小便短赤，大便干结。舌红，苔黄腻，脉沉数或濡数。

治则：清热利湿。

方药：小蓟饮子加减。

生地黄15g	小蓟30g	滑石10g	木通10g

生蒲黄 20g   藕节 30g   淡竹叶 10g   当归 10g

山栀子 10g   甘草 10g

（2）阴虚内热证

主症：两颧红赤，形体消瘦，潮热盗汗，五心烦热，夜热早凉，口燥咽干。舌红，少苔，脉细数。

治则：滋阴清热。

方药：茜根散或二至丸或两地汤加减。

茜根散方

茜根 15g   黄芩 10g   生侧柏叶 30g   阿胶 10g（烊化）

生地黄 15g   炙甘草 10g

二至丸方

女贞子 15g   墨旱莲 30g

两地汤方

生地黄 15g   玄参 10g   白芍 10g   麦冬 10g

地骨皮 10g   阿胶 10g（烊化）

四、临证备要

由于肾脏淀粉样变的临床症状主要表现为蛋白尿、肾病综合征，故治疗多从蛋白尿及肾病综合征进行辨证施治。黄文政教授对蛋白尿的治疗，提出健脾、补肾、固精、祛湿、清热、化瘀六法，并且注重扶正与祛邪相结合，辨证与辨病相结合，消除蛋白尿与改善肾功能相结合。黄文政教授认为本病病因病机复杂，黄文政教授在"少阳主枢""三焦者决渎之官，水道出焉"等理论之基础上，提出少阳三焦枢机不利为本病的关键病机。少阳三焦枢机不利，则气化功能障碍，肺、脾、肾三脏功能失司，肺失通调、脾失转输、肾失开阖，三焦气化不利，水液代谢功能紊乱，导致水液输布、排泄不利，水液潴留。脾失统摄，则脾气下陷，肾失封藏，肾不藏精，则精气下泄，二者共同导致精微物质外泄，故而出现蛋白尿。本病的基本病机为脾肾亏虚，机体正气不足，则风寒湿热之邪侵袭肌表，外邪袭肺，导致肺失宣降，风水相搏，发为水肿；或湿毒内犯肺脾，加之少阳三焦枢机不利，气化功能障碍进而导致水湿、热毒、瘀血等标实之证。少阳三焦枢机不利为本病的病机关键，其病性为本虚标实。

五、典型病案

佟某，男，67岁，2012年11月10日初诊。

患者肾穿刺诊断为肾淀粉样变，曾经在国外进行干细胞移植术失败，骨穿刺未见异常，电镜下见轻链K，初步考虑AL型肾淀粉样变，现采用化疗治疗，未服用激素，体重下降5kg，血压80/50mmHg，肝脾未见肿大。舌胖嫩，苔少，苔根薄，脉细弦。

西医诊断：AL型肾淀粉样变。

中医诊断：尿浊病。

辨证：脾肾两虚证。

治则：补脾益肾。

方药：肾康宁加减。

生黄芪30g	山茱萸10g	丹参30g	桃仁10g
制何首乌10g	菟丝子15g	汉防己10g	土茯苓30g
鬼箭羽30g	山慈菇15g	白芥子15g	炮山甲5g
酒大黄6g	肉桂6g	炙甘草6g	砂仁6g（后下）

7剂，每日1剂，水煎服。

二诊：自觉右髀枢及腿疼。舌红胖，苔少，脉细弦。方药：前方加木瓜15g、鸡血藤30g、牛膝15g。14剂，每日1剂，水煎服。

三诊：上肢能抬平，仍痛及手指关节。舌红，苔中剥，脉沉细。方药：

生黄芪30g	山茱萸15g	丹参30g	桃仁10g
制何首乌15g	菟丝子15g	汉防己15g	土茯苓30g
鬼箭羽15g	山慈菇10g	白芥子10g	炮山甲5g
酒大黄6g	桂枝10g	生甘草10g	石斛15g

14 剂，每日 1 剂，水煎服。

四诊：患者左手掌肿胀渐消，疼痛减轻，右足肿减轻，肩疼也减轻。舌红，苔中剥，脉细。方药：

生黄芪 60g	太子参 30g	山茱萸 15g	当归 15g
丹参 30g	桃仁 10g	制何首乌 15g	汉防己 15g
菟丝子 15g	鬼箭羽 15g	炮山甲 5g	山慈菇 15g
生地黄 15g	麦冬 15g	知母 10g	牛膝 10g
地龙 15g	鸡血藤 15g	沙参 15g	生甘草 10g

14 剂，每日 1 剂，水煎服。

患者出国后继续治疗，以下方共为丸药，长期服用。方药：

生黄芪 90g	太子参 45g	当归 30g	山茱萸 30g
丹参 60g	桃仁 20g	制何首乌 30g	汉防己 30g
菟丝子 30g	鬼箭羽 30g	炮山甲 20g	山慈菇 20g
地龙 30g	生地黄 30g	麦冬 30g	知母 20g
沙参 30g	牛膝 20g	玄参 30g	生甘草 30g
鸡血藤 45g	金银花 45g	半枝莲 30g	白花蛇舌草 60g
砂仁 20g			

通过随访，该患者在 2014 年 12 月时情况良好，未进展至 ESKD。

【按语】本例患者考虑为 AL 型肾脏淀粉样变，无明显症状及体征，其发病为本虚标实，以标实为主。本虚以气阴两虚为主，标实以湿浊秽毒内蕴损伤络脉，脉络不畅为主。针对上述病机，黄文政教授拟用益气活血、化瘀通络为治法的自拟肾脏淀粉样变方，方中生黄芪、山茱萸、丹参、桃仁共为君药，以奏益气活血之功；汉防己、土茯苓、鬼箭羽、山慈菇为臣，以展泄浊解毒之能；白芥子、炮山甲、酒大黄、肉桂为佐，以祛邪通络；制何首乌、菟丝子、炙甘草、砂仁为使，益肾扶正、行气通三焦，以鼓舞正气。诸药合用，共奏益气活血、化瘀通络之功。此外，对于造成络脉瘀阻等损伤的疾病，黄文政教授常使用四妙勇安汤加减治疗，以减轻络脉病变，促进络脉恢复。患者服中药期间未进行其他治疗，肾脏淀粉样变预后不良，预计生存期少于

1 年。结合病情、身体情况、生活状态等分析，患者未进展至 ESKD。患者从初诊至末次随访时间，生存期已有 2 年余，且生活质量得到了保证。综上所述，黄文政教授使用益气活血、化瘀通络法治疗肾脏淀粉样变取得了一定的疗效，值得我们进一步进行研究和推广。

第十五节　慢性肾衰竭

慢性肾功能衰竭（CRF）是指慢性肾脏病引起的肾小球滤过率下降及与此相关的代谢紊乱和临床症状组合的综合征，简称慢性肾衰竭。临床上以肾功能减退，代谢产生物和毒物的潴留，水、电解质紊乱和酸碱平衡失调，以及某些内分泌功能异常等为主要表现。慢性肾衰竭依据肌酐清除率、血肌酐水平不同，分为肾功能代偿期、肾功能失代偿期、肾功能衰竭期（尿毒症前期）及尿毒症期。

中医学并没有慢性肾衰竭的病名，根据其临床表现应属于"关格、癃闭、水肿、肾劳、肾风、尿毒、哕逆"等病的范畴。《素问·水热穴论》曰："肾者，胃之关也，关门不利，故聚水而从其类也。上下溢于皮肤，故为浮肿。浮肿者，聚水而生病也。"《灵枢·本输》曰："三焦者，实则癃闭，虚则遗尿。"《景岳全书·癃闭》曰："小水不通，是为癃闭。此最为急证也，水道不通上侵脾胃而为胀，外侵肌肤而为肿，泛及中焦而为呕，再及上焦而为喘，数月不通则奔迫难堪，必致危殆。"现代中医以"慢性肾衰""关格"等作为慢性肾功能衰竭的中医病名。

一、病因病机

1. 病因

（1）外邪侵袭，正气素虚

感邪后触发肾脏本身虚损或他脏病久而成脾肾亏虚，猝然感受外邪，湿、毒、浊邪内蕴，正虚与邪实夹杂导致脾肾亏虚，从而出现虚实夹杂之证。

（2）饮食、情志、劳倦伤脾肾

《医余》曰："饮食不通利于二便，则糟粕留滞于内为秽物，命之曰郁毒"，毒生则人病。且过饥过饱易伤脾胃，病久及肾，土虚水竭。肾者作强之官，劳倦过度是导致肾气不足，命门火衰是导致肾衰加重的重要因素。肝主情志，情志不畅则易致肝郁气滞，气滞则血瘀，加之脾肾素虚，气虚血瘀则加重脾肾亏虚。

（3）药物因素伤肾

抗生素及一些肾毒性药物的应用，损害肾功能，加重慢性肾功能衰竭的进展。

2. 病机

慢性肾衰竭为本虚标实之证，正虚即五脏气血阴阳之亏损，尤以脾肾为重；肾为先天之本，内蕴元阴元阳，肾阳具有气化蒸腾的作用，为人体阳气之根本，若肾气亏虚，则不能化气行水，固摄失权，精微流失，进而导致肾阳虚损，阳损及阴，肾阴阳失调，气化失司，影响水液代谢，影响他脏，脾脏最为常见。脾脏为后天之本，主运化，主升清降浊，水液失常，脾失健运，中焦无以受气取汁，变化为赤，则血虚。脾肾亏虚则致气血阴阳俱损，故慢性肾衰以脾肾亏虚为本。邪实乃水湿、湿热、浊毒、瘀血之内蕴，故慢性肾衰以脾肾亏虚，浊毒不泄为其总的病机。

二、诊断

1. 诊断要点

在慢性肾衰竭的不同阶段其临床表现也不同。在慢性肾衰竭的代偿期和失代偿早期，患者可无任何症状，或仅有乏力、腰酸、夜尿增多等轻度不适，少数患者可有食欲减退、代谢性酸中毒及轻度贫血。慢性肾衰竭中期以后，上述症状更加明显，在晚期肾衰竭，可出现急性心衰、严重高血钾症、消化道出血、中枢神经障碍等。

近年来，美国肾脏病基金会 KDIGO 专家组对慢性肾脏病（CKD）的分期提出新标准。

1 期：肾损伤指标（＋），GFR 正常或增加，GFR ≥90ml/（min·1.73m²）。

2 期：肾损伤指标（＋），GFR 正常或下降，GFR 60～89ml/（min·1.73m²）。

3 期：GFR 中度下降，GFR 30～59 ml/（min·1.73m²）。4 期：GFR 严重下降，GFR 15～29ml/（min·1.73m²）。

5 期：肾衰竭，GFR <15ml/（min·1.73m²）或透析。

2. 鉴别诊断

目前临床上急性肾衰竭易误诊为慢性肾衰竭，因此二者的鉴别诊断在此尤为重要。①病史：患者如果有较长时间的夜尿增多病史，可提示存在慢性肾衰竭的可能，另外，Scr 的检查记录对二者有鉴别意义；②肾脏缩小或肾实质薄有利于慢性肾衰竭的诊断，若肾脏增大有利于急性肾衰竭的诊断；③氨基甲酰化血红蛋白与血尿素氮相关，检测氨基甲酰化血红蛋白有助于鉴别急性、慢性肾衰竭；④肾活检是鉴别急、慢性肾衰竭的金标准。

三、辨证论治

黄文政教授认为慢性肾衰竭为正虚邪实之证，正虚即五脏气血阴阳之亏损，尤以脾肾为重；邪实乃水湿、湿热、浊毒、瘀血之内蕴，故慢性肾衰竭以脾肾亏虚、浊毒不泄为其总的病机。而扶正泻浊则为治疗的总则。

1. 脾肾亏虚证

主症：气短懒言，疲乏无力，精神倦怠，面色萎黄或㿠白不泽，或畏寒肢冷，腰膝酸软，便溏。脉细弱。

治则：益气养阴，健脾补肾。

方药：参芪地黄汤加减。

生黄芪30g   太子参15g   生地黄25g   山茱萸10g

| 山药 15g | 茯苓 15g | 牡丹皮 10g | 泽泻 15g |

【注】若见腰膝酸软，疲乏无力而无明显阴虚内热和阳虚畏寒者，可先用桑寄生、川续断、杜仲等温和之品，取效后又可用鹿衔草、十大功劳叶、石楠藤、豨莶草等祛风胜湿、轻清微补之品以善后。

2. 水湿泛溢证

主症：畏寒肢厥，小便不利，身体筋肉眴动，站立不稳，四肢沉重疼痛，浮肿，腰以下为甚，或腹痛、泄泻，或咳喘呕逆。舌质淡胖，边有齿痕，舌苔白滑，脉沉细。

治则：温补肾阳，利水消肿。

方药：真武汤加减。

茯苓 15g	芍药 10g	生姜 6g	制附子 6g
猪苓 15g	泽泻 15g	车前子 10g	川木通 10g
冬瓜皮 15g	肉桂 10g	巴戟天 10g	胡芦巴 9g
白术 15g	川椒目 9g		

【注】若见胸腔积液、腹水应用利水消肿无效时，亦可暂用攻逐水饮法，常用黑白丑、大戟、甘遂等，使水从二便泻出，水肿消退后当健脾补肾以扶正，此法中病即止，不可久用。

3. 湿热内盛证

主症：小便赤涩尿液浑浊，泡沫增多，下肢轻度浮肿，口黏不渴。舌苔黄腻，脉沉滑。

治则：疏利三焦，清热利湿。

方药：肾疏宁加减。

柴胡 15g	黄芩 10g	生黄芪 30g	制何首乌 15g
菟丝子 15g	汉防己 15g	鬼箭羽 15g	炮山甲 6g
水蛭 10g	土鳖虫 10g	萹蓄 15g	白花蛇舌草 30g
半枝莲 15g	土茯苓 30g	鹿衔草 15g	马鞭草 15g

4. 热毒壅盛证

主症：发热，咽喉肿痛，肌肤红斑，口舌生疮，甚则昏蒙抽搐。舌质红绛，舌苔黄燥，脉滑数。

治则：清热解毒，气血双清。

方药：五味消毒饮加减。

金银花15g	野菊花6g	蒲公英6g	紫花地丁6g
板蓝根6g	大青叶6g	牡丹皮10g	紫背天葵子6g
赤芍10g	玄参9g	水牛角3g	

5. 瘀血阻络证

主症：肾区刺痛，拒按而固定不移，镜下血尿，下肢浮肿，肌肤赤络相间。舌质紫暗，脉细涩。

治则：活血化瘀，利水消肿。

方药：当归芍药散合血府逐瘀汤加减。

生黄芪30g	当归15g	赤芍15g	川芎15g
茯苓30g	白术15g	泽泻30g	肉桂10g
丹参30g	益母草30g	砂仁10g	陈皮10g
土茯苓30g	鬼箭羽30g	生麦芽30g	菟丝子15g

【注】若病久入络，上药难以取效，则应用虫类搜剔之剂，常用蝉蜕、僵蚕、地龙、乌梢蛇、全蝎、蜈蚣等重在祛风镇痉，炮山甲、水蛭、土鳖虫、蛴螬、蛴螬、蜓蚰、守宫等重在祛瘀通络。搜剔之法应配合健脾补肾，养阴柔肝之品，不可单独使用，以免耗伤正气。

6. 调理脾胃法

慢性肾衰，肾气亏虚逐步进展，最终失去代谢功能。峻补肾元，不但不能恢复肾之体用，反易耗伤津液或壅塞气机，更助邪浊内生。肾病日久必及于脾胃，脾虚运化失司，一则水泛为肿，化生湿热浊毒，使胃失和降；一则精微不布，生化乏源，浊毒侵扰，更令贫血，营养不良，机体免疫功能下降。此时当补后天以养先天，令脾气健运，胃纳和畅，气血生化有源，后天得充则先天得养。故重视调理脾胃，使脾健胃和，令浊毒得泄则肾气得复。

（1）健脾益气

常用黄芪、党参、白术、茯苓、山药、薏米、扁豆、莲子等药。

（2）和胃降逆

频繁恶心呕吐，舌苔白滑，应和胃降逆，调理气机，温化湿浊并进。常用方剂二陈汤、旋覆代赭汤。常用药物为半夏、陈皮、茯苓、旋覆花、代赭石、生姜、厚朴、枳壳、砂仁、乌贼骨、浙贝母等。

（3）辛开苦降，寒热并调

症见恶心呕吐，痞满，口黏，肠鸣便溏，舌苔薄黄腻，脉沉细弦。此中气不足、寒热互结，应辛开苦降、寒热并调，方用半夏泻心汤，予黄芩、黄连与半夏、干姜并用，或以苏叶、黄连煎浓汁送服玉枢丹，少少呷服，若呕吐不止，又恶闻药气者，亦可先用伏龙肝60~120g煎汤频服，止吐后再行辨治。

（4）升脾止泻

若脾虚气陷，泄泻，腹坠，当以升脾止泻，先用补中益气汤，参、芪与升麻并用，或加桔梗、白芷。泻减，腹坠消，再以香砂六君子汤巩固疗效。

四、临证备要

慢性肾衰属中医肾劳、关格、尿毒等证范畴。为正虚邪实之证，正虚即五脏气血阴阳之亏损，尤以脾肾为重；邪实乃水湿、湿热、浊毒、瘀血之内蕴，故慢性肾衰以脾肾亏虚、浊毒不泄为其总的病机。而扶正泄浊则为治疗的总则。在治疗慢性肾衰时总体治法融扶正培本、解毒泄浊、调理脾胃、活血化瘀于一体，从全局出发进行调节性治疗。慢性肾衰的发展，主要取决于肾脏疾病本身的进展。但常有可逆性的诱发因素存在，使原有的肾衰急骤加重。如果我们能够积极地寻找并及时加以纠正，祛除诱因，则可使大部分患者的肾功能得到一定程度的恢复。常见的诱因有血容量不足、感染、高血压、心力衰竭、尿路梗阻、肾毒性药物等。

1. 黄文政教授倡导"和中降浊、扶肾补虚、活血化瘀"治疗慢性肾功能不全

黄文政教授认为慢性肾功能不全的病机是脾肾虚损，阴阳气血不足，气化升降功能失常，而致浊邪潴留，壅塞三焦。其病程演变的一般规律，起始为脾肾功能出现不同程度的减退或失调，继之正虚邪实，寒热错杂，机体呈现阴阳表里上下一派紊乱，最终精气耗竭，气血离守，脏腑功能全面衰败。在疾病整个过程中，无论标本缓急均与中焦脾胃密切相关，脾胃为转枢，中运失健，湿浊内生，枢机不利，则上焦雾露弥漫，痰浊壅塞，凌心迫肺；下焦通调失司，清浊不分，湿浊阻遏，故中焦脾胃对全身代谢有举足轻重的作用。把握中焦这一环节，对病势之消长进退将产生直接影响。扶正祛邪是其总的治法，调理脾胃是其权宜之计，通腑泄浊、活血化瘀为祛邪关键。黄教授治疗上擅用扶正祛邪、调理脾胃、通腑泄浊、活血化瘀四法。

2. 慢性肾功能衰竭可逆因素的治疗中，对于患者肌酐突然升高，应查找原因

（1）感染

最主要是肺感染，其次是胃肠道感染，细菌、病毒、霉菌的感染都可并发急性肾功能衰竭，病毒感染主要有病毒性肺炎、脑炎、肝炎和流行性出血热等。细菌性感染特别是革兰氏阴性感染容易引起急性肾衰，一般应用有效抗生素，改善肺通气后可好转；感染以肺感染和泌尿系感染为主，肺感染表现为痰热壅肺，治以泻肺清热，化痰解毒，方用泻白散合葶苈大枣泻肺汤，重用桑白皮、葶苈子各 15～30g，以改善肺的通气功能，结合有效抗生素，达到"菌毒并治"的效果。泌尿系统感染，急性为热淋，当清热利湿通淋，重用柴胡 15～30g，加白头翁、马齿苋各 30g；慢性多属劳淋，气阴不足，湿热下注，脾肾阳虚，三者并存，治疗则益气养阴、清利湿热、温补脾肾三法并进，方用清心莲子饮加附子、肉桂、小茴香、狗脊。

（2）高血压、心功能不全

高血压早期为肝阳上亢，可用天麻钩藤饮、镇肝熄风汤以平肝潜阳、熄风镇痉；晚期为肾气亏虚，阴阳失调，脉络瘀阻，方用二仙汤合大黄䗪虫丸，以补肾助阳益阴，虫蚁搜剔通络。心力衰竭为心肾阳虚，亡阳欲脱，急予参附汤、生脉散、益气温阳救阴；虚喘多汗者重用红参15g、制附子15g、蛤蚧1对、生龙骨30g、生牡蛎30g，以益气回阳救脱。

（3）血容量不足

常见的病因有出血、水电解质平衡失调、心源性循环衰竭等。

（4）血栓形成

其原因包括：血型不配合的输血、大量输陈旧血、机械性溶血等，主要发病原理是弥漫性血管内凝血；血容量不足属中医"急性伤阴"，初中期以甘寒养阴为主，常用沙参、麦冬、生地、玄参、玉竹等，晚期肝肾阴伤，以咸寒养阴为主，常用龟甲、鳖甲、牡蛎、麦冬、麻仁、阿胶、白芍、炙甘草、太子参等。

（5）肾毒素作用

引起急性肾衰的毒物种类很多，可归纳为重金属化合物，如汞；有机化合物，如DDT、敌敌畏等；生物毒物如蛇毒和毒蕈等；肾毒性药物，如肾毒性抗生素；肾毒性药物中药中以含马兜铃酸的药物，如关木通、广防己、青木香、天仙藤、马兜铃等对肾损害最大，应避免使用。马兜铃酸肾病可试用冬虫夏草，参芪地黄汤合当归芍药散。以上引起的肌酐突然升高，肾功能急骤恶化的因素一般是可逆性因素，及时对症治疗后大都可恢复。

3. 慢性肾功能不全伴便秘的治疗

在临床上，常见肾功能不全伴便秘的患者，黄文政教授认为，肾功能不全患者多存在脾肾亏虚的病机。所以临证中虽有大便秘结也不能过量使用攻下药。案例：某患者，肾功能不全伴有便秘，数天一次，大便不畅，大便不干，舌淡胖嫩，苔白腻，脉弦而无力。证属脾虚便秘，因此黄文政教授给予枳术丸。方药：枳实30g、生白术30g，水煎服。黄文政教授谓白术一味，少量止泻，大量通便，黄文政教授在临证用药时提倡重用白术以治便秘，有时更用至 60g。其中以舌淡、苔薄白腻、脉既不沉滑又不滑数，为辨证关键。

枳术丸出自《内外伤辨惑论》卷下，引张洁古方。枳术丸的组成为白术 60g、枳实（麸炒黄色，去瓤）30g。其用法为上两味药研为极细末，荷叶裹烧饭为丸，如梧桐子大。每服 50 丸，用白汤送下，不拘时。原书以之主治脾胃虚弱，饮食停滞，脘腹胀满，不思饮食等症。方中重用白术健脾和中，助脾运化；枳实行气化滞，消痞除满；荷叶烧饭为丸，升养脾胃之清气，以助白术健脾益胃之功。荷叶与枳实相配，一升清，一降浊，清升浊降，脾胃调和，使脾健积消。而黄文政教授临证常用白术 30g、枳实 30g。水煎服，每日 1 剂。患者次日大便出，精神好转。他认为，肾功能不全患者多存在脾肾亏虚的病机。所以临证中虽有大便秘结也不能过量使用攻下药。而本病患者虽然数日一次大便但是大便不硬，说明不是阳明腑实，而是虚证便秘，脾气亏虚，推动无力。黄文政教授重点介绍了这里要重用生白术及枳实，否则用药虽然对症，却无效。

4. 水肿的治疗

水肿治疗过分利尿则伤阴，宜健脾利水，兼顾养阴，固涩之品暂不用。案例：某患者，慢性肾功能不全，水肿，血浆白蛋白 15g/L，24 小时尿蛋白定量 7g，舌红嫩，脉沉细无力。辨证属伤阴，用白术 15g、猪苓 15g、阿胶 30g、麦冬 15g、制何首乌 15g。其方中白术健脾而运化水湿；猪苓甘淡渗泄，利水作用较强，配合阿胶，寓猪苓汤之意，且阿胶量倍于猪苓，滋阴作用更强；麦冬、制何首乌加强滋肾益阴的作用。西医治疗血浆蛋白过低，血容量不足，吸附水能力下降，需补充胶体白蛋白，或相应的中分子不含盐的右旋糖酐。

5. 腹膜透析发生腹膜炎的治疗

对于腹膜炎患者，黄文政教授以清热解毒为主，用红藤煎加减治疗。案例：某患者，慢性肾功能衰竭，腹膜透析 3 年，腹膜炎，发热。方药：红藤

30g、败酱草 30g、生薏苡仁 30g、制附子 6g、蒲公英 15g、紫花地丁 15g、玄胡 10g、甘草 10g。方中红藤，味苦涩，性平，归大肠经，有清热解毒、活血、祛风的功能，用于肠痛腹痛、经闭腹痛、跌扑肿痛。治疗肠痛，常配伍金银花、连翘、紫花地丁等清热解毒药。红藤煎来源《中医方剂临床手册》，组成：红藤、紫花地丁、连翘、乳香、没药、牡丹皮、玄胡、甘草、大黄。功用：清热解毒，活血化瘀。主治：急性阑尾炎，阑尾脓肿。薏苡附子败酱散组成：生薏苡仁 30 克、附子 6g、败酱草 15g。功用：排脓消肿。主治：肠痛内脓已成，身无热，肌肤甲错，腹皮急，按之濡，如肿状。方中主要用生薏苡仁利湿排脓，并辅以败酱草逐瘀消肿，兼用附子温经祛湿、散寒止痛等。

6. 肾功能不全伴肺纤维化的治疗

黄文政教授用经验方治疗早期肺纤维化：千金苇茎汤合四妙勇安汤；病久入血加软坚药，如鳖甲煎丸（应用虫类药破血逐瘀，加强软坚散结）。案例：某患者，慢性肾功能不全，肺纤维化加重，心缘扩大，Scr 330μmol/L。治宜化痰散结软坚，用山慈菇 15g、炙鳖甲 15g、生牡蛎 30g。鳖甲煎丸出自中医经典《金匮要略》。方中鳖甲滋阴清热，软坚散结为君；蜂房、赤硝、蜣螂、桃仁、牡丹皮、芍药、大黄等化瘀通络；柴胡、桂枝、半夏、厚朴调理气机；人参、阿胶补气养血。近来临床及实验研究证明，采用鳖甲煎丸治疗慢性肝炎及肝纤维化、肝硬化等病证可收到良好疗效，至于其抗肝纤维化的机制，与改善肝脏微循环、调节免疫功能、促进肝细胞代谢等问题，有待进一步深入研究。其中山慈菇，甘，微辛；寒；有小毒；归肝、胃经；可清热解毒，消痈散结，治疗癥瘕痞块，配伍䗪虫、穿山甲、蝼蛄等软坚散结之品治疗肝硬化，对软化肝脾、恢复肝功，有明显疗效。炙鳖甲软坚散结，亦可用于治疗癥瘕积聚，生牡蛎治疗血瘀气结之癥瘕痞块，多与鳖甲、丹参、莪术等配伍，近来用其治疗肝、脾肿大常可取效。

扫码立领
☆ 常用药对
☆ 医案集粹

五、典型病案

1. 李某，女，58 岁，1972 年 12 月初诊。

主诉：浮肿及呕吐两个月。

患者于 1972 年 10 月初因劳累致周身浮肿、按之没指，尤以两下肢为重，呕吐，经对症治疗 2 月无效而入院。患者自觉畏寒肢冷，浮肿指凹性（+++），尿少，每天 500ml，恶心呕吐，大便溏而不爽，皮肤时痒，口中有尿味，偶有鼻衄，面色㿠白如有霜，精神委顿，时有昏蒙。血压 140/110mmHg，尿蛋白（++），红细胞 0～2 个/HP，血非蛋白氮 98mg/L，二氧化碳结合率 11%，血红蛋白 85g/L。舌质淡而胖嫩，苔薄白，脉沉细无力。

西医诊断：慢性肾小球肾炎，肾功能衰竭，尿毒症。

中医诊断：肾劳病。

辨证：脾肾阳虚，气不化水，浊毒潴留证。

治则：健脾补肾，温阳利水，通腑泄浊。

方药：内服真武汤合济生肾气汤，外用大黄附子汤保留灌肠。

茯苓 30g	炙附片 10g	白术 10g	白芍 12g
生姜 10g	熟地黄 25g	山药 15g	山茱萸 15g
泽泻 15g	牡丹皮 10g	车前子 10g	牛膝 10g

7 剂，每日 1 剂，水煎服。

炙附片 15g   醋炙大黄 30g   生牡蛎 30g

水煎 200ml，令患者右侧卧，头低脚高，滴管深入结肠部位，以每分钟 100 滴的速度徐徐滴入，保留 30 分钟，后解大便，每日 1 次。

二诊：采用扶肾泄浊、内外并重的治疗方法治疗 10 天，浮肿显著减轻，泻下黑绿色大便，黏滞而秽臭，呕吐止，精神渐爽，血非蛋白氮 43.4mg/L，二氧化碳结合率 30.3%，血压 130/80mmHg。

【按语】此案温阳利水以消肿，灌肠方以泄浊。方中大黄攻下泄浊，醋炙后入血解毒，对治疗氮质血症有效；附子温阳；牡蛎固阴。保留灌肠一不伤胃气，二类似结肠透析，使毒物易于排出，灌肠后见黑绿色黏滞软便，其气甚秽，方为有效，此时血中非蛋白氮多能降低。

2. 王某，男，77 岁，2007 年 8 月 10 日初诊。

主诉：肾癌术后两年，发现血肌酐升高一年半。

患者两年前于体检时发现左肾恶性肿瘤，随后行左肾切除术，术后应用白介素 -2 等治疗。一年半之前发现血肌酐升高，Scr > 200μmol/L。现症：上肢浮肿，嗜睡，乏力，纳少，二便尚可，夜寐安。舌淡胖，苔薄白，脉沉滑。查体：双侧上肢浮肿，肾区无叩痛。肾功能：Scr 236μmol/L，BUN 16.94mmol/L，UA 429μmol/L。既往患高血压、冠心病 10 余年，糖尿病 20 余年，前列腺炎。

西医诊断：慢性肾衰，高血压，糖尿病。

中医诊断：肾劳、水肿（阴水）。

辨证：气血亏虚，水瘀互结，浊毒壅盛。

治则：益气养血，活血利水，泄浊解毒。

方药：当归芍药散加减。

生黄芪 30g	当归 15g	赤芍 15g	川芎 15g
茯苓 30g	白术 15g	泽泻 30g	肉桂 10g
益母草 30g	丹参 30g	砂仁 10g	陈皮 10g
土茯苓 30g	鬼箭羽 30g	生麦芽 30g	菟丝子 15g

7 剂，每日 1 剂，水煎服。

二诊：浮肿减轻，嗜睡转好，纳食增加。舌淡胖，苔薄白，脉沉缓。尿酶：NAG 16.7U/L，U-ALB 144.5mg/L。肾功能：Scr 216μmol/L，BUN 8.4mmol/L。方药：上方 14 剂，每日 1 剂，水煎服。

三诊：浮肿时轻时重，尿少，周身困倦减轻。肾功能：Scr 189μmol/L，BUN 12.5mmol/L。舌红胖嫩，苔薄白，脉沉缓。方药：二诊方去砂仁、生麦芽，加制何首乌 15g、汉防己 15g。14 剂，每日 1 剂，水煎服。

四诊：近日感寒，现咽痛，口干，水肿轻。舌痛，舌上溃疡。肾功能：

Scr 156μmol/L，BUN 11.3mmol/L。舌红，苔薄黄，脉浮数。方药：

党参 10g	柴胡 10g	陈皮 10g	桔梗 10g
防风 10g	荆芥 10g	生甘草 6g	生姜 2 片
大枣 4 枚	儿茶 3g		

5 剂，每日 1 剂，水煎服。

五诊：浮肿轻，舌痛减轻，大便时难下。舌红，苔白滑，脉细。方药：

生黄芪 30g	当归 15g	赤芍 15g	川芎 15g
茯苓 15g	白术 30g	泽泻 15g	丹参 30g
益母草 30g	汉防己 15g	鬼箭羽 15g	酒大黄 10g
土茯苓 30g	枳壳 30g	砂仁 10g	生甘草 10g
儿茶 3g	青黛 3g		

7 剂，日 1 剂，水煎服。

六诊：下肢浮肿，胸闷喘憋，咳嗽，少量黄痰，大便难下。舌暗红，苔白滑，脉沉滑数。肾功能：Scr 135μmol/L，BUN 11.4mmol/L。胸部 CT：胸前及心包积液。方药：

芦根 30g	白茅根 30g	冬瓜子 30g	生薏苡仁 30g
桃仁 10g	杏仁 10g	桑白皮 15g	葶苈子 15g
汉防己 15g	川椒目 10g	甘草 10g	

14 剂，每日 1 剂，水煎服。

七诊：浮肿轻，大便已通畅，咳喘亦减，胸腹胀满不舒。舌淡红，苔白，脉沉细。方药：六诊方增葶苈子至 20g，加太子参 15g。14 剂，每日 1 剂，水煎服。

八诊：浮肿缓解，胸腹胀满减轻，大便通畅，小便量可，咳喘已大减。舌红，苔白，脉沉。肾功能：Scr 123.1μmol/L，BUN 10.3mmol/L。方药：七诊方增葶苈子至 30g，加茯苓 30g。14 剂，每日 1 剂，水煎服。

【按语】针对患者肾癌术后多存在气血亏虚的情况，黄文政教授认为，气血亏虚日久，必致瘀血阻滞，因虚致瘀，因虚而致水停。故治疗以益气养血、活血利水、泄浊解毒为大法，方用当归芍药散加减，并重用黄芪，取当归补血汤益气养血之意。白术、茯苓健脾益气，泽泻淡渗利湿，当归、川芎调肝养血，丹参、益母草、鬼箭羽、土茯苓活血利水泄浊。终以千金苇茎汤合苓桂术甘汤及己椒苈黄丸，通达肺络，温化痰饮，泻肺行水，而使胸腔积液消除。全案以祛邪为主，血脉利，水道通，浊邪祛而正气得复，肾功能好转。

第十六节　肾性贫血

肾性贫血（RA）是指慢性肾脏病导致的促红细胞生成素（EPO）生成不足或红细胞的生成和代谢被尿毒症血浆中某些毒素物质所干扰而导致的贫血，是终末期肾病常见的并发症之一。贫血的程度常与肾功能减退的程度有关。肾性贫血为慢性肾病的伴随症状，慢性肾病病人一旦并发肾性贫血，其外在表现有面色萎黄、睑结膜苍白、唇甲苍白无光泽等症状。

肾性贫血属中医学"肾劳""虚劳""血劳"等的范畴，中医理论认为，肾性贫血的形成是肾气由虚及损，由损及劳的结果。

一、病因病机

其病机为正虚邪实，正虚则五脏气血阴阳亏损，尤以脾肾为重，邪实乃瘀血、浊毒，壅塞三焦，阻滞气机，虚实兼夹导致病程缠绵，经久不愈。而肾性贫血就是在此病变过程中形成的血虚证，其病因病机主要有以下两个方面：

1. 五脏气血、阴阳亏损，气血生化乏源

中医认为，血是由营气和津液组成的，《灵枢·邪客》曰："营气者，泌其津液，注之于脉，化以为血，以营四末，内注五脏六腑。"《灵枢·营卫生会》曰："中焦亦并胃中，出上焦之后，此所受气者，泌糟粕，蒸津液，化

其精微上注于肺脉,乃化而为血。"《灵枢·决气》曰:"中焦受气取汁,变化而赤,是谓血。"上述理论充分说明了血的生成有赖于五脏功能的正常运行,其中脾胃的运化尤为重要。

肾为先天之本,肾中精气是机体生命活动的原动力,是血液化生之源。《类经》曰:"精足则血足。"《张氏医通》有云:"血之源头在乎肾。"肾精不足,髓海失养,髓枯精亏,血无以生,则见血虚。肾虚及脾,脾为后天之本,脾失健运,不能运化水谷精微,气血生化乏源而致血虚。

2. 瘀血、浊毒,壅塞三焦,阻滞气机

瘀血、浊毒等病理产物在本病的发生中同等重要。肾中精气不足,则五脏功能均有所损,气血运行不畅,气滞血瘀水停,聚湿成痰成浊;肾关不利,尿毒不能正常排泄,则湿浊、尿毒、瘀血内停,久而成患。作为病理产物的湿毒和瘀血进一步影响机体气血的生成和运行。首先,其为有形之实邪,阻滞气机,使三焦气机郁滞,耗伤气血;其次,瘀血内停,阻滞气血运行,血脉瘀滞,血行不畅,瘀血阻络,血不归经,可致出血;再者,或有湿浊内蕴,郁而化热,灼烁真阴,致精血耗伤,甚者可生风动血;亦有久病不愈,思虑过度,累及心脾,而致营血暗耗;还可由肾虚及脾,脾虚失于统血,其固血摄血无力,则血易离经而外溢,日久亦能导致血虚。

二、诊断及鉴别诊断

1. 诊断

肾性贫血主要为促红细胞生成素不足导致,通常发生在 GFR < 35ml/min 时,且随 GFR 的下降而加重。下列条件均具备才能做出临床诊断:

(1) 患者有慢性肾脏病,并已有肾功能损害。

(2) Hb 成年男性 < 120g/L,女性(非妊娠) < 110g/L,女性(妊娠) < 100g/L。

(3) 能够排除慢性肾脏病以外因素所致贫血。

肾性贫血多有较长的肾脏病史，部分患者以贫血为主要症状，但是肾脏病史缺如或仅夜尿增多为唯一病史，易被忽视，常被误诊为其他类型的贫血，临床需与下列贫血相鉴别。

2. 鉴别诊断

（1）缺铁性贫血

有缺铁因素存在，红细胞数及血红蛋白量降低，红细胞形态不一，大小不均而以小细胞占多数。血清铁减少，血清铁结合力增高，血清铁和血清铁结合力比值小于18%，骨髓象示红细胞系统增生，细胞分类中幼红细胞增多，晚幼红细胞相对减少，骨髓铁染色示红细胞外铁缺乏，红细胞内铁粒减少。

（2）巨幼红细胞性贫血

起病缓慢，少数病例有周围神经炎症状，如手足麻木刺痛、发紫或僵硬等。血红细胞减少，平均红细胞容积大于正常，平均红细胞血红蛋白含量可增多。骨髓象中巨幼红细胞增多，幼红细胞核成熟不佳，粒细胞系统有巨多分叶核的现象，有巨晚幼粒细胞和巨带状核粒细胞，巨核细胞有分核过多现象。

（3）再生障碍性贫血

临床症状以感染、贫血及出血倾向为主。急性者发病急，病程短，病情进展较迅速，出血多，易致严重感染；慢性者发病慢，病程长而平稳。可仅感无力或逐渐衰弱，出血多限于皮肤、黏膜，出现皮下溢血及紫癜等，感染减轻。血象三系均减少，网织红细胞绝对数减少。

（4）自身免疫性溶血性贫血

一部分病例起病急骤，进展迅速，有恶寒、酸痛、发热、头痛、心悸、乏力及衰竭等症状，亦可出现血红蛋白尿；一部分病例发病缓慢，病程进展亦较慢，急性发作和缓解期相交替，急性发作时也可有血管内溶血现象。实验室检查红细胞破坏率增加，有红细胞代偿性增生表现，急性发作时白细胞可增高，外周血液中出现中幼红或晚幼红细胞，但白细胞也可减少，康姆实验阳性。

三、辨证论治

黄文政教授认为肾性贫血的主要原因是脏腑功能的减退和失调，尤以肾气的虚衰、肾精的不足为主要病因，故治疗的关键是培补肾元。肾精充足自能生髓化血；肾气充盛，诸脏得荣，气血可源源不断地产生输布，从而使贫血状态得以改善。但在治疗过程中，要重视整体调整，标本兼顾，以达到脏腑协调、气血和畅、阴阳交通、邪气消散、纠正贫血的目的。在临证时可分为以下几个证型。

1. 肾精亏虚证

主症：眩晕耳鸣，腰膝酸软，神疲健忘，昼尿频多、尿后余沥不净、夜尿清长，时有遗精。舌淡，苔少，脉沉细弱。

治则：益肾填精生髓。

方药：左归丸加减。

熟地黄 15g	山药 20g	山茱萸 10g	茯苓 20g
枸杞子 15g	杜仲 20g	菟丝子 20g	龟甲胶 15g（烊化）
牛膝 15g	当归 10g	肉苁蓉 15g	鹿角胶 15g（烊化）

若眩晕者，加磁石以镇摄潜纳；若小便自遗，大便滑脱者，加益智仁、覆盆子、菟丝子以涩肠止遗。

2. 脾肾阳证

主症：形寒肢冷，面色㿠白，腰膝酸软，腹中冷痛，久泻久痢，五更泄泻，下利清谷，小便不利，肢体浮肿；或见小便频数，余沥不尽，或夜尿频多。舌淡胖，边有齿痕，舌苔白滑，脉沉细无力。

治则：温补脾阳，益气生血。

方药：附子理中汤加减。

党参 15g	白术 15g	茯苓 20g	制附子 10g（先煎）

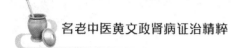

| 补骨脂15g | 肉豆蔻10g | 厚朴15g | 五味子15g |
| 山药20g | 干姜10g | 陈皮15g | 炙甘草10g |

若尿少浮肿者，加猪苓、车前子、冬瓜皮以利水消肿；如呕吐清涎者，加半夏、吴茱萸温胃止呕；若肢体厥冷者，加巴戟天、仙茅、淫羊藿以温肾壮阳。

3. 阴阳两虚证

主症：形体羸瘦，面色苍白而晦，神疲懒言，短气乏力，唇甲色淡，手足麻木，自汗盗汗，形寒畏冷。舌瘦少津，脉细数无力。

治则：滋阴填精，益肾壮阳。

方药：龟鹿二仙丹加减。

鹿角霜20g	党参15g	枸杞子15g	龟甲15g（先煎）
熟地黄15g	山药15g	白芍20g	阿胶10g（烊化）
陈皮10g	牡丹皮10g	地骨皮15g	炙甘草10g

若虚阳上扰，头晕目眩者，加菊花、天麻以息风止眩；阳痿者，可加淫羊藿、狗脊等以助暖肾壮阳之效。

4. 浊毒内蕴证

主症：面色萎黄，形瘦发枯，尿少尿闭，大便干结，时烦躁，泛恶欲呕，或见皮肤瘙痒。舌质红，舌苔黄腻，脉细数。

治则：化浊解毒，健脾生血。

方药：黄连温胆汤加减。

黄连10g	竹茹15g	枳实15g	半夏15g
橘红20g	茯苓20g	白术15g	当归15g
枸杞子15g	甘草10g	生姜3片	

若肌肤甲错，皮肤瘙痒者，加桃仁、赤芍、地肤子以凉血活血、祛风止痒；若手足抽动者，加羚羊角粉、龟甲以滋阴息风。

5. 瘀血阻滞证

主症：面色黧黑，形羸体瘦，肌肤甲错，两目干涩，兼见尿少浮肿、心悸气短、头晕目眩。舌质紫暗，脉细涩而弱。

治则：养血活血，祛瘀生新。

方药：桃红四物汤加减。

当归20g　　　白芍20g　　　熟地黄20g　　川芎15g

桃仁15g　　　红花15g　　　鸡血藤20g　　大枣5枚

若纳呆食少者，加炒白术、焦山楂、鸡内金以健脾消食；若胁痛者，加柴胡、川楝子以疏肝通络；若尿少浮肿者，加泽兰、车前子、茯苓皮以利水消肿。

四、临证备要

1. 对于正虚的辨证治疗

黄文政教授认为，肾性贫血的根本病机是机体正气不足、气血阴阳亏虚，治疗当扶正固本为主。尤其是对于很多CKD患者，其出现肾性贫血时，往往贫血现象非常严重，有一定数量的患者甚至已有输血指征，故健脾益肾、益气养血是第一要务。至于CKD患者因过多的毒素堆积造成红细胞破坏这一问题，也应该在扶正的过程中逐渐解决。

因此，在治疗上，应时刻顾护气血，以益气养阴、养血活血为主，辨明脏腑、气血阴阳亏虚程度。如肾阳虚者，多用肾气丸、右归丸；肾阴虚者，多用二至丸、六味地黄丸、知柏地黄丸、参芪地黄汤等。CKD病人多有气阴两虚、瘀血阻络，或少阳枢机不利等基础病理机制，故治疗应逐步结合其原发病，如用大量生黄芪、太子参以益气养阴，加用桃核承气汤、桃红四物汤以活血通络，加用肾疏宁、清心莲子饮以疏利少阳三焦。

若患者贫血严重（血红蛋白50g/L左右），黄教授则在建议患者行输血治疗的同时，借鉴叶桂先生的理论多用血肉有情之品、从奇经论治等理论，使用生龟甲、鹿角胶、阿胶等大补元气精血，同时从冲脉血海入手，顾护冲任，调补脾胃，在足阳明胃经和冲脉间建立良好的联系，帮助机体尽快使气血得复，以防因血红蛋白过低，变生他证。

2. 对于邪实的辨证治疗

在患者贫血情况基本稳定之后，黄文政教授多在顾护正气的基础上加用泄浊通络之法，以解除机体内部因 CKD 毒素蓄积过多而造成的红细胞被大量破坏这一过程。用药多在注重胃气的基础上，加用解毒泄浊的药物，如重楼、桃核承气汤、大黄䗪虫丸等，以清扫脉络，荡涤毒邪。

此外，若患者体内湿浊正盛，往往会影响各阶段的治疗。对于此类病人，在不同阶段的基本治疗的基础上，可加入清化湿浊的药物，如生薏苡仁、苍术、黄柏、牛膝等，若配合桃核承气汤，更可引湿浊下行，一泻而缓。另可加用陈皮、半夏、大腹皮、泽泻，或防己茯苓汤等清利水湿。

五、典型病案

李某，女，24 岁，2011 年 2 月 17 日初诊。

主诉：体倦乏力伴纳差 3 月余。

患者有慢性肾炎病史 14 年，于 3 月前不明原因出现体倦乏力、形寒肢冷、腰膝酸软、纳差等症。经反复治疗后效果不明显，遂来就诊。刻诊：倦怠乏力，形寒肢冷，面色㿠白，腰膝酸软，纳差，晨起恶心，无恶寒、发热、心悸等症，大便可，小便不利，夜尿频。舌淡胖，边有齿痕，舌苔白腻，脉沉细无力。

生化检查示：血肌酐 420μmol/L，尿酸 356μmol/L，尿素 26mmol/L。尿常规示：蛋白（++），潜血（++）。血常规：血红蛋白 80g/L，红细胞计数 2.7×10^{12}/L。

中医诊断：肾劳，血劳。

证型：脾肾亏虚，浊毒内蕴。

治则：补肾健脾，解毒泄浊。

方药：

生黄芪30g	白术10g	山药30g	槐花30g
枳壳30g	地肤子10g	黄连6g	泽兰20g
紫苏叶15g	丹参20g	女贞子15g	墨旱莲15g
地龙20g	僵蚕15g	神曲10g	鸡内金10g

14剂，每日1剂，水煎服。

另口服叶酸片，每次2片，每日3次。多糖铁复合物胶囊，每次2粒，每日1次。注射促红细胞生成素，每次1支（300μ），每周1次，皮下注射。

二诊：患者服药后自诉精神和纳食好转，仍觉劳累，运动后明显。刻诊：倦怠乏力，形寒肢冷，面色㿠白，腰膝酸软，无恶寒、发热、心悸等症，大便可，小便不利，夜尿频，舌淡胖，边有齿痕。舌苔白腻，脉沉细无力。方药：前方生黄芪增至50g，去神曲、鸡内金，加益智仁10g、没药10g、杜仲20g。7剂，每日1剂，水煎服。

三诊：服药后自觉体倦减轻，纳差改善，形寒肢冷、腰膝酸软等明显好转，腰腿力量增强，自诉食后腹胀。余症基本同前。大便偏干，成形，每日一行，小便不利，夜尿频，舌淡胖，边有齿痕，舌苔白腻，脉沉细无力。方药：二诊方去枳壳，加厚朴10g、焦山楂10g、火麻仁15g。7剂，每日1剂，水煎服。

四诊：服药后自诉诸症减轻，腹胀改善，夜尿次数减少。大便偏干，成形，每日一行，小便不利，舌偏淡，齿痕减少。舌苔白腻，脉沉细。方药：三诊方不变。28剂，每日1剂，水煎服。

五诊：服药后劳倦症状反复，自诉近来有劳累和嗜食生冷史。刻诊：面色偏白，运动后易疲劳，大便可，成形，每日一行，小便不利，夜尿频。舌偏淡，有齿痕，舌苔白腻，脉沉细。方药：四诊方去火麻仁、焦山楂，加芡实10g、金樱子10g。7剂，每日1剂，水煎服。

六诊：服用五诊方后诸症减轻，面色好转，精神尚佳，睡眠可，小便较前畅顺，夜尿次数减少，大便成形，每日一行。舌淡红，有齿痕，舌苔白腻，脉沉。方药：五诊方稍做加减继续服用以巩固疗效。

半月后患者复诊，查面色已如常人，疲乏无力已大为好转。后每次复诊处方临证加减，西药如前。

六诊之后，查血肌酐230μmol/L。尿常规：（＋）。血常规：血红蛋白108g/L，红细胞计数3.6×10^{12}/L。

【按语】黄文政教授认为单用西药治疗肾性贫血效果不佳，需中西合治。故根据扶正固本、解毒泄浊、调理脾胃、滋阴养血的思想作为用药指导，因时因人进行辨证论治，对于改善患者气短懒言、疲乏无力、精神倦怠等症状取得良好的疗效，提高了肾性贫血患者的生存质量，延长了肾衰竭病人的寿命，减少了促红细胞生成素的使用。体现了标本同治、气血并重、攻补兼施，还能充分体现个性化治疗，能随证加减，因时因人而异，确保疗效，又可长期服用，无不良反应，且费用较低，易于接受。在改善贫血、改善临床症状、延缓病情的发展方面具有重要和现实的意义，黄教授为探究中医中药治疗肾性贫血提供了很好的临床思路。

第十七节　尿路感染

尿路感染简称尿感，是指各种病原体在尿路中生长、繁殖，侵犯尿路黏膜而引起的尿路炎症性疾病。多见于育龄期妇女、老年人、免疫力低下及尿路畸形者。根据感染发生部位可分为上尿路感染和下尿路感染，前者系指肾盂肾炎，后者主要指膀胱和尿道的细菌性感染。肾盂肾炎又有急性和慢性之分。根据有无尿路结构或功能的异常，又可分为复杂性和非复杂性尿感。复杂性尿感是指伴有尿路引流不畅、结石、畸形、膀胱—输尿管反流等结构或功能的异常，或在慢性肾实质性疾病基础上发生的尿路感染。不伴有上述情况者称为非复杂性尿感。本节主要针对下尿路感染进行分析。

尿路感染临床多以小便频、急、涩、痛为主要表现，故可归属于中医"热淋""劳淋"之范畴。个别患者无排尿不适，或以腰痛、发热为主要症状，但就其疾病发展过程分析，与淋证有共同的病因病机特点。

一、病因病机

1. 病因

黄文政教授认为尿路感染的病因与外感六淫、饮食劳倦、情志内伤等因素有关。病变部位主要在肾与膀胱，但与肺、脾、肾、肝、心、小肠、三焦等相关。下阴不洁，风寒之邪入里化热，湿热、秽浊之邪内侵；或过食肥甘厚味、辛辣炙煿之品，致脾胃失和，脾失健运，湿热内生；或恼怒伤肝，肝气郁结，气郁化火，气火郁于下焦，或肝胆湿热，循经下注于膀胱；或久病劳倦耗伤肾气，年老体衰脾肾不足等均可导致膀胱气化不利而发生尿路感染。另外，气滞日久可致血瘀，或久病不愈，邪入血络，肾与膀胱血流不畅，血脉瘀阻，亦可发生尿路感染。

2. 病机

黄文政教授认为尿路感染多属于本虚标实、虚实夹杂之证，本虚多为脾肾两虚，标实多为湿热或瘀血。初期多为实证，以下焦湿热为主，后期多为虚证，以脾肾两虚为主。其发病部位主要在肾和膀胱。肾与膀胱一脏一腑，互为表里，经脉互通，关系密切。若膀胱受邪，亦可导致肾虚不能化气，水道不利，因而湿热蕴结下焦。肾虚兼膀胱湿热是本病的发病基础。由于素体肾虚，加之劳累过度、房室不洁、感受外邪、过嗜肥甘厚味、起居失常等，酿成膀胱湿热而发病。

二、诊断要点及鉴别诊断

1. 诊断要点

（1）确诊尿路感染的存在

尿路感染确诊依赖于细菌学检查证实尿路中细菌存在。符合下列指标之一者，即可诊断尿路感染：①新鲜中段非离心尿革兰染色后油镜观察，细菌>1个/油镜视野；②新鲜清洁中段尿细菌培养计数≥10^5/ml；③膀胱穿刺的尿培养阳性。如无尿路刺激的症状，一般要求2次中段尿培养的细菌为同一菌种，防止因污染导致的假阳性结果。

（2）泌尿系统症状

腰痛、肾区叩击痛、脊肋角压痛，部分患者有腹痛，沿输尿管至膀胱走行区域有压痛。可有尿频、尿急、尿痛症状，小便淋漓不尽，排尿时小腹疼痛，小便浑浊或夹有血液。

2. 鉴别诊断

（1）尿道综合征

其症状与尿路感染相似，但是主要表现为不伴有细菌感染的尿路刺激征，症状一般较轻，可伴有里急后重、膀胱排空后尿道酸痛、性交困难、性交疼痛等症状。且其尿频一般出现在白天，夜间排尿次数无明显变化，多次尿细菌定量培养结果阴性。

（2）泌尿系结核

结核性膀胱炎主要表现为显著的尿路刺激征，伴有血尿及全身结核病的表现。尿沉渣可检出抗酸杆菌，尿培养可检出结核杆菌，而普通细菌培养阴性。泌尿系统影像学检查可发现结核的证据，但常合并继发非特异性膀胱炎。因此，若正规的抗菌治疗后尿道刺激征无明显改善，应高度怀疑泌尿系结核的可能。

（3）肾盂肾炎

患者有明显的膀胱刺激症状，小便浑浊或夹有血液，腰痛、肾区叩击痛、脊肋角压痛，部分患者有腹痛，沿输尿管至膀胱走行区域有压痛。并常伴有全身感染症状；发热畏寒，甚至高热寒战，体温最高达39~40℃，常伴有头痛、全身关节酸痛、恶心呕吐等症，并伴有外周血白细胞计数升高。

三、辨证论治

黄文政教授总结自身临床经验，认为尿路感染当属中医"热淋""劳淋"

的范畴，其病因多为外感六淫、饮食劳倦、情志内伤以至脏腑功能失调，膀胱气化不利。五脏六腑之中，肝主疏泄，脾主升清降浊，肾司二便，膀胱为"州都之官，津液藏焉，气化则能出矣"。脾肾两虚是尿路感染发病之根本，本虚标实、虚实夹杂，兼有湿热、瘀血等实邪。黄文政教授根据尿路感染的临床表现及病机特点，采用分期辨证治疗的方法，攻补兼施取得显著疗效。一般分为急性期、慢性期和恢复期进行治疗。

（1）急性期

以膀胱湿热、气化不利为主，治以清热利湿、理气泄热、利水通淋为法。

1）膀胱湿热证

主症：小便频数，点滴而下，尿道灼热，急迫不爽，尿色黄赤。舌质红，苔黄腻，脉弦数。

病机：湿热下注，客于膀胱，气化失司，水道不利。

治则：清热利湿通淋。

方药：八正散加减。

| 萹蓄 15g | 瞿麦 15g | 石韦 15g | 车前子 15g（包煎） |
| 大黄 5g | 滑石 15g | 甘草 10g | 通草 6g |

伴恶寒发热、口苦咽干、恶心呕吐，此为外感之邪袭于少阳经，三焦气化不利，应疏利少阳，清热利湿，于上方中加柴胡 20g、黄芩 15g、半夏 12g、生石膏 30g；便秘增大黄至 10g，加枳实 15g、厚朴 15g。

2）肝郁气滞，膀胱湿热证

主症：小便滞涩，淋沥不畅，尿有余沥，其腹满闷或小腹坠胀，甚则胀痛难忍。舌淡，苔薄黄，脉沉弦。

病机：肝气郁结，阻于下焦，湿热蕴结。

治则：疏肝理气，利水通淋。

方药：沉香散加减。

没药 20g	青皮 15g	木香 10g	沉香 6g（后下）
石韦 20g	滑石 20g	冬葵子 20g	王不留行 20g
炒槟榔 10g			

3）肝胆郁热，膀胱湿热证

主症：小便涩痛，灼热不爽，尿色黄赤，心烦易怒，口苦纳呆，兼胁痛。舌红，苔黄而干，脉弦数。

病机：肝胆郁热化火，膀胱湿热内蕴，气化不利。

治则：清泄肝胆，利湿通淋。

方药：龙胆泻肝汤加减。

龙胆草 10g	黄芩 15g	生地黄 20g	车前子 15g
山栀 15g	柴胡 15g	石韦 15g	泽泻 15g
甘草 10g			

（2）慢性期

正气已虚，邪热未净，虚实夹杂，是属劳淋。正气不足有气阴两虚，肾气不足又分阴虚、阳虚、阴阳两虚，以及气滞血瘀等。治以扶正祛邪，视其邪正对比之性质、程度以决定攻补方法。

1）气阴两虚，膀胱湿热证

主症：病程迁延，小便涩痛频急较轻，尿有余沥，遇劳倦、房事而加重，疲乏无力，口干舌燥。舌红，苔薄少津，脉沉细。

病机：淋久气阴耗伤，气化无力，湿热蕴结。

治则：益气养阴、清热利湿。

方药：清心莲子饮加减。

黄芪 30g	太子参 15g	麦冬 15g	柴胡 15g
石莲子 15g	丹参 30g	地骨皮 15g	车前子 15g（包煎）
蒲公英 15g	萹蓄 15g	白茅根 30g	甘草 10g

2）肾气不足，膀胱湿热证

主症：病程迁延，小便频数，尿道不适或涩痛，偏阳虚者多腰痛膝冷、畏寒，舌淡，苔白，脉沉细；偏肾阴虚者，多五心烦热，口干咽燥，舌红，无苔，脉细数。

病机：肾气不足，膀胱湿热内蕴。阳虚者寒热互结，阴虚者虚火内灼，阴阳两虚者气化失常。

治则：补肾化气、清热利湿。

阳虚以桂附八味丸加茴香 10g、补骨脂 10g、玄参 15g；阴虚以六味地黄丸合二至丸加减。阴虚火旺、五心烦热者，加知母、黄柏、小蓟、白茅根；肾阴阳两虚者，往往影响肾的气化功能，出现尿少涩痛或癃闭，此时用金匮肾气丸加减，可加小茴香、冬葵子、王不留行、猪苓等改善气化以利排尿。湿热未净则加蒲公英 30g、马齿苋 30g、白花蛇舌草 30g、萹蓄 15g、瞿麦 15g、车前子 15g、土茯苓 30g、贯众 30g。

3）气滞血瘀，膀胱湿热证

主症：病程迁延，小便频数，脐下满闷或疼痛。舌质紫或边紫暗，脉细涩。

病机：病久气失流畅，舌络瘀阻，膀胱气化不利。

治则：理气活血、清利湿热。

方药：桃红四物汤加减。

桃仁 10g	红花 10g	丹参 30g	石韦 15g
没药 15g	牛膝 15g	川楝子 15g	琥珀粉 5g（冲服）

（3）恢复期

邪去正气未复，法当扶正固本。常见肾阳不足、气化失司，及脾虚气陷、膀胱失约二型。

1）肾阳不足，膀胱气化失司证

主症：小便频数，尿色清，尿有余沥，腰痛，四肢倦怠。舌质淡润，脉沉迟。

病机：肾阳虚，膀胱不得温煦，气化失司。

治则：温肾固涩。

方药：四神丸加减。

熟地黄 20g	山茱萸 20g	山药 20g	生牡蛎 30g（先煎）
益智仁 15g	补骨脂 15g	海螵蛸 15g	生龙骨 30g（先煎）
甘草 10g	砂仁 10g（后下）		

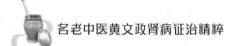
2）脾虚气陷，膀胱失约证

主症：尿液不尽，点滴而出，小腹坠胀，迫注肛门，少气懒言，精神倦怠。舌红，苔白，脉弱无力。

病机：脾虚气陷，下焦不利，膀胱失约。

治则：补中益气，升阳失陷。

方药：补中益气汤加减。

黄芪 15g	党参 10g	白术 10g	柴胡 10g
升麻 10g	当归 10g	陈皮 20g	甘草 10g
麦冬 10g	五味子 10g		

（4）整体辨证

1）实证

①膀胱湿热证

主症：以膀胱，尿道刺激症状为主，尿频、尿急、尿痛，排尿困难，尿道口有灼热感，尿少，腰部疼痛拒按。苔黄腻，脉滑数。

治则：清热泻火，利水通淋。

方药：八正散加减。

木通 6g	萹蓄 15g	瞿麦 15g	车前子 20g（包煎）
六一散 15g	酒大黄 10g	炒栀子 10g	甘草 10g
石韦 15g			

②少阳郁热证

主症：寒热往来，口苦欲饮，小腹胀痛不适，小便热淋浑浊。苔薄黄，脉弦数。

治则：和解少阳，清利下焦。

方药：柴苓汤加减。

柴胡 15g	黄芩 10g	茯苓 15g	白术 10g
泽泻 15g	知母 10g	黄柏 10g	萹蓄 15g
瞿麦 15g	白头翁 15g	甘草 6g	滑石 15g（包煎）

2）虚实夹杂证

慢性肾盂肾炎中医属"劳淋"，为本虚标实，治疗当分清标本的轻重缓急。标急者，先予治标，标证缓解则予治本。

①气阴两虚，湿热留恋

主症：小便频急，淋涩不已，反复发作，遇劳尤甚，伴头晕耳鸣，乏力多汗，腰酸软，手足心热。舌红，苔少，脉细。

治则：益气养阴，清热利湿。

方药：清心莲子饮加减。

太子参15g   麦冬15g   石莲子15g   萹蓄15g

石韦15g   地骨皮15g   生地黄15g   黄芩10g

炒蒲黄10g   仙鹤草10g   六一散10g   丹参30g

白茅根30g   小蓟30g   车前子20g（包煎）

兼有下焦虚寒者，可加肉桂10g、制附子10g（先煎）、小茴香6g。

②肝肾阴虚，湿热未尽

主症：排尿不适，乏力，腰痛。舌红苔薄黄或苔少，脉弦细或细数。

治则：滋养肝肾，清利湿热。

方药：滋水清肝饮加减。

柴胡10g   当归10g   白芍10g   生地黄25g

山茱萸10g   山药10g   牡丹皮10g   泽泻10g

甘草10g

四、临证备要

黄文政教授认为慢性尿路感染以肾虚为本，以湿热为标，乃本虚标实、虚实夹杂之证。湿热蕴结下焦，膀胱气化不利，病延日久，肾气耗伤；或脾肾气阴不足；或肝肾阴亏；加之先天不足，经产所伤，疲劳过度，房室不节，使正气倍伤，而见疲乏无力、腰痛、腰膝酸软。湿热毒邪稽留不去，乘虚而入，少阳三焦枢机不利，膀胱气化失司，则小便淋沥不已、尿频、尿急，阴虚火旺，灼伤血络，血随尿出而见血尿。病初多以邪实为主，久病则内实转虚。如邪气未尽，正气已伤则表现为本虚标实，虚实夹杂，循环往复，缠绵难愈。

黄文政教授认为尿路感染急性期，以清利为主，缓解期以补益为主。根据其气阴两虚为病之本，湿热、瘀血等余邪留滞下焦为病之标的病机特点，治疗上应标本兼顾。急性期或慢性期急性发作，应以清利湿热为主，补肾为辅。常选用清热解毒、清热利湿的中药。湿重于热者，应着重利湿通淋，常选用萹蓄、瞿麦、滑石、车前子、石韦、泽泻、猪苓等甘寒利水而不伤阴之品；热重于湿者，重在清热，常选用柴胡、黄芩、黄连、黄柏、穿心莲、半边莲、紫花地丁等清热解毒之品；急性感染恢复期或慢性感染者，以补肾健脾为主，佐以清热利湿、活血化瘀。如见寒热往来、口苦咽干、排尿涩痛，乃湿热内郁，邪犯少阳三焦，治以小柴胡汤合八正散，重用柴胡15～30g。扶正补虚：肾阴不足，湿热未尽，应滋阴补肾兼清利湿热，方用滋水清肝饮；脾虚中气下陷，应益气升陷，方用补中益气汤加味；脾肾气阴两虚宜健脾补肾、益气养阴，方用参芪地黄汤加萆薢、红藤、凤尾草等清利之品。

黄文政教授指出慢性尿路感染（劳淋）的内因是肾虚，外因是湿热之邪下注膀胱，肾虚为本，湿热为标，病位在肾与膀胱，初起多为邪实，久病则由实转虚，亦可致虚实夹杂。中医病机是湿热毒邪蕴结肾与膀胱，实证居多。病理特点是"湿热毒邪壅滞、瘀阻肾络、脾肾气阴两亏"。治疗上急性期突出祛邪，同时注重扶正，缓解期以扶正为主。倡导"利湿解毒清热、补脾益肾化瘀"的治疗大法。

五、典型病案

1. 曹某，女，45岁，2008年7月5日初诊。

主诉：反复发作尿频、尿痛8年余。

患者8年来反复出现尿频、尿痛，每遇寒冷或劳累后，症状时有反复，常伴尿浑浊如米泔水样。现症：尿频，尿痛，小腹坠痛，腰骶部疼痛，口干。舌红，苔少，脉沉细。查尿常规示：潜血（+++），蛋白（++），白细胞

（+++）。

中医诊断：淋证（劳淋）。

辨证：气阴两虚，下焦虚损，膀胱湿热证。

治则：清心火，益气阴，止淋浊。

方药：清心莲子饮加减。

太子参15g	麦冬15g	丹参15g	车前子20g（包煎）
蒲公英15g	黄芩10g	柴胡10g	白花蛇舌草15g
冬葵子10g	地骨皮12g	肉桂6g	制附子6g（先煎）
小茴香6g	生甘草6g	砂仁6g（后下）	

14剂，每日1剂，水煎服。

二诊：患者遇冷后尿频、尿痛较前好转，偶有乏力。舌红苔少，脉沉细。尿常规示：蛋白（++），白细胞（++）。继守前法。方药：前方去地骨皮、砂仁，加蛇床子、陈皮各10g加强温肾燥湿之力。14剂，每日1剂，水煎服。

三诊：患者前症悉减，尿常规示：蛋白（+），白细胞（-）。方药：继服二诊方7剂，每日1剂，水煎服。

【按语】劳淋以发作反复、遇劳即发为特点，缠绵难愈，迁延数十年者屡见不鲜，尤以中老年妇女为多。究其原因，黄文政教授认为主要在于肾气虚衰与湿热羁留，在患者尿频尿急、小便涩痛等膀胱湿热症状有所控制后，逐渐适时加入温肾助阳之品，如肉桂、制附子、蛇床子等补肾助阳药物，不仅起效迅速，疗效明显，而且对于改善患者一般状态，提高身体素质，均有良好效果，对巩固其疗效、防止复发具有重要意义。

2. 郭某，女，58岁，2003年5月18日初诊。

主诉：尿频、尿急、尿痛1年余。

患者从2002年5月开始出现尿频、尿急、尿痛，服抗生素后症状可缓解，停药后症状反复。现症见：尿频，尿道灼热，小便不舒，疲乏无力，口干心烦，腰痛。尿常规示：白细胞12000个/μl，红细胞30个/μl，BLD（+）。患者既往有糖尿病病史十余年。

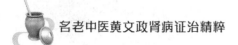

中医诊断：淋证（劳淋）。

辨证：肾阴不足，肝经郁热证。

治则：滋肾水，清肝火。

方药：滋水清肝饮加减。

柴胡 10g	当归 10g	白芍 10g	黄芩 10g
生地黄 25g	牡丹皮 10g	茯苓 10g	泽泻 10g
知母 10g	黄柏 10g	狗脊 15g	萹蓄 15g

地锦草 30g

7 剂，每日 1 剂，水煎服。

二诊：服药 7 剂后，尿频、尿急、尿痛缓解，疲乏无力改善，但仍腰痛，小便不舒。方药：前方加玉竹 15g、细辛 3g。

连服 1 个月后，诸症消失，尿检（－），后以知柏地黄丸巩固善后，随访至今未发。

【按】老年女性，因体内雌激素分泌量不足，致使子宫及阴道功能减退，尿道黏膜的防御功能也随之下降，易致细菌感染，加之患者有糖尿病，亦是加重感染的因素。患者年老体弱，肾水亏于下，肝为罢极之本，且肝肾同源，故肝阴亦不足，终致阴虚火旺，故用《医宗己任编》中滋水清肝饮加减治疗。

3. 李某，女，55 岁，2007 年 12 月 20 日初诊。

主诉：排尿灼热感 2 月余。

2 月前患者感寒后出现排尿灼痛，于天津市某医院查尿常规示：PRO（＋＋＋），BLD（＋），白细胞（＋＋＋）。诊断为尿路感染，经抗生素治疗症状缓解，后症状时有反复。现症：少腹拘急，坠疼，排尿灼热，疼痛，全身畏冷。舌暗红，苔薄白，脉细涩。查体：双下肢不肿，肾区无叩痛。月经史：13 岁初潮，51 岁闭经，经期 5～6 天，周期 27～29 天。

中医诊断：淋证（热淋）。

辨证：下焦瘀热证。

治则：清热凉血，兼利湿热。

方药：桃仁承气汤加减。

桃仁 12g	肉桂 10g	酒大黄 6g	生甘草 10g
茯苓 10g	牡丹皮 10g	怀牛膝 10g	沉香 6g（后下）
冬葵子 15g	延胡索 10g	炙水蛭 10g	琥珀 1.5g（冲服）
土鳖虫 10g	炮山甲 6g	砂仁 10g（后下）	

7 剂，每日 1 剂，水煎服。

二诊：小腹拘急疼痛减轻，排尿不适亦减，仍有灼热感，尿频。舌红，苔薄黄，脉弦细。方药：前方加萹蓄 15g、王不留行 15g。7 剂，每日 1 剂，水煎服。

三诊：近日劳累后病情反复，尿灼痛明显，咽痛。舌红，苔薄白，脉弦滑。尿常规示：PRO（++），BLD（+），白细胞（++）。方药：

金银花 30g	麦冬 15g	黄芩 10g	生石膏 15g（先煎）
桃仁 12g	牡丹皮 10g	肉桂 6g	酒大黄 6g
怀牛膝 10g	炮山甲 6g	炙水蛭 10g	土鳖虫 10g
炙甘草 6g	小茴香 6g	没药 10g	砂仁 6g（后下）

7 剂，每日 1 剂，水煎服。

四诊：咽痛减轻，仍排尿灼热，疼痛。舌红，苔薄白，脉弦细。方药：三诊方去没药、生石膏，加萹蓄 15g、冬葵子 15g。7 剂，每日 1 剂，水煎服。

五诊：针灸治疗后，排尿疼痛有缓解，但不巩固，仍排尿疼痛，有灼热感。舌红，苔薄黄，脉弦数。尿常规示：BLD（+），PRO（+），白细胞 50 个/μl，红细胞 30 个/μl。方药：

太子参 15g	麦冬 15g	黄芩 10g	柴胡 15g
丹参 15g	萹蓄 15g	小茴香 10g	石膏 15g（先煎）
冬葵子 15g	延胡索 10g	蒲公英 15g	白花蛇舌草 30g
瞿麦 15g	肉桂 5g	红藤 30g	砂仁 6g（后下）

7 剂，每日 1 剂，水煎服。

六诊：排尿灼热、疼痛明显缓解，排尿略疼。舌红，苔薄白，脉弦细。方药：五诊方加桃仁 10g、怀牛膝 10g、炮山甲 6g、炙水蛭 10g。7 剂，每日 1

剂，水煎服。

【按】考历代医家将淋证分为气、血、石、膏、劳、热诸淋，对瘀热淋证则少有论述。金代刘完素本着《黄帝内经》气血贵乎流通的理论，认为淋证的病机与气血郁结有关。《素问·玄机原病式》云："热甚客于肾部，干于足厥阴之经，庭孔郁结极甚，而气血不能宣通，则痿痹而神无所用。"该患者既有湿热下注，又有瘀血阻窍。其临床特点：症见小腹坠胀，排尿涩痛。此例以感寒为诱因，寒凝血脉，所以单用清热利湿法不足以完全祛邪。黄文政教授谨守病机，认为该例患者排尿涩痛，小便不利，与《伤寒论》太阳蓄血证的病机大致相同。因此在清热利湿的同时果断加用破血祛瘀之品。应用《伤寒论》的"桃仁承气汤"治疗，俾湿热得去，瘀阻得清，则瘀热淋证症状得到缓解。此案例为我们治疗淋证拓宽了思路。

第十八节　尿道综合征

尿道综合征好发于中老年女性，临床以尿频、尿急、尿痛、排尿不适或膀胱区疼痛为主要临床表现，但尿常规化验正常的一组临床综合征，亦称无菌性尿频。现在医学对尿道综合征的发病机理尚未完全明了，应用抗生素、镇静剂及解痉类药物治疗均无显著效果。中医治疗本病有一定的优势。

中医学中无"尿道综合征"的病名，根据本病症候特点，辨证当属于"淋证"（主要是热淋、气淋、劳淋、膏淋等）范畴。

一、病因病机

1. 病因

（1）外感湿热

因下阴不洁，秽浊之邪从下侵入机体，上犯膀胱，或由小肠邪热、心经火热、下肢丹毒等他脏外感之热邪传入膀胱，发为尿道综合征。

（2）饮食不节

多食辛热肥甘之品，或嗜酒太过，脾胃运化失常，积湿生热，下注膀胱，乃成本病。此即《丹溪心法》云："淋有五，皆属乎热。"《金匮要略·五脏风寒积聚》亦认为该证"热在下焦"。

（3）情志失调

因情绪波动、经期，肝气郁结，肝失条达，疏泄不畅，气郁化火，膀胱气滞，气化失司，而诱发或加重，属"淋证"中"气淋"的范畴。此即《医学入门》谓："气淋，小便涩滞常有余沥不尽，腹胀满。"《证治要诀》中有"气淋，气郁所致"之说。

（4）禀赋不足或劳伤久病

禀赋不足，肾与膀胱先天畸形，或久病缠身，劳伤过度，房室不节，多产多育，或久病不愈，耗伤正气，或妊娠、产后脾肾气虚，膀胱容易感受外邪，而致本病。

2. 病机

本病的成因虽有内、外之分，但其基本病理变化不外乎湿热蕴结下焦、肾与膀胱气化不利。其病位在膀胱与肾。肾者主水，维持机体水液代谢。膀胱者，州都之官，有贮尿与排尿功能。两者脏腑表里相关，经脉相互络属，共主水道，司决渎。当湿热等邪蕴结膀胱，或久病脏腑功能失调，均可引起肾与膀胱气化不利，而致本病。由于湿热导致病理变化不同，所累及脏腑器官也有差异，故临床上本病可有五证之分。若湿热客于下焦，膀胱气化不利，小便灼热刺痛，则为湿热下注之证；若肝气失于疏泄，气火郁于膀胱，则为肝气郁滞之证；若中气不足，气虚下陷，膀胱气化无权，则为脾虚下陷之证；若劳伤肾气或久病气虚而致肾失摄纳，膀胱气化无权，以至水液不能正常排出，则为肾气不足之证；若肾阳亏耗，命门火衰，督脉失养，膀胱失约，从而影响三焦水液正常运行，则为肾阳虚损之证。

二、诊断要点

1. 诊断

尿道综合征主要表现为尿频、尿急、尿痛、排尿困难等，其次为耻骨上疼痛、紧迫性尿失禁、压力性尿失禁、尿后疼痛等。尿道综合征尿频较排尿不适的表现更为突出。本病下尿路刺激症状表现明显，应排除尿路感染，应多次行尿培养检查，应注意标本要在用药前采集，阳性结果为尿路感染，阴性报告中，还应排除结核、真菌、L－型细菌、寄生虫和支原体等感染；此外，还需膀胱镜、B超等检查以排除膀胱、尿道器质性病变。尿道综合征多有长期使用抗生素而无效的病史。其诊断标准具备下列 3 条：①有明显的排尿困难、尿频，但无发热、白细胞增高等全身症状；②多次尿路细菌培养，菌落数 $< 10^5 \text{cfu/ml}$；③尿中红、白细胞 < 10 个/HP。

2. 鉴别诊断

本病主要与尿路感染性疾病相鉴别。

（1）尿路感染

患者表现为尿频、尿急、尿痛、排尿困难等，可伴有腹痛腰痛等；中段尿可培养出病原微生物；可分为真菌、细菌、病毒感染等。多发于留置导尿管、糖尿病、应用免疫抑制剂的患者。针对培养出的病原微生物使用抗生素后，效果明显，可明显缓解症状。

（2）肾结核

慢性膀胱炎症状长期存在且逐渐加重，一般尿培养无细菌生长，又找不到原发病时，应考虑肾结核。鉴别要点是肾结核多并发生殖器结核病（如附睾或睾丸结核）或有其他器官结核病史；血尿多与尿路刺激征同时出现，而膀胱炎时血尿为"终末血尿"，且抗菌药治疗有效。尿结核菌阳性及静脉肾盂造影更有助诊断。

（3）神经源性膀胱

多继发于糖尿病、脊髓灰/白质炎、脑炎、脑卒中、脑脊膜膨出、脊柱裂脊膜膨出，以及神经中枢或周围神经损伤等伴膀胱过度活动时，其症状与尿道综合征有相似之处。表现为尿频、尿急、排尿困难、压力性尿失禁等排尿功能障碍症状。但尿动力学检查显示尿道压力正常，膀胱逼尿肌压力增高，反射亢进。有时可出现尿潴留、肾积水、肾功能减退等。

（4）尿路真菌感染

可表现出尿路刺激征症状，尿液一般细菌培养无致病菌生长。但其与女性尿道综合征的不同之处在于尿路真菌感染与糖尿病、免疫力低下及长期大量应用广谱抗生素、激素、免疫抑制药及留置导尿管、尿路畸形等密切相关。其特征性表现为静脉肾盂造影可显示真菌菌球和肾乳头坏死。显微镜下可见真菌孢子和菌丝。

三、辨证论治

黄文政教授根据尿道综合征的临床表现及病机特点，将其分为五种证型辨治。

1. 湿热下注证

主症：尿频，尿急，尿中灼热刺痛，小便黄赤，口苦咽干，少腹坠胀，腰痛。舌红，苔黄腻，脉弦数。

治则：清热利湿，通淋。

方药：柴苓汤合桃仁承气汤加减。

柴胡 15g	黄芩 15g	茯苓 15g	泽泻 15g
生甘草 15g	桃仁 10g	大黄 6g	滑石 15g（包煎）
芒硝 6g	萹蓄 15g	车前子 10g（包煎）	

2. 肝气郁滞证

主症：尿频，尿急，小便淋沥不爽，有灼热疼痛感。舌红，苔薄黄，脉沉弦。

治则：疏肝解郁，清泻内热。

方药：丹栀逍遥散加减。

牡丹皮 15g	栀子 15g	当归 10g	赤芍 12g
茯苓 15g	泽泻 15g	白术 10g	柴胡 15g
白茅根 30g			

3. 脾气下陷证

主症：尿意频频，尿中滞涩感不明显，尿有余沥，倦怠乏力，面色㿠白。舌淡红，或有齿痕，苔薄白，脉沉缓。

治则：益气升陷，固肾止遗。

方药：补中益气汤加减。

生黄芪 30g	太子参 15g	白术 15g	茯苓 15g
仙茅 12g	淫羊藿 15g	补骨脂 12g	陈皮 10g
升麻 6g	柴胡 10g	当归 15g	炙甘草 10g

4. 肾气不足证

主症：神疲乏力，气短声低，腰膝酸软，遇劳则发或咳则尿出。舌淡，苔白，脉沉细。

治则：补肾助阳，缩尿止遗。

方药：肾气丸合缩泉丸加减。

熟地黄 20g	山茱萸 15g	山药 15g	没药 10g
肉桂 5g	益智仁 15g	茯苓 15g	鹿角胶 10g（烊化）
泽泻 15g	牡丹皮 15g		

5. 肾阳虚损证

主症：尿频，尿急，夜尿频多，腰脊疼痛，畏寒膝软，精神倦怠。舌淡，苔白，脉沉细。

治则：温阳补血，散寒通滞。

方药：阳和汤合麻黄附子细辛汤加减。

熟地黄20g　　炙麻黄6g　　　细辛6g　　　鹿角胶15g（烊化）

白芥子10g　　炮干姜6g　　　肉桂10g　　　砂仁10g（后下）

炙甘草6g

四、临证备要

尿道综合征发病原因尚不明确，但黄文政教授认为可以用中医进行辨证论治，其病因病机则不外湿热下注、肝郁气滞、肾气不足、脾虚下陷、肾阳虚损等证，或数证相兼而致病。辨治本病应辨虚实，从而分清主次，辨证用药。正气内虚为发病之本，湿热外感为发病之标。不可忽视疏肝理气、通淋利尿之治法。而湿性黏滞，又存在正气内虚，无力抗邪之实，病情缠绵，则应长疗程扶正与祛邪共用。正虚甚则偏重补虚，邪气盛则偏于祛邪，抽丝剥茧，方能痊愈。

1. 诊断准确，排除相关疾病

尿道综合征以尿频、排尿不适为主要表现，常被误诊为尿路感染而长期使用抗生素。因此，对主诉有尿频、排尿不适者，临床无菌性、微生物尿路感染的证据，多次尿培养定量均阴性、尿常规检查正常，应予膀胱镜、B超等检查排除膀胱、尿道器质性病变，并积极排除尿路结核、真菌、厌氧菌、淋球菌、支原体、衣原体等非典型性病原菌感染，以明确诊断。

2. 去除诱因，治疗得当

应积极寻找排查本病诱因，针对诱因进行治疗；本病患者在确诊以前长期使用抗生素但效果不明显，若已诊断为本病，则无须使用抗生素，应针对病因治疗，以缓解症状。本病属中医"淋证"范畴，论治时当辨清湿热下注、肝郁气滞、肾气不足等不同证型，正确辨证，合理遣方用药。

3. 防止复发

尿道综合征虽然仅有尿路刺激症状，但容易复发。防止复发成为本病治疗之重点。本病为本虚标实之证，其膀胱湿热症状明显，论治时多以祛邪为主，易忽略对本虚的治疗。发病之初以邪实为主，久病则耗伤正气，正虚而邪易盛，反复感染则正气愈虚，而使证情复杂，迁延不愈。病之初起以祛邪为主，病之始愈则当兼顾扶正，扶正以祛邪。长期扶正以补正虚之不足，"正气存内，邪不可干"，正气复则病难复发，而至痊愈。

4. 重视其他因素的调节

尿道综合征的发病与精神情志因素有密切关系。部分患者在患病之前就存在精神症状，既病之后由于长期使用抗菌药物而效果不显著，使身心症状更为明显，多表现为心烦易怒、记忆力下降、注意力不集中、失眠等症状，疏肝理气与补肾益精之药虽可缓解症状，但不能祛除病因。此时，应注意心理治疗。医生应倾听患者主诉，给予安慰并耐心地解释，消除影响疾病的不利心理因素，激发患者乐观情绪，使其正确面对本病。且本病与患者生活习惯及个人体质亦有密切关系，嘱咐患者平时注意个人卫生，改正不正确的生活习惯，勿憋小便，可以减少复发次数。

五、典型病例

王某，女，60 岁。2011 年 3 月 21 日初诊。

主诉：小便频数，一日数十次，伴有尿急、遗尿十年余。

患者自 2000 年春节以来，出现小便频数，一日数十次，伴有尿急、遗尿，曾于本院就诊，尿常规及尿细菌培养均为阴性，诊为"尿道综合征"。服用肾气丸、缩泉丸等治疗罔效。现症见：小便频数（一日数十次），伴有尿急、遗尿，腰脊疼痛，膝软畏寒，面色萎黄，精神倦怠，时时欲寐。舌淡，苔白，脉沉细。

中医诊断：劳淋。

辨证：肾阳虚衰，督脉失养，膀胱失约。

治则：温补肾阳，温养督脉，化气止遗。

方用：阳和汤加减。

熟地黄20g	炙麻黄6g	炮干姜6g	鹿角胶15g（烊化）
肉桂10g	细辛6g	炙甘草6g	砂仁10g（后下）
制附片10g（先煎）			

14剂，每日1剂，水煎服。

二诊：患者服药后自诉精神倦怠好转，畏寒减轻，小便次数有所减少。刻诊：小便频数，尿急，遗尿，腰膝酸软，疼痛。舌淡，苔白。方药：前方加续断10g、狗脊15g、桑寄生20g。14剂，每日1剂，水煎服。

三诊：形寒肢冷、腰膝酸软等明显好转，腰腿力量增强，精神倦怠和嗜睡症状消失，小便次数略有减少，仍有尿急和遗尿症状。舌苔淡白，脉沉细。方药：二诊方去炙麻黄、细辛，加没药10g、小茴香10g。14剂，每日1剂，水煎服。

四诊：患者自诉小便次数明显减少，日六七次，夜尿一次，其他伴随症状都大为好转，精神状态良好，建议患者效不更方，继续服药半个月。

五诊：患者精神清爽，面色转为红润，小便频数已止。随访三个月未见复发。

【黄文政教授按】 仲景云："少阴病，但欲寐。"本案患者精神倦怠，时时欲寐，且小便频数兼见腰脊疼痛、畏寒肢凉，是肾阳不足、督脉失养的表现，故而以缩泉丸等固涩止遗之法治疗为治标之治，难见长效。《临证指南医案》有云："肝肾内损，渐及奇经诸脉。"因督脉主持一身阳气，肾阳久虚，必致督脉失养，故治疗以温阳益肾、温养督脉为法，使肾阳振奋，督脉充养，气化归于正常，而尿频方可为之止。《本草经》中有"细辛不过钱，过钱则令人闷绝而死"之说。方中细辛用量超过一倍，而患者无任何不良反应；一者因有麻黄、附子之辛温发散已解其毒，二者采用水煎其毒性已减。有实验研究表明，细辛在散剂中较之煎汤服用其毒性大五倍，即在汤剂中细辛最多可用至15g，而方中用量为6g，可以无虞。

第十九节　尿路结石

尿路结石亦称尿石症，是指在泌尿系统内形成数目、大小、成分和形状不等的固态物质，停留在从肾乳头到尿道外口这一段泌尿道内，可引起疼痛、血尿等临床症状的疾病。根据结石所在的部位可分为肾结石、输尿管结石、膀胱结石和尿道结石，前两种合称上尿路结石，后两种合称下尿路结石。常见的结石有：含钙结石、感染性结石、尿酸结石、胱氨酸结石。肾盂和肾盏内的结石称为肾结石，其形成与社会环境、自然环境、种族遗传、饮食习惯、代谢异常、疾病、用药等因素有关。

结石为坚硬有形之物，阻滞气机，可致腰腹部拘急而痛；石伤血络，迫血妄行，可致血淋。本病常以腰痛，或尿频急涩痛，或血尿，或尿中排出砂石为主症，分别属于中医的"腰痛""血淋""石淋""砂淋"等范畴。

一、病因病机

1. 病因

黄文政教授认为尿路结石的病因与感受外邪、饮食不节、情志失调、劳倦过度等有关。

（1）外感湿浊或湿热之邪，或下阴不洁，秽浊之气侵入，侵犯肾与膀胱，湿热蕴结下焦，煎熬尿液，日久尿中杂质结为砂石。

（2）饮食不节，嗜食肥甘厚味、辛辣炙煿之品，或饥饱失常，损伤脾胃之气，脾失健运，湿热内生，湿性下趋，湿热客于下焦，尿液受其煎熬，日久成石。

（3）恼怒伤肝，肝气不疏，气郁化火，气火郁于膀胱，化热伤阴，灼尿为石。明代李中梓亦指出："妇女多郁，常可发为气淋和石淋"，提出情志与石淋的关系。

（4）劳倦太过，或因房劳过度，损伤脾肾，正气虚损，肾与膀胱易受外邪侵犯。若肾阴亏虚，阴虚则生内热，日久煎熬尿液成石。若肾气不足，蒸腾气化失职，推动无力，引起人体水液代谢出现障碍，尿浊杂质结为砂石。或下焦气血瘀滞，气不行水，水道不畅，浊质凝结，日久成石。

2. 病机

《诸病源候论》提出"诸淋者，由肾虚而膀胱热故也""肾虚为热所乘"。黄文政教授亦认为肾虚为本、湿热为标是尿路结石的基本病机。病位在膀胱，与肾、肝、脾等脏相关。结石为有形实邪，其停留尿路，影响局部气血运行而致瘀滞，不通则痛，久则耗气伤阴，进而耗伤肾中阳气，不能正常运化水液，水湿停聚。结石初起，多为湿热蕴结，久病伤及正气，或为肾阴亏虚，或为肾气不足，而砂石未去，常为虚实夹杂之证。

二、诊断要点

1. 病史和体检

病史中多有典型的腰痛、肾绞痛和血尿，或曾从尿道排出过结石。体格检查可无明显阳性体征，部分患者患侧肾区可有叩击痛。结石梗阻引起严重肾积水时，可在上腹部触及增大的肾脏；输尿管走行区结石相应部位有压痛。对于反复发生肾结石的患者，要检查颈部，注意有无肿大的甲状旁腺。

2. 化验检查

尿液常规检查可见红细胞、白细胞或结晶，尿 pH 在草酸盐及尿酸盐结石患者常为酸性，磷酸盐结石患者常为碱性。合并感染时尿中出现较多的脓细胞，尿细菌学培养常为阳性，计数大于 10 万个/ml 以上。并发急性感染及感染较重时，血常规检查可见白细胞总数及中性粒细胞升高。多发性和复发性结石的病人，应寻找尿路结石形成的代谢因素，如查血尿酸、甲状旁腺激素、血钙、血胱氨酸、草酸浓度。尿钙、草酸、枸橼酸水平等。

3. 影像学检查

对所有具有泌尿系结石临床症状的患者都应该做影像学检查，其结果对于结石的进一步检查和治疗具有重要的价值。

（1）B超检查

B超可以发现4mm以上X线阳性及阴性结石，并了解结石以上尿路的扩张程度，间接反映肾实质和集合系统的情况。超声可作为泌尿系结石的常规检查方法，尤其是在肾绞痛时作为首选方法。

（2）尿路平片

尿路平片可以发现大部分X线阳性结石，能大致地确定结石的位置、形态、大小和数量。

（3）静脉尿路造影（IVU）

IVU可了解尿路有无解剖异常，确定结石位置，发现尿路平片上不能显示的X线阴性结石。还可以了解分侧肾脏的功能，确定肾积水程度。在一侧肾脏功能严重受损或者使用普通剂量造影剂而肾脏不显影的情况下，采用加大造影剂剂量（双剂量或大剂量）或者延迟拍片的方法往往可以达到肾脏显影的目的。肾绞痛发作时，由于急性尿路梗阻往往会导致尿路不显影或显影不良，因此对结石的诊断会带来困难。

（4）CT扫描

尽管尿路结石诊断通常不需要CT检查，但螺旋CT能够检出其他常规影像学检查中容易遗漏的小结石，尤其适合急性肾绞痛患者。

（5）逆行或经皮肾穿刺造影

造影不作为常规检查手段，仅在静脉尿路造影不显影或显影不良，以及怀疑是X线阴性结石，需要做进一步的鉴别诊断时应用。

扫码立领
☆ 常用药对
☆ 医案集粹

三、辨证论治

1. 下焦湿热证

主症：腰部胀痛、牵引少腹、或涉及外阴，小便短数，灼热刺痛，色黄赤或血尿，尿中时夹砂石，或有寒热、呕恶、口苦、汗出。舌红，苔黄腻，脉弦数。

治则：清热利湿，排石通淋。

方药：石韦散加减。

金钱草 30g	石韦 15g	鸡内金 15g	海金沙 15g（包煎）
冬葵子 15g	牛膝 10g	白芍 10g	滑石 10g（包煎）

2. 阴虚湿热证

主症：腰酸耳鸣，小便艰涩，尿中时夹砂石，头晕目眩，面色潮红，时有低热，心悸气短，五心烦热，盗汗。舌红，少苔，脉细数。

治则：滋阴清热，通淋排石。

方药：六味地黄丸合石韦散加减。

熟地黄 20g	山茱萸 10g	山药 10g	石韦 15g
冬葵子 10g	泽泻 15g	茯苓 15g	海金沙 15g（包煎）

3. 气滞血瘀证

主症：腰部隐痛、钝痛，尿时小便突然中断，疼痛剧烈，上连腰腹，伴尿血或尿色黄赤，砂石排出后疼痛即缓解。舌质暗红或有瘀斑，脉弦紧或缓涩。

治则：清热利湿，活血通淋。

方药：石韦散合失笑散加减。

金钱草 30g	石韦 15g	鸡内金 15g	海金沙 15g（包煎）
冬葵子 15g	牛膝 10g	白芍 10g	滑石 10g（包煎）

五灵脂10g   蒲黄10g

四、临证备要

黄文政教授认为尿路结石属于中医的"腰痛""血淋""石淋"等范畴，其基本病机是湿热内蕴，故治疗时以清热利湿为根本治法，在临床中常以石韦散为主方。结石滞留迁延不愈，可致肾气亏耗，虚实夹杂。治疗时应结合具体症状辨证论治，酌情合用缓急止痛、理气行滞、活血化瘀或凉血止血等方法。尿路结石患者以虚实夹杂证多见，在治疗时当攻补兼施，兼顾正气，即使是针对纯实之证也要防止清利太过伤正碍邪。正气充足，蒸腾气化有力，水道得濡，气行血畅，石乃得出。在临床治疗中，黄文政教授亦鼓励患者多饮水，配合跳跃或颠簸运动等促使结石下移及排出。对于尿路结石，黄文政教授主张用金钱草最少60g，金钱草有化石排石的作用，磷酸盐类晶体，可在方药中加入核桃仁，尿酸结石常应用降尿酸方，胆固醇结石常应用六一汤。

五、典型病案

1. 陈某，男，30 岁。2014 年 11 月 4 日初诊。

主诉：泌尿结石 1 月余。

今年 10 月于天津市南开医院体外排石，输尿管结石已排出。B 超示：双肾结石直径 0.4 ~ 0.5cm。现无明显症状，时腰腹痛。舌红，苔薄，脉来细弦。

西医诊断：肾结石。

中医诊断：石淋。

辨证：下焦湿热证。

治则：清热利湿。

方药：石韦散加减。

生黄芪30g	金钱草60g	鸡内金15g	郁金15g
莪术10g	青皮10g	枳壳10g	海金沙15g（包煎）

白芍 20g　　　巴戟天 10g　　　肉苁蓉 15g　　　杜仲 10g

牛膝 10g　　　甘草 6g　　　　滑石 10g（包煎）

14 剂，每日 1 剂，水煎服。

二诊：腰腹疼痛减轻，服用几剂后，腹部突然绞痛，瞬间疼痛下移，随尿排出一块小结石，表面粗糙，结石排出后，腹部疼痛随即消失，查 B 超未见结石。继予前方 7 剂以巩固疗效。

【按语】肾结石是指一些晶体物质和有机物质在肾的异常聚集。对直径小于 0.5cm 的圆形光滑结石，无尿路梗阻或感染，且肾功能良好者，可以采用内科治疗。金钱草、鸡内金、海金沙具有排石溶石之功。黄芪用意有三：一是黄芪为升阳举陷之要药，于大队苦寒下行之药中配伍上升之黄芪，有欲降先升之妙，可使正气得升，邪气得降。二是黄芪为补气之药，结石的排出，离不开气的推动，黄芪可起补气排石之功。三是黄芪为健脾之药，排石之药多为苦寒清利之药，易伤脾胃，黄芪可防苦寒伤胃。《诸病源候论》即已指出淋证以肾虚为本，若肾气化蒸腾之力充足，则结石不易形成，故方中加入巴戟天、肉苁蓉、杜仲、牛膝等补肾药，使肾阳气充足，有助于肾的气化作用，膀胱气化增强，尿液增加，有助于结石排出体外。

2. 宋某，男，46 岁。2011 年 8 月 23 日初诊。

主诉：间断腰部疼痛半年余。

间断腰部疼痛半年余，右侧明显，时有小便涩滞，淋漓不畅。时胸闷，善叹息，情绪激动及劳累后加重。超声示双肾内可见多处强回声光团，右肾中极可见 0.4cm×0.6cm 强回声光团，后方伴声影，左肾下极可见 2～3 个强回声光团，大小 0.1～0.2cm，后方伴声影。诊断为双肾多发结石。曾服用药物治疗未见明显效果，遂来此就诊。现时腰部刺痛，易烦躁，小便偏黄，大便通畅。舌质暗红，苔薄黄，脉弦。

西医诊断：肾结石。

中医诊断：石淋。

辨证：气滞血瘀证。

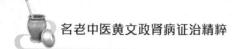

治则：活血化瘀，排石通淋。

方药：失笑散合石韦散加减。

五灵脂 10g   生蒲黄 10g   柴胡 15g   白芍 10g

金钱草 30g   石韦 15g   海金沙 15g   鸡内金 15g

冬葵子 15g   牛膝 10g   杜仲 10g   滑石 10g（包煎）

7 剂，每日 1 剂，水煎服。

二诊：服药后，腰部疼痛略有缓解，小便涩滞，排尿浑浊，尿中出现沉渣。舌暗红，苔薄白，脉弦缓。方药：前方加延胡索 15g、郁金 15g。7 剂，每日 1 剂，水煎服。

三诊：患者诉于昨日排尿时，突觉尿道堵塞感，经用力而排出细砂样结石。查 B 超示双肾未见明显异常，肾结石排出而病愈。

【按语】结石为有形之物，且患者肝气郁结，久而气滞血瘀，故其治疗应以理气活血化瘀兼以排石为主。方以柴胡、白芍疏肝理气，兼以推动结石下行；失笑散活血化瘀止痛；金钱草、石韦、海金沙排石通淋。服药后尿中出现沉渣为结石渐化之象。盖肾与膀胱相表里，结石为有形之物，在其形成之初，由于气化通泄功能的不利，气滞又引起郁结，郁结不化则更使气滞不行，愈结愈甚，故疏肝理气化瘀而通淋，去其所因，为本证治疗之常法。

下 编

用药经验总结

第一章　黄文政教授用药经验

牙龈萎缩，脾虚者加山药、扁豆。牙齿松动，肾虚者加肉苁蓉。齿痛、龋齿者用骨碎补、白薇。牙龈肿痛、出血，阳明有热者，用清胃散；阳明有余，少阴不足者，用玉女煎。

脱肛，整体来说属气陷，分而言之，局部有气滞，故用补中益气汤加枳壳，一般用15g左右，重者用30g；顽固脱肛用甲鱼头（瓦片煨黄研末），黄酒送服。

蜂房具有益气养血、补肾温阳功效，在益精的基础上加用。可有助阳通络之功，而无耗气伤精之弊，又此药入阳明经，故三叉神经疼牵及颜面、鼻翼，可以此为引经之药。

阳跷脉为病，肝胆络脉到达目，目开不寐，为有升无降，用郁李仁、竹茹降气；昏昏欲睡，为有降无升，用麻黄、升麻升气，加当归、熟地黄防升之太过。

疼痛引经药：上肢痛用桂枝、桑枝、片姜黄、海桐皮、络石藤；下肢痛用肉桂、牛膝、松节、老鹳草；关节痛用松节、老鹳草、追地风；全身痛用海风藤、青风藤、西秦艽、防风；腰部痛用鹿衔草、豨莶草、功劳叶、石楠藤；肾阳虚痛用补骨脂、淫羊藿、巴戟天、狗脊；肾阴虚痛用女贞子、墨旱莲草；尾骶痛用骨碎补；前额痛加白芷；眉棱骨痛加蔓荆子；巅顶痛加藁本；头角痛加黄芩、柴胡。

气短而喘，属肺肾气虚者，用冬虫夏草10g；肾不纳气者，用蛤蚧一对；肾阳虚者，用红参；肺阴虚者，用西洋参10～20g；附子有毒，常配大黄减毒。

紫菀可治疗便秘。

佩兰，又名醒头草，口黏为脾瘅，重用佩兰 30g 治之。

白细胞降低，可以用鸡血藤、太子参治之。

膝关节积液，可用白芥子、穿山甲，如用以治疗髌骨软化增生症。

低热，用黄芪鳖甲散，鳖甲不能用龟甲代替，鳖甲能引药入阴分；青蒿可透邪于外。龟甲则可固护任脉，多用于清热固经汤，治疗崩漏属冲任不固者，药用炙龟甲、牡蛎、阿胶、生地、地骨皮、焦栀子、黄芩、地榆、棕榈炭、生藕节、生甘草。

狗脊能通达督脉。

蛇床子能治阴中冷，如《金匮要略》蛇床子散治疗寒湿带下。

眼角痒，则用菊花 10g、木贼草 10g、密蒙花 10g，水煎服或熏目。

尿常规见白细胞升高，重者用白头翁、马齿苋，轻者可加红藤、败酱草。

扫码立领
☆ 常用药对
☆ 医案集粹

第二章　黄文政教授常用对药

黄文政教授临床擅用施今墨对药。如对施老的对药狗脊—细辛用以治疗腰痛，苍术—生地黄—玄参—丹参，有很好的降糖作用；临床善用祝谌予三对药加味，即降血糖的苍术、玄参，降尿糖的黄芪、山药，活血化瘀的丹参、葛根。以此三对药为基础，随辨证分型再选加相关中药，适宜病情稳定的患者常服，且不易发生低血糖，临床效果良好。此外还新增以下个人对药。

土鳖虫—水蛭　治疗慢性肾炎、肾病综合征、肾功能不全等后期，能降低血脂、降低血液黏稠度、改善肾血流量、防止肾间质纤维化、降低尿蛋白、延缓肾功能不全的进展。尤其对顽固性蛋白尿，水肿不消的患者疗效甚佳。黄教授在临床应用中类似于此类药对还有全蝎—蜈蚣、穿山甲—地龙等。常用量为10g左右，不宜过量。

蝉蜕—僵蚕　二者合用使清阳之气循经煦体，浊阴之气离经自散，同时二者为疏风解表透络要药，兼有清咽利喉之功，适合风热侵袭，咽喉不利之证，亦常常用于无外感证的轻度蛋白尿患者。另黄教授认为药用蝉蜕、僵蚕，主入肺经，消咽喉之积毒，且二者皆虫类，可达经络，对于反复发作的慢性咽炎效果尤佳。常用量为6~12g。

硼砂—儿茶　为黄教授治疗口腔溃疡的常用药，二者合用具有清热解毒、敛疮生肌之功。

地龙—土鳖虫　二者平肝息风止痉，主要用于高血压肾损害、局灶节段硬化性肾炎、糖尿病肾病等表现为肾络细急、痉挛者。研究表明：地龙能拮抗 AngⅡ，为天然 ACEI 药物，并能明显改善肾病综合征患者的血流动力学。

全蝎—蜈蚣　二者善于搜风通络逐瘀，相伍而用，用于微小病变、膜性肾病表现为肾络瘀阻者，大量蛋白尿是以上两种肾脏病理类型的临床特点，大量蛋白尿导致肾络瘀阻的情况更为突出，因此，对于临床并无肾活检病理诊断，但以大量蛋白尿为主要表现者即可应用全蝎、蜈蚣治疗。

水蛭—穿山甲　《医学衷中参西录》载水蛭"祛瘀而不伤正，默消瘀血于无形"；穿山甲"走窜之性，无微不至故能宣通脏腑，贯彻经络，通达关窍"，凡血凝血聚为病，皆能开之。临床常用于治疗重度系膜增生性肾炎、硬化性肾小球肾炎表现为肾络闭塞者，此期患者因肾脏病理损害较重，肾小球滤过能力明显下降，蛋白尿开始减少，可表现为轻、中等量蛋白尿，临床也常以乌梢蛇、穿山甲作为对药应用。

藿香—厚朴　二药均为祛湿化浊要药，相须为用，藿香辛香而不燥烈、温煦而不燥热，芳香化浊，里湿化而脾胃醒；厚朴理气健脾消胀，合用二药，共奏芳香化浊、健脾利湿功效，湿浊去则蛋白自消。

黄芪—白术　黄芪味甘，性微温，归脾、肺经，补气升阳、益卫固表、利水消肿、托疮生肌。白术味苦、甘，性温，归脾、胃经，补气健脾，燥湿利水，乃扶植脾胃、散湿除痹、消食除痞之要药。两药同用，共奏益气健脾之功，脾气得胜则精微物质不下陷，临床常常可用于治疗蛋白尿。

三七—茜草　三七有化瘀止血、活血止痛之功；茜草性寒，味苦归肝经，有凉血止血、化瘀通经之功。二药配伍，相得益彰，有凉血止血、化瘀通经之功。临床适用于血尿的各种证型。三七有效成分三七总苷具有抗炎、降脂、扩血管、抗自由基的作用，可明显延迟肾间质纤维化。

黄芪—防己　黄芪味甘，性微温，归脾、肺经，补气升阳、益卫固表、利水消肿、托疮生肌；防己味苦、辛、寒，归膀胱、肾和脾经，具有祛风湿、止痛利水的功效。防己甲素具有降血压、抗炎等作用。

地锦草—荠菜花　地锦草味辛，性平，归肺、肝、胃、大肠经，具有清热解毒、利湿退黄、活血止血的作用；荠菜花功用凉血止血、清热利尿、健脾利水。二药为治疗肾炎血尿的经验药对，两药配伍不但加强了清热止血、利尿通淋的功效，并且可以祛邪安正，保护肾脏功能。常用量为 15～30g。

芡实—金樱子　芡实味甘、涩，性平，归脾、肾经，益肾固精、健脾止泻、除湿止带；金樱子酸、涩、平，归肾、膀胱、大肠经，固精缩尿、涩肠止泻。此药对治疗慢性肾炎、糖尿病肾病之蛋白尿，或小便频、遗精等症。二药相须配伍，增强补肾固精缩尿之功，肾气得补，精关自固，从而遗精、遗尿、带下皆除，临床确能达"仙丹"之效。常用量为10~15g。

蒲公英—白花蛇舌草　蒲公英性平，味甘、微苦，可清热解毒，利尿；白花蛇舌草清热解毒，活血利尿。二者合用常用于治疗泌尿道感染，小便不利者，常用量为10~30g。

生地榆—马鞭草　生地榆凉血止血，清热解毒，消痈敛疮；马鞭草味苦，性凉，活血散结，截疟，解毒，利水消肿。二者相伍为湿热下注之尿血的常用药对。常用量为10~30g。

浮小麦—稻根须　两药合用可收敛止汗。常用量为30g左右。

没药—益智仁　两药合用温肾助阳，可用于治疗肾阳虚所致的尿失禁、尿不尽等症状。

紫苏叶—黄连　《温热经纬》："肺胃不和，最易致呕，盖胃热移肺，肺不受邪，还归于胃，必用川连以清湿热，紫苏叶以通肺胃。"二者合用治疗湿热证，呕恶不止。

柴胡—黄芩　二药参合，升清降浊，调和表里，和解少阳，清少阳之邪热甚妙。主治少阳病，症见口苦、咽干、目眩、往来寒热、胸胁苦满、心烦喜呕、纳呆等。

丹参—葛根　丹参味苦，性微寒，归心、肝经，能活血调经、凉血消痈、安神，其具有很好的活血化瘀作用，可促进肾动脉灌流量，改善微循环，缓解血液高凝状态，减轻或延缓肾损害；葛根甘、辛，性凉，可有效缓解项背部的疼痛，拘挛不适感，二者相配，可使活血化瘀作用倍增。

杜仲—续断　杜仲味甘，性温，归肝、肾经；续断味苦、辛，性温，归肝、肾经，二者相配常常用于治疗腰部疼痛不适。

白术—山药　白术味苦、甘，性温，归脾、胃经，补气健脾，燥湿利水，乃扶植脾胃、散湿除痹、消食除痞之要药。偏于脾虚重者用麸炒白术，水肿较重者用生白术。山药味甘性平，归脾、肺、肾经，有益气养阴、补脾肺肾、救阴敛阳之功，《本草求真》载其"本属食物，气虽温而却平，为补脾肺之阴。是以能润皮毛，长肌肉，味甘兼咸，又能益肾强阴"。两者配伍，山药以滋脾之阴，白术以理脾之阳，脾脏之阴阳调和，运化之功则健。

地肤子—白鲜皮　地肤子味甘、苦，性寒，具有清湿热、祛风止痒、利小便的功效；白鲜皮味苦、咸，性寒，具有祛风、燥湿、清热、解毒之功效。二者合用祛风止痒，治疗临床遇到的皮肤瘙痒、湿疹等疾病。常用量为20～30g。

黄芪—当归　黄芪味甘，性微温，归脾、肺经，可补气升阳、益卫固表、利水消肿、托疮生肌；当归味辛，甘，性温，可补血、活血、调经。二者合用共奏补气生血、降低尿蛋白、提升血浆白蛋白、缓解肾性贫血作用。

蒺藜—地肤子　蒺藜性平，味苦、辛，入肝经，可平肝解郁、祛风明目；地肤子性寒，味辛、苦，归膀胱经，可清热利湿、祛风止痒，《神农本草经》载其"主膀胱热，利小便"。二药合用，共奏祛风清热、辛开苦降、去除蛋白尿之功。

生龙骨—生牡蛎　生龙骨性平，味涩、甘，具有镇心安神、平肝潜阳、收涩固脱止血、敛疮的功效；生牡蛎性微寒，味甘、咸，具有滋阴、养血、补五脏、活血、充肌等功效。两药均具有收涩的作用，二药合用可止汗、固精、治疗蛋白尿。常用量为30g。

炒谷芽—炒麦芽　二者均具有消食和中、健脾开胃的功效，临床为纳差者常用药。常用量为30g左右。

酸枣仁—夜交藤　夜寐不安者常用药。常用量为20～30g。

茵陈—鸡骨草　转氨酶升高者常用药。

黄连—细辛　皆是一冷一热，一阴一阳，寒因热用，热因寒用，主辅相佐，阴阳相济，最得制方之妙。常用于治疗口疮。

川楝子—生地黄　川楝子味苦，性寒，具有行气止痛、杀虫的作用；生地黄味甘、苦，性寒，具有清热凉血、养阴生津的作用。地黄滋补肝肾之阴，与川楝子合用，治疗肝气不舒之胁肋痛，泄肝热而不伤肝阴，共奏柔肝行气止痛的作用。

荆芥—防风 外感表证，用麻黄、桂枝太热，有时用金银花、连翘又过寒，荆防为辛凉发表轻剂用之较宜，荆防药对，发汗力缓，四季外感风寒者均可用之。防风偏入气分，荆芥偏入血分，若将此二味炒炭，可使轻扬疏散之性大减，取色黑能入血而胜赤之意，以收止血的功效，黄教授常用此对药治疗肾炎患者之血尿。常用量为 6～15g。

白茅根—芦根 芦根清热生津力量尤甚，善于清肺胃气分邪热，养阴生津护卫气，可与天花粉等药物配伍应用治疗消渴病；白茅根为凉血止血要药，又有清热生津、利水之功，可导热下行，治疗水肿、热淋等。二者相伍，用于治疗急慢性肾炎血尿、尿路感染等症见口渴舌红、尿少而热等证。相伍应用于血尿，清不伤正，养不恋邪，一入气，一入血，功效益彰，共奏气血双清、利尿止血之效。常用量为 15～30g。

三七—花蕊石 三七味甘，微苦，性温，可活血祛瘀、消肿止痛，止血而不留瘀；花蕊石酸涩收敛，辛能行散，入肝经血分，长于化瘀收涩止血，能守能走，静中有动。两药同用，止血而不留瘀，活血而不出血，共奏化瘀止血、活血定痛之功。二药相伍，取自化血丹之义，治疗顽固性血尿，疗效颇著。常用量为三七 6g、煅花蕊石 10g。

鬼箭羽—地骨皮 二药合用可取得较好的降血糖作用，是黄教授常用作治疗糖尿病肾病的药对之一，且用量较大，一般为20～30g。鬼箭羽活血化瘀力优，能有效降低肾小球的硬化程度。此外，黄教授认为：苍术—玄参，苍术—黄柏，丹参—鬼箭羽，葛根—丹参，葛根—天花粉，黄芪—山药，黄芪—生地黄，知母—石膏，知母—黄连，玄参—麦冬等药对亦有治疗消渴或降低血糖的作用。中药降血糖较慢，应与西药联合应用，嘱咐病人重视餐后血糖，应控制在 <8.0mmol/L 的范围，以减轻肾损害及并发症。常用量为15～30g。

土茯苓—萆薢 土茯苓味甘、淡，性平，有清热除湿、泄浊解毒、通利关节之功；萆薢味苦，性平，利湿祛浊，祛风除痹。二者常用于治疗湿毒郁结之关节肿痛、小便浑浊不利等症。另外，此药对临床加减运用对湿热蕴结，湿毒下注之膏淋尿浊、慢性肾炎蛋白尿、前列腺炎、阴道炎等亦有良好疗效。

黄教授用此药对治疗尿酸性肾病、痛风性关节炎。在长期的临床实践中总结出，土茯苓配萆薢，强调土茯苓用量宜大。二药合用为治疗痛风要药，可快速消除临床症状，再加上威灵仙和山慈菇各10g，此四味药联合应用，能有效降低血尿酸指标，临床屡试屡效。

远志—石菖蒲　二者合用常用于治疗心肾阴虚、心肾不交的失眠。

旋覆花—代赭石　二者合用常用于治疗胃气上逆、反酸明显者。

川楝子—延胡索　二者合用疏肝、祛湿热、理气止痛，常用于治疗肝气不舒引起的疼痛。

火麻仁—郁李仁　二者合用常用于治疗大便秘结者。

女贞子—墨旱莲　女贞子味甘、苦，性凉，归肝、肾经，补肝益肾、乌须明目。《本草正》载："养阴气，平阴火"，止尿。墨旱莲甘、酸、寒，归肝、肾经，补肝肾阴凉血止血。《分类草药性》谓其"止血，补肾，退火"，二药相须为用，均入肝、肾经，滋补肝肾，滋养而不碍胃，清凉而不苦寒，互相促进，能增强滋补肝肾、凉血止血之功，取自二至丸之意。黄教授常用来治疗阴虚火旺、血热妄行之血尿、紫斑，加用藕节炭、小蓟等凉血止血之功效更宏。常用量为 10～30g。

蒲黄—五灵脂　二者合用有增强活血祛瘀、通利血脉止痛作用，具推陈致新之功。

天麻—钩藤　二者合用亦用于血压偏高引起的头晕头痛者。

黄柏—苍术　苍术辛烈温燥，可升可降，功擅祛风胜湿、健脾止泻；黄柏苦寒沉降，能清热燥湿、泻火解毒，善清下焦湿热。二药合用，具有清热燥湿之效，使湿去热清。黄教授常用于治疗湿热下注之尿频、尿急、尿痛等泌尿系症状，取自二妙散之意。

黄连—吴茱萸　二药伍用，辛开苦降，共奏清肝和胃制酸之效，以治寒热错杂诸症。

牛膝—泽兰　牛膝味苦、酸，性平，归肝、肾经；泽兰味苦、辛，性微温，归肝、脾经，可活血化瘀、利水消肿。二药合用共奏活血通经、利水消肿、补肝肾之功。

　　薏苡仁—茯苓　　薏苡仁长于清热利湿，茯苓长于健脾利水。两药合用，扶正与祛邪兼顾，共奏健脾利湿之功。

　　白花蛇舌草—蒲公英　　具有清热消炎、凉血解毒、活血祛瘀效用，对长期使用激素者可起到凉血解毒利湿功效。

　　黄芩—栀子　　两药对肾病治疗效用可能与其抗菌、降血压等功效有关。两药合用，共奏清热利湿、泻火解毒之功，可使疮疡肿毒得愈。

　　麻黄—桂枝　　二者合用可增强发汗解表、祛风散寒的作用，治疗风寒表证。

　　桑叶—菊花　　二者合用可增强疏散肺经风热之功，治疗风热感冒，或温病初起。

　　石膏—知母　　石膏味辛、甘，性大寒，可清泻肺胃而除烦热；知母味苦，性寒，可清泄肺胃，质润以滋其燥，增强清热除烦之力，同用清热病气分实热。

　　芒硝—大黄　　大黄为清热泻火、泻热通肠的主药；芒硝润燥通便，增强大黄峻下热结，有排除燥屎的作用，共治热结便秘。

　　黄连—木香　　黄连为清热燥湿、解毒止痢的主药；木香调中行气止痛，增强黄连清热燥湿、行气化滞的功效，共治湿热泻痢，腹痛里急后重之证。

　　半夏—陈皮　　半夏为燥湿化痰、和胃降逆而止呕的主药，辅以陈皮理气燥湿，使气顺而痰消，增强燥湿化痰、理气和中之功，共治湿痰之证。

　　桃仁—大黄　　桃仁破血祛瘀，大黄攻下宿积、荡涤热邪。二药合用，瘀热并治，共治瘀热互结之证。

　　半夏—黄连　　半夏辛温而燥，降逆消痰，散结除痞；黄连清热降火。二者合用，辛开苦降，既消痰热之结，又开气郁之痞，治疗痰热互结之胸痞。

　　桂枝—甘草　　经方中常用的配伍组合，两者配伍，辛甘化阳，临床应用十分广泛，是著名的经方药对。

　　枳实—白术　　二药伍用，出自《金匮要略》枳术汤，治水饮停滞于胃，心下坚，大如盘，边如旋怀者。

　　滑石—甘草　　柯琴曰："滑石禀土中冲和之气，行西方清肃之令，秉秋金坚重之形，寒能胜热，甘不伤脾，含天乙之精而具流走之性，异于石膏之凝滞，能上清水源，下通水道，荡涤六腑之邪热从小便而泄。炙甘草禀草中冲和之性，调和内外，止渴生津，用以为佐，保元气而泻虚火，则五脏自安和矣。"二药伍用，名曰六一散，除清暑热之外，又长于渗湿利水，通利膀胱，使湿热之邪从下渗泄，故又能利水通淋，治一切砂石诸淋。

扫码立领

☆ 常用药对
☆ 医案集粹

第三章　黄文政教授常用方剂

扫码立领
☆ 常用药对
☆ 医案集粹

一、自拟方剂

1. 肾疏宁

组成：生黄芪、太子参、柴胡、黄芩、麦冬、山茱萸、丹参等。

功效：滋阴养血，清热疏肝。

点睛：本方为黄教授治疗慢性肾小球疾病常用方。

2. 蝉蚕肾风汤加减方

组成：蝉蜕、僵蚕、益母草、土茯苓、党参、山药、白术、熟地黄、当归、炙甘草等。

功效：祛瘀化浊，清热解毒散风。

点睛：本方为借鉴任继学教授的高徒石志超先生治疗"肾风"方剂化裁而来。

二、《伤寒论》方剂

1. 桂枝汤

组成：桂枝、芍药、炙甘草、生姜、大枣。

功效：祛风散寒，调和营卫。

点睛：因桂枝汤证兼有外感风寒、营卫不和、卫表不固三大病机，而卫表不固多为中焦不足、营卫不和，故若要固护卫表，多合用玉屏风散。

2. 桂枝加附子汤

组成：桂枝、芍药、炙甘草、生姜、大枣、炮附子。
功效：扶阳解表。

3. 白虎加人参汤

组成：知母、石膏、炙甘草、粳米、人参。
功效：清热生津。

4. 甘草干姜汤

组成：炙甘草、干姜。
功效：温中益气。

5. 芍药甘草汤

组成：白芍、炙甘草。
功效：调和肝胃，缓急止痛。

6. 四逆汤

组成：炙甘草、干姜、生附子。

7. 葛根汤

组成：葛根、炙麻黄、桂枝、生姜、炙甘草、芍药、大枣。
功效：发汗解表，生津舒筋。

8. 葛根黄芩黄连汤

组成：葛根、黄芩、黄连、炙甘草。

9. 小柴胡汤

组成：柴胡、黄芩、半夏、人参、炙甘草、生姜、大枣。

功效：和解少阳。

10. 小青龙汤

组成：麻黄、芍药、细辛、干姜、炙甘草、五味子、半夏。

功效：解表散寒，温肺化饮。

11. 麻杏石甘汤

组成：麻黄、杏仁、炙甘草、石膏。

功效：辛凉解表，清热平喘。

点睛：因麻杏石甘汤证临床多为肺热壅盛而兼有痰热，故多与葶苈大枣泻肺汤合用。

12. 桂枝甘草汤

组成：桂枝、炙甘草。

功效：温通心阳。

13. 茯苓桂枝甘草大枣汤

组成：茯苓、桂枝、炙甘草、大枣。

功效：健脾利水。

14. 苓桂术甘汤

组成：茯苓、桂枝、生白术、炙甘草。

功效：温阳化饮，健脾利湿。

点睛：黄教授常用此方为基础治疗水气病、水肿等，分三焦论治。上焦病可加己椒苈黄丸、千金苇茎汤等，中焦病可加大承气汤、小承气汤、调胃承气汤、枳术丸等，下焦病可加桃核承气汤、二妙丸、四妙丸等。

15. 五苓散

组成：猪苓、泽泻、白术、茯苓、桂枝。

功效：利水消肿。

16. 栀子豉汤

组成：栀子、淡豆豉。

功效：清热除烦。

17. 真武汤

组成：茯苓、芍药、生姜、白术、炮附子。

功效：温阳利水。

18. 小建中汤

组成：桂枝、炙甘草、大枣、芍药、生姜、胶饴。

功效：温中补虚，和里缓急。

19. 桃核承气汤

组成：桃仁、大黄、桂枝、炙甘草、芒硝。

功效：破血逐瘀。

点睛：在临床中，黄教授多使用肉桂替代桂枝，以温阳防止泻下过度败坏阳气，引起胃气败绝而生危证。

20. 柴胡加龙骨牡蛎汤

组成：柴胡、龙骨、黄芩、生姜、铅丹、人参、茯苓、半夏、大黄、牡蛎、大枣。

功效：和解清热，镇惊安神。

21. 桂枝加桂汤

组成：桂枝、芍药、生姜、炙甘草、大枣。

功效：温通心阳，平冲降逆。

22. 桂枝甘草龙骨牡蛎汤

组成：桂枝、炙甘草、生牡蛎、生龙骨。
功效：安神救逆，潜阳、镇惊、补心、摄精。

23. 抵当汤

组成：水蛭、虻虫、桃仁、大黄。
功效：破血逐瘀。

24. 半夏泻心汤

组成：半夏、黄芩、干姜、人参、炙甘草、黄连、大枣。
功效：寒热平调，消痞散结。

25. 十枣汤

组成：芫花、甘遂、大戟、大枣。
功效：攻逐水饮。

26. 甘草泻心汤

组成：炙甘草、黄芩、黄连、干姜、半夏、大枣。
功效：泻热消痞。

27. 旋覆代赭汤

组成：旋覆花、代赭石、人参、生姜、炙甘草、半夏、大枣。
功效：降逆止呕。

28. 白虎汤

组成：知母、石膏、炙甘草、粳米。
功效：清热生津。

29. 炙甘草汤

组成：炙甘草、生姜、人参、生地黄、桂枝、阿胶、麦门冬、麻仁、大枣。

功效：益气养血，滋阴复脉。

30. 大承气汤

组成：大黄、厚朴、枳实、芒硝。

功效：峻下热结。

31. 小承气汤

组成：大黄、厚朴、枳实。

功效：轻下热结。

32. 猪苓汤

组成：猪苓、茯苓、泽泻、阿胶、滑石。

功效：利水，养阴，清热。

33. 茵陈蒿汤

组成：茵陈蒿、栀子、大黄。

功效：清利湿热。

34. 麻子仁丸

组成：麻子仁、芍药、枳实、大黄、厚朴、杏仁。

功效：润肠泻热。

35. 麻黄连翘赤小豆汤

组成：麻黄、连翘、杏仁、赤小豆、大枣、生梓白皮、生姜、炙甘草。

功效：解表散邪，清热除湿，退黄。

36. 麻黄细辛附子汤

组成：麻黄、细辛、炮附子。

功效：助阳解表。

37. 乌梅丸

组成：乌梅、细辛、干姜、黄连、当归、炮附子、蜀椒、桂枝、人参、黄柏。

功效：温脏安蛔。

三、《金匮要略》方剂

1. 麻黄加术汤

组成：麻黄、桂枝、炙甘草、杏仁、白术。

功效：发汗解表，散寒除湿。

2. 麻黄杏仁薏苡甘草汤

组成：麻黄、炙甘草、薏苡仁、杏仁。

功效：发汗解表，散寒祛湿。

3. 防己黄芪汤

组成：防己、黄芪、炒甘草、白术。

功效：益气除湿，利水消肿，补气健脾，祛风止痛。

4. 桂枝芍药知母汤

组成：桂枝、芍药、甘草、麻黄、生姜、白术、知母、防风、炮附子。

功效：祛风除湿。

5. 黄芪桂枝五物汤

组成：黄芪、芍药、桂枝、生姜、大枣。

功效：益气温经，和血通痹。

6. 黄芪建中汤

组成：黄芪、桂枝、炙甘草、大枣、芍药、生姜、胶饴。

功效：补益中气。

7. 酸枣仁汤

组成：酸枣仁、甘草、知母、茯苓、川芎。

功效：养血安神，清热除烦。

8. 麦门冬汤

组成：麦门冬、半夏、人参、甘草、粳米、大枣。

功效：清养肺胃，降逆下气。

点睛：黄教授常用此方治疗服用 ACEI 类降血压药物引起咳嗽者，临床上取得了确切的疗效。在实际治疗中，常加用止咳药物如木蝴蝶等。

9. 葶苈大枣泻肺汤

组成：葶苈子、大枣。

功效：泻肺平喘。

10. 瓜蒌薤白白酒汤

组成：瓜蒌实、薤白、白酒。

功效：通阳散结，行气祛痰。

11. 瓜蒌薤白半夏汤

组成：瓜蒌实、薤白、半夏、白酒。

功效：通阳散结，祛痰宽胸。

12. 枳实薤白桂枝汤

组成：枳实、厚朴、薤白、桂枝、瓜蒌实。

功效：通阳散结，祛痰下气。

13. 附子粳米汤

组成：炮附子、半夏、甘草、大枣、粳米。

功效：温中散寒止痛，和胃蠲饮降逆。

14. 甘姜苓术汤

组成：甘草、白术、干姜、茯苓。

功效：温脾胜湿。

15. 己椒苈黄丸

组成：防己、椒目、葶苈子、大黄。

功效：攻逐水饮。

16. 瓜蒌瞿麦丸

组成：瓜蒌根、茯苓、淮山药、炮附子、瞿麦。

功效：温肾利水，生津润燥。

17. 防己茯苓汤

组成：防己、黄芪、桂枝、茯苓、甘草。

功效：渗湿利水，健脾和胃。

18. 栀子大黄汤

组成：栀子、大黄、枳实、淡豆豉。

功效：清热除烦。

19. 茵陈五苓散

组成：茵陈蒿、五苓散。
功效：清热利湿。

20. 薏苡附子败酱散

组成：薏苡仁、附子、败酱草。
功效：排脓消肿。

21. 当归芍药散

组成：当归、茯苓、白术、川芎、泽泻、白芍药。
功效：活血化瘀，疏肝健脾。

22. 越婢加术汤

组成：麻黄、石膏、生姜、甘草、白术、大枣。
功效：疏风泄热，发汗利水。

四、其他来源方剂

1. 香苏散（《太平惠民和剂局方》）

组成：香附子、紫苏叶、炙甘草、陈皮。
功效：疏风散寒，疏肝理气。

2. 止嗽散（《医学心悟》）

组成：桔梗、荆芥、紫菀、百部、甘草、陈皮。
功效：解表止咳。

3. 银翘散 (《温病条辨》)

组成：金银花、连翘、桔梗、薄荷、竹叶、生甘草、荆芥穗、淡豆豉、牛蒡子。

功效：疏风宣肺，清热解毒。

点睛：对于部分链球菌引起的肾炎，临床表现有上呼吸道症状，咳嗽、咽痛、咽部红肿等，可选用银翘散从治疗外感入手，控制链球菌的感染，从而达到治疗肾炎的作用。

4. 桑菊饮 (《温病条辨》)

组成：桑叶、菊花、杏仁、连翘、薄荷、桔梗、生甘草、苇根。

功效：疏风清热，宣肺止咳。

5. 柴葛解肌汤 (《伤寒六书》)

组成：柴胡、葛根、甘草、黄芩、羌活、白芷、芍药、桔梗。

功效：解肌清热。

6. 柴葛解肌汤 (《医学心悟》)

组成：柴胡、葛根、赤芍、甘草、黄芩、知母、贝母、生地黄、牡丹皮。

功效：清热凉血。

点睛：柴葛解肌汤其出处不同，功用也有不同的偏重：《伤寒六书》中侧重于解肌退热；《医学心悟》中加入生地黄、牡丹皮、赤芍，长于清热凉血。

7. 加减葳蕤汤 (《伤寒六书》)

组成：生葳蕤、葱白、桔梗、白薇、淡豆豉、薄荷、炙甘草、红枣。

功效：滋阴解表。

点睛：加减葳蕤汤在使用时，可简化为一组对药，白薇和玉竹。其主要作用是滋阴而不敛邪。

8. 蒿芩清胆汤（《重订通俗伤寒论》）

组成：青蒿、淡竹茹、半夏、赤茯苓、青子芩、枳壳、陈皮、碧玉散。

功效：清胆利湿，和胃化痰。主要用于少阳湿热证。

9. 达原饮（《瘟疫论》）

组成：槟榔、厚朴、草果、知母、芍药、黄芩、甘草。

功效：开达膜原，辟秽化浊。

点睛：临床使用时，可根据病势及脉势处方，不必拘泥于积粉苔等特征性指征。

10. 加味逍遥散（《内科摘要》）

组成：当归、芍药、茯苓、白术、柴胡、牡丹皮、山栀子、炙甘草。

功效：养血健脾，疏肝清热。用于肝郁血虚，内有郁热证。

点睛：黄教授常选用此方治疗疲乏无力等症状。因"肝为罢极之本"，疲乏无力不只有气阴两虚型，也有肝气不舒型。治疗时不能单纯益气滋阴，同时要调畅肝气。

11. 玉女煎（《景岳全书》）

组成：石膏、熟地黄、麦冬、知母、牛膝。

功效：清胃热，滋肾阴。

12. 当归六黄汤（《兰室秘藏》）

组成：当归、生地黄、黄芩、黄柏、黄连、熟地黄、黄芪。

功效：滋阴泻火，固表止汗。

点睛：黄教授治疗卫表不固、内有蕴热型的汗证多使用当归六黄汤；表虚营卫不和，根据病情需要可以使用玉屏风散和桂枝汤治疗。

13. 参苓白术散（《太平惠民和剂局方》）

组成：莲子肉、薏苡仁、缩砂仁、桔梗、白扁豆、白茯苓、人参、甘草、白术、山药。

功效：益气健脾，渗湿止泻。

14. 补中益气汤（《内外伤辨惑论》）

组成：黄芪、炙甘草、人参、当归、橘皮、升麻、柴胡、白术。

功效：补中益气，升阳举陷。

点睛：补中益气汤主要治疗中气下陷证。判断是否属于中气下陷证，除临床症状之外，从脉象上也可以区分，主要表现为右寸口脉虚弱、尺中脉大。

15. 生脉散（《医学启源》）

组成：人参、麦门冬、五味子。

功效：益气生津，敛阴止汗。

16. 玉屏风散（《医方类聚》）

组成：防风、黄芪、白术。

功效：益气固表止汗。

17. 四物汤（《仙授理伤续断秘方》）

组成：当归、川芎、白芍、熟地黄。

功效：补血调血。

点睛：肢体水肿迁延不愈，伴有瘀血症状时，常用当归芍药散合桃红四物汤加减，属于活血化瘀、利水消肿之法。

18. 化血丹（《医学衷中参西录》）

组成：煅花蕊石、三七、血余炭。

功效：理血祛瘀。

19. 茜根散（《重订严氏济生方》）

组成：茜根、黄芩、阿胶、侧柏叶、生地黄、甘草。

功效：清热除烦。

20. 归脾汤（《正体类要》）

组成：白术、当归、茯苓、黄芪、远志、龙眼肉、酸枣仁、人参、木香、炙甘草、生姜、大枣。

功效：益气补血，健脾养心。

21. 六味地黄丸（《小儿药证直诀》）

组成：熟地黄、山茱萸、干山药、泽泻、牡丹皮、茯苓。

功效：滋肾益阴。

点睛：六味地黄丸主要用于肾阴不足证；当病人表现为气阴两虚证时，多用参芪地黄汤；当出现阴虚火旺证时，多用知柏地黄汤。

22. 左归丸（《景岳全书》）

组成：熟地黄、山药、枸杞子、山茱萸、川牛膝、鹿角胶、龟甲胶、菟丝子。

功效：滋补肾阴，填精益髓。

23. 一贯煎（《续名医类案》）

组成：北沙参、麦冬、生地黄、枸杞子、川楝子。

功效：滋阴疏肝。

24. 右归丸（《景岳全书》）

组成：熟地黄、山药、山茱萸、枸杞子、菟丝子、鹿角胶、杜仲、肉桂、当归、制附子。

功效：温补肾阳，填精益髓。

25. 地黄饮子 (《圣济总录》)

组成：熟地黄、巴戟天、山茱萸、石斛、肉苁蓉、附子、五味子、官桂、白茯苓、麦门冬、菖蒲、远志。

功效：滋肾阴，补肾阳，开窍化痰。

点睛：地黄饮子的症状非常典型，很容易辨别，即舌强不能言，足废不能用。但方剂的服法有特点，地黄饮子需要频服，不拘时间。

26. 四神丸 (《内科摘要》)

组成：肉豆蔻、补骨脂、五味子、吴茱萸。

功效：温肾暖脾，固肠止泻。

27. 金锁固精丸 (《医方集解》)

组成：沙苑蒺藜、芡实、莲须、龙骨、牡蛎。

功效：涩精补肾。

28. 桑螵蛸散 (《本草衍义》)

组成：桑螵蛸、远志、菖蒲、龙骨、人参、茯神、当归、龟甲。

功效：调补心肾，涩精止遗。

29. 天王补心丹 (《校注妇人良方》)

组成：人参、茯苓、玄参、丹参、桔梗、远志、当归、五味子、麦门冬、天门冬、柏子仁、酸枣仁、生地黄。

功效：滋阴清热，养血安神。

30. 柏子养心丸 (《体仁汇编》)

组成：柏子仁、枸杞子、麦门冬、当归、石菖蒲、茯神、玄参、熟地黄、甘草。

功效：养心安神，滋阴补肾。

31. 金铃子散 (《太平圣惠方》)

组成：金铃子、延胡索。

功效：疏肝泄热，活血止痛。

32. 暖肝煎 (《景岳全书》)

组成：当归、枸杞子、小茴香、肉桂、没药、沉香、茯苓。

功效：温补肝肾，行气止痛。

33. 苏子降气汤 (《太平惠民和剂局方》)

组成：紫苏子、半夏、当归、甘草、前胡、厚朴、肉桂。

功效：降气平喘，祛痰止咳。

34. 定喘汤 (《摄生众妙方》)

组成：白果、麻黄、苏子、甘草、款冬花、杏仁、桑白皮、黄芩、半夏。

功效：宣降肺气，清热化痰。

35. 血府逐瘀汤 (《医林改错》)

组成：桃仁、红花、当归、生地黄、川芎、牛膝、桔梗、柴胡、枳壳、甘草。

功效：活血化瘀，行气止痛。

36. 补阳还五汤 (《医林改错》)

组成：黄芪、当归、赤芍、地龙、川芎、红花、桃仁。

功效：补气，活血，通络。

37. 生化汤（《傅青主女科》）

组成：当归、川芎、桃仁、干姜、甘草。

功效：养血祛瘀，温经止痛。

38. 失笑散（《太平惠民和剂局方》）

组成：五灵脂、生蒲黄。

功效：活血祛瘀，散结止痛。

39. 小蓟饮子（《济生方》）

组成：生地黄、小蓟、滑石、木通、蒲黄、藕节、淡竹叶、当归、山栀子、甘草。

功效：凉血止血，利水通淋。

40. 槐花散（《普济本事方》）

组成：槐花、柏叶、荆芥穗、枳壳。

功效：清肠止血，疏风行气。

41. 牵正散（《杨家秘藏》）

组成：白附子、白僵蚕、全蝎。

功效：祛风化痰，通络止痉。

42. 羚角钩藤汤（《通俗伤寒论》）

组成：羚角片、霜桑叶、京川贝、鲜生地黄、双钩藤、滁菊花、茯神木、生白芍、生甘草、淡竹茹。

功效：凉肝息风，增液舒筋。

43. 镇肝息风汤（《医学衷中参西录》）

组成：怀牛膝、生赭石、生龙骨、生牡蛎、生龟甲、生杭芍、玄参、天门冬、川楝子、生麦芽、茵陈、甘草。

功效：镇肝息风，滋阴潜阳。

44. 天麻钩藤饮（《中医内科杂病证治新义》）

组成：天麻、钩藤、生决明、山栀子、黄芩、川牛膝、杜仲、益母草、桑寄生、夜交藤、茯神。

功效：平肝息风，清热活血，补益肝肾。

45. 大定风珠（《温病条辨》）

组成：生白芍、阿胶、生龟甲、干地黄、麻仁、五味子、生牡蛎、麦冬、炙甘草、鸡子黄、鳖甲。

功效：滋阴息风。

46. 三甲复脉汤（《温病条辨》）

组成：炙甘草、干地黄、生白芍、麦冬、阿胶、麻仁、生牡蛎、生鳖甲、生龟甲。

功效：滋阴复脉，潜阳息风。

47. 杏苏散（《温病条辨》）

组成：苏叶、半夏、茯苓、前胡、桔梗、枳壳、甘草、生姜、大枣、杏仁、橘皮。

功效：轻宣凉燥，理肺化痰。

48. 桑杏汤（《温病条辨》）

组成：桑叶、杏仁、沙参、象贝、淡豆豉、栀皮、梨皮。

功效：清宣温燥，润肺止咳。

49. 清燥救肺汤（《医门法律》）

组成：桑叶、石膏、甘草、人参、胡麻仁、真阿胶、麦门冬、杏仁、枇杷叶。

功效：清燥救肺，养阴益气。

50. 增液汤《温病条辨》

组成：玄参、麦冬、细生地。

功效：增液润燥。

51. 百合固金汤《慎斋遗书》

组成：熟地黄、生地黄、当归身、白芍、甘草、桔梗、玄参、贝母、麦冬、百合。

功效：滋养肺肾，止咳化痰。

52. 平胃散（《简要济众方》）

组成：苍术、厚朴、陈橘皮、甘草。

功效：燥湿运脾，行气和胃。

53. 柴平汤（《景岳全书》）

组成：柴胡、黄芩、人参、半夏、甘草、陈皮、苍术、厚朴、姜枣。

功效：和解少阳，祛湿和胃。

54. 藿香正气散（《太平惠民和剂局方》）

组成：大腹皮、白芷、紫苏、茯苓、半夏曲、白术、陈皮、厚朴、桔梗、藿香、甘草。

功效：解表化湿，理气和中。

55. 八正散（《太平惠民和剂局方》）

组成：车前子、萹蓄、瞿麦、滑石、山栀子仁、甘草、木通、大黄。

功效：清热泻火，利水通淋。

56. 三仁汤（《温病条辨》）

组成：杏仁、飞滑石、白通草、白蔻仁、竹叶、厚朴、生薏苡仁、半夏。

功效：宣畅气机，清利湿热。

57. 甘露消毒丹（《医效秘传》）

组成：飞滑石、淡黄芩、绵茵陈、石菖蒲、川贝母、木通、藿香、连翘、白蔻仁、薄荷、射干。

功效：利湿化浊，清热解毒。

58. 萆薢分清饮（《杨氏家藏方》）

组成：益智仁、石菖蒲、萆薢、没药。

功效：温肾利湿，分清化浊。

59. 萆薢分清饮（《医学心悟》）

组成：川萆薢、黄柏、石菖蒲、茯苓、白术、莲子心、丹参、车前子。

功效：清热利湿，分清别浊。

点睛：两个出处的萆薢分清饮临床侧重不同，杨氏侧重温肾；心悟方侧重清热，临床需结合病证选用。

60. 独活寄生汤（《备急千金要方》）

组成：独活、桑寄生、杜仲、牛膝、细辛、秦艽、茯苓、肉桂心、防风、川芎、甘草、当归、芍药、干地黄。

功效：祛风湿、止痹痛、益肝肾、补气血。

61. 二陈汤（《太平惠民和剂局方》）

组成：半夏、橘红、白茯苓、甘草。

功效：燥湿化痰，理气和中。

62. 温胆汤（《三因极一病证方论》）

组成：半夏、竹茹、枳实、陈皮、甘草、茯苓。

功效：理气化痰，和胃利胆。

63. 半夏白术天麻汤（《医学心悟》）

组成：半夏、天麻、茯苓、橘红、白术、甘草。

功效：化痰息风，健脾祛湿。

64. 三才封髓丹（《卫生宝鉴》）

组成：人参、天门冬、熟地黄、黄柏、砂仁、甘草。

功效：降心火，益肾水，滋阴养血，润补下燥。

65. 五参丸（《千金翼方》）

组成：太子参、丹参、玄参、苦参、党参。

功效：清热养阴除烦。

66. 清心莲子饮（《太平惠民和剂局方》）

组成：黄芩、麦门冬、地骨皮、车前子、炙甘草、石莲肉、茯苓、黄芪、人参。

功效：清心火，益气阴，止浊淋。

67. 阳和汤（《外科证治全生集》）

组成：熟地黄、麻黄、鹿角胶、白芥子、肉桂、生甘草、炮姜炭。

功效：温阳补血，散寒通滞。

68. 温泉汤（《医醇賸义》）

组成：当归、附子、小茴香、补骨脂、核桃肉、没药、杜仲、牛膝、木

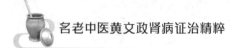

香、广皮、青皮、生姜。

功效：温肾驱寒，理气化湿。

69. 石韦散 (《证治汇补》)

组成：石韦、冬葵子、瞿麦、车前子、滑石。

功效：清热利湿，通淋排石。

点睛：对于尿路结石黄教授常加入大量金钱草，或者嘱病人用金钱草代茶饮，用来加强排石的功效。

70. 仙方活命饮 (《校注妇人良方》)

组成：白芷、贝母、防风、赤芍药、当归尾、甘草、皂角刺、穿山甲、天花粉、乳香、没药、金银花、陈皮。

功效：清热解毒，消肿溃坚，活血止痛。

71. 二仙汤 (《妇产科学》)

组成：仙茅、仙灵脾、当归、巴戟天、黄柏、知母。

功效：温肾阳，补肾精，泻肾火，调冲任。

72. 扶桑丸 (《医方集解》)

组成：嫩桑叶、巨胜子（即黑芝麻）、白蜜。

功效：除风湿、润五脏。

点睛：黄教授临床常用霜桑叶、亚麻子等组方。

73. 过敏煎 (《名中医治病绝招》)

组成：银柴胡、防风、乌梅、五味子、甘草。

功效：和解表里。

点睛：此方为祝谌予先生经验方，黄教授常用于治疗过敏性紫癜性肾炎和小儿荨麻疹。

74. 大补元煎（《景岳全书》）

组成：人参、山药、熟地黄、杜仲、当归、山茱萸、枸杞、炙甘草。

功效：救本培元，大补气血。

75. 犀角地黄汤（《小品方》）

组成：犀角（水牛角）、生地黄、芍药、牡丹皮。

功效：清热解毒，凉血止血。

76. 四妙勇安汤（《验方新编》）

组成：金银花、玄参、当归、甘草。

功效：清热解毒，活血止痛。

77. 五皮饮（《华氏中藏经》）

组成：生姜皮、桑白皮、陈橘皮、大腹皮、茯苓皮。

功效：利水消肿，理气健脾。

78. 五味消毒饮（《医宗金鉴》）

组成：金银花、野菊花、蒲公英、紫花地丁、紫背天葵。

功效：清热解毒，消散疔疮。

79. 两地汤（《傅青主女科》）

组成：生地黄、玄参、白芍、麦冬、地骨皮、阿胶。

功效：滋阴清热。

80. 济生肾气丸（《济生方》）

组成：熟地黄、山茱萸、山药、茯苓、牡丹皮、泽泻、肉桂、炙附片、牛膝、车前子。

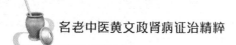
功效：滋肾壮阳。

81. 滋水清肝饮（《医宗己任编》）

组成：熟地黄、当归、白芍、酸枣仁、山茱萸、茯苓、山药、柴胡、山栀子、牡丹皮、泽泻。

功效：滋阴养血，清热疏肝。

扫码立领

☆ 常用药对
☆ 医案集粹

参考文献

1. 王庆其,周国琪. 黄帝内经专题研究[M]. 上海:上海中医药大学出版社,2002:108 - 112.

2. 王晓鹤. 孙一奎的命门三焦说及其临床意义[J]. 山西中医学院学报,2002,2:16 - 18.

3. 凌耀星. 论三焦的两个系统[J]. 上海中医药杂志,1981,10:48 - 50.

4. 张镜人. 三焦理论初探. [J] 上海中医药杂志,1960:198.

5. 赵棣华. 考古问今探三焦[J]. 江苏中医,1965(5):1 - 5.

6. 华佗. 中藏经[M]. 北京:学苑出版社,2007.

7. 张璐. 千金方衍义[M]. 北京:中国中医药出版社,1998.

8. 李东垣. 李氏东垣十书[M]. 上海:文盛书局,2010:1875.

9. 李梴. 医学入门[M]. 北京:中国医药科技出版社,1995.

10. 李宜生.《内经》三焦新解[J]. 黑龙江中医药. 1997,3:50.

11. 杨一工. 三焦实质初探[J]. 天津中医,1992(4):34 - 35.

12. 田在善. 将腹腔丛视作中焦一对三焦实体的探讨[J]. 天津中医,2002,19(2):31.

13. 吴逸民. 试论三焦与内分泌系统的相似性[J]. 辽宁中医杂志,1990,10:1.

14. 陈亨平. 三焦受体说[J]. 黑龙江中医药,1997,4:55.

15. 姜永平. 还《内经》三焦地位——兼评后世三焦学说[J]. 河南中医,2008,28(3):13.

16. 严健民. 探讨三焦腑解剖实质四原则求共识[J]. 中国中医基础医学杂

志,2008,14(Suppl):131-132.

17. 张效霞.三焦真原[J].山东中医药大学学报,2009,29(5):343.

18. 史小进,田雨河.浅论三焦之实为胰腑[J].中医杂志,2006,47(5):397.

19. 赵恩俭.论三焦[J].天津中医学院学报,1999,18(4):2.

20. 马云翔."关于三焦之我见"的我见[J].中医杂志,1957(10):513-516.

21. 崔天悦.孙一奎命门三焦说及其临床应用[J].山西中医.1994,10(4):2-5.

22. 孟竟壁.三焦和三焦经实质的探讨[J].中国中医基础医学杂志,1998,4(2):18-20.

23. 张少聪.通利三焦法德临床应用[J].中国中医药信息杂志,2009,16(8):94-95.

24. 顾武军.《伤寒论》少阳病篇评述[J].南京中医药大学学报,2002,18(6):322.

25. 陈宁用.《伤寒论》中小柴胡汤的灵活运用[J].南京中医药大学学报,2007,23(5):278-301.

26. 刘绍武.伤寒临床·三部六病精义[M].北京:人民军医出版社.2008,43.

27. 张丽芬,黄文政.肾疏宁的组方思路及防治肾小球硬化的机制分析[J].天津中医学院学报,2005,24(1):114.

28. 黄文政,曹式丽,何永生,等.疏利少阳标本同治法治疗慢性肾炎临床及实验研究[J].天津中医,2000,17(1):5-8.